Fundamentos da Eletromiografia

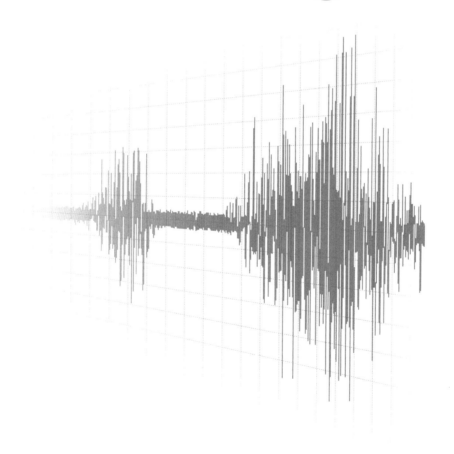

Instituto Phorte Educação
Phorte Editora

Diretor-Presidente
Fabio Mazzonetto

Diretora-Financeira
Vânia M. V. Mazzonetto

Editor-Executivo
Fabio Mazzonetto

Diretora Administrativa
Elizabeth Toscanelli

Conselho Editorial

Educação Física
Francisco Navarro
José Irineu Gorla
Paulo Roberto de Oliveira
Reury Frank Bacurau
Roberto Simão
Sandra Matsudo

Educação
Marcos Neira
Neli Garcia

Fisioterapia
Paulo Valle

Nutrição
Vanessa Coutinho

Fundamentos da Eletromiografia

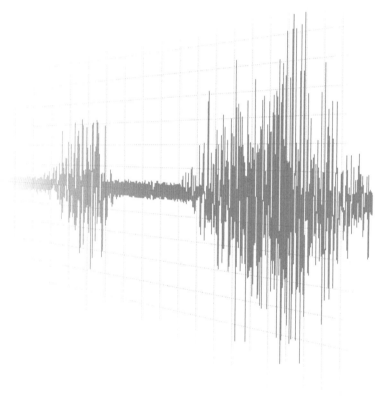

Gary Kamen, PhD
University of Massachusetts, Amherst

David A. Gabriel, PhD
Brock University, St. Catharines, Ontario

Tradução: Grace Kawali
Revisão científica: Dittmar Egon Mukopf

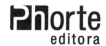

São Paulo, 2015

Original em inglês

Essentials of electromyography

Copyright © 2010 by Gary Kamen and David A. Gabriel

Fundamentos da eletromiografia

Copyright © 2015 by Phorte Editora

Rua Treze de Maio, 596
Bela Vista – São Paulo – SP
CEP: 01327-000
Tel./fax: (11) 3141-1033
Site: www.phorte.com.br
E-mail: phorte@phorte.com.br

Nenhuma parte deste livro pode ser reproduzida ou transmitida de qualquer forma, sem autorização prévia por escrito da Phorte Editora Ltda.

CIP-BRASIL. CATALOGAÇÃO-NA-FONTE
SINDICATO NACIONAL DOS EDITORES DE LIVROS, RJ

K23f

    Kamen, Gary
           Fundamentos da eletromiografia / Gary Kamen, David A. Gab ; adaptação Dittmar Egon Mukopf ; tradução Grace Kawali. - 1. ed. - São Paulo : Phorte, 2015.
           282 p. : il. ; 28 cm.

    Tradução de: Essentials of electromyography
    Inclui bibliografia e índice

    ISBN 9788576555537

    1. Eletrocardiografia. I. Gab, David A. II. Mukopf, Dittmar Egon. III. Título.

15-19450   CDD: 616.1207547
                         CDU: 616.12-073.7

ph0688.1

Impresso no Brasil
Printed in Brazil

Este livro foi avaliado e aprovado pelo Conselho Editorial da Phorte Editora.
(www.phorte.com.br/conselho_editorial.php)

Para Bobbie e Suzanne

Sumário

Prefácio **ix** ▪ Agradecimentos **xiii** ▪ Acrônimos e Símbolos **xv**

CAPÍTULO 1   Anatomia e Fisiologia dos Sinais Bioelétricos do Músculo..1
Características Anatômicas do Músculo 2
Fisiologia da Fibra Muscular 5
Características da Unidade Motora............................ 9
Técnicas para Modular Força Muscular 12
Outras Influências Fisiológicas sobre o Eletromiograma 14
Para Ler Mais 16

CAPÍTULO 2   Bioeletricidade 17
Forças em Eletricidade 18
Energia Potencial Elétrica................................. 20
Fundamentos dos Circuitos Elétricos 27
Fundamentos da Corrente Alternada 43
Para Ler Mais 53

CAPÍTULO 3   Instrumentação EMG................................55
Eletrodos.. 56
Configuração do Eletrodo 65
Características do Amplificador 72
Aterramento 89
Interface de Computador 95
Para Ler Mais 103

CAPÍTULO 4   Processamento de Sinal EMG 105
Amplitude 106
Função de Correlação Cruzada 119
Frequência 126
Comprimento da Janela de Dados 139
Contaminação por Ruído 141
Conceitos Básicos de Filtragem Digital 149
Para Ler Mais 154

CAPÍTULO 5   Relações entre EMG-Força e EMG-Fadiga 155
Relação entre Força Muscular e EMG 156
Análise EMG Durante Contrações Fatigantes.................. 159
Questões Avançadas em EMG Durante Contrações Fatigantes 163
Para Ler Mais 168

CAPÍTULO 6 Outras Aplicações da EMG 169
                EMG e Marcha 170
                Momento da Ativação EMG 182
                Potenciais Evocados 184
                Movimentos Balísticos 192
                Para Ler Mais 196

Apêndice 2.1   Cálculo de Campos Elétricos............................ 197
Apêndice 2.2   Cálculo do Potencial Elétrico em um Ponto 201
Apêndice 2.3   Circuitos Elétricos 207
Apêndice 2.4   Carregamento de um Capacitor Usando um Resistor 211
Apêndice 2.5   A Fibra Muscular como um Circuito RC 215
Apêndice 3.1   Efeitos da Extremidade Músculo-Tendão................ 219
Apêndice 4.1   Área EMG e Mensuração de *Slope* 221
Apêndice 4.2   Função de Correlação Cruzada 223
Apêndice 4.3   Calculo dos Coeficientes de Fourier 225

Glossário **229** ▪ Referências **235** ▪ Índice de Autores **253** ▪
Índice por Assunto **259** ▪ Sobre os Autores **265**

Prefácio

Imagine que você está vivendo num apartamento com paredes especialmente finas e seu vizinho está dando uma festa. Do seu apartamento, parece que existem grupos de conversa na porta ao lado, e você está se perguntando quem está na festa, quantas pessoas são, se são homens ou mulheres, e assim por diante. As conversas mais próximas à parede são mais fáceis de escutar e as vozes soam um pouco diferente daquelas mais profundas na sala. Um rádio está tocando, então é um pouco difícil escutar as conversas e, quanto mais pessoas entram na festa, tudo fica mais alto.

O desafio de gravar e interpretar a atividade eletromiográfica (EMG) é análogo à tarefa que você enfrenta nesse apartamento de paredes finas. Se você gravar a partir da superfície da pele (a parede), as fibras musculares superficiais mais próximas a ela (vozes mais próximas à parede) contribuem com mais atividade do que aquelas mais distantes dos eletrodos de superfície. Grupos de unidades motoras (análogas aos grupos de conversação humana) fazem contribuições próprias ao sinal EMG. Quanto mais unidades motoras participam na contração muscular (mais pessoas entram na sala), mais o sinal EMG aumenta em amplitude. Numerosas fontes de ruído (como a música de fundo) podem tornar difícil a interpretação do sinal EMG.

Desde que Luigi Galvani descobriu a "eletricidade animal" no músculo do sapo, pesquisadores e profissionais têm encontrado numerosos usos clínicos e de pesquisa para o sinal EMG. Aplicações para o uso de EMG incluem *biofeedback*, análise de marcha e diagnósticos clínicos para doenças neuromusculares. Além disso, muitos pesquisadores cinesiológicos relataram seus resultados de estudos de EMG envolvendo diversas questões, como reflexos espinhais, a ação de músculos específicos em vários movimentos, fadiga muscular e o uso da EMG na reabilitação e no *design* ergonômico.

Apenas um punhado de artigos de pesquisa utilizando técnicas de EMG foi publicado no início dos anos 1950. Hoje, mais de 2.500 publicações de pesquisas surgem a cada ano (figura 1). O crescimento da literatura sobre EMG e a disponibilidade de instrumentação e técnicas apropriadas pode sugerir que nossa compreensão dos procedimentos usados para gravar o sinal EMG e dos métodos de análise relevantes devem ser completos.

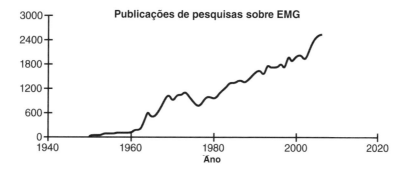

FIGURA 1 O crescimento do número de publicações relacionadas à EMG desde meados da década de 1940 é uma clara indicação do crescimento significativo do interesse e da utilização da EMG nas últimas seis décadas.

No entanto, a interpretação do sinal permanece controversa, e existem poucas fontes disponíveis para ajudar o operador do eletromiógrafo novato a compreender as bases fisiológicas e biofísicas da EMG, bem como das características da instrumentação, técnicas de análise de sinal e aplicações de EMG apropriadas.

Este livro foi escrito para o iniciante que está apenas começando a descobrir a EMG e considerando seu uso para fins clínicos ou de pesquisa. Nossa intenção não é rever as pesquisas de ponta no campo. Em vez disso, esperamos fornecer um ponto de partida do qual indivíduos que planejem usar EMG possam compreender a base fisiológica subjacente do sinal e os princípios básicos da tecnologia, sendo capazes de aplicar técnicas de análise apropriadas de modo a evitar armadilhas na sua interpretação.

O que você encontrará neste texto

Começamos com uma revisão da base fisiológica do sinal EMG (Capítulo 1). Uma vez que este é fundamentalmente baseado na fisiologia, é importante entender a origem e a geração do potencial de ação da fibra muscular, os numerosos fatores que determinam a velocidade de condução da fibra muscular, os vários mecanismos fisiológicos responsáveis pela gradação da força muscular e os muitos fatores fisiológicos que afetam o eletromiograma.

O capítulo Bioeletricidade (Capítulo 2), então, prossegue com uma análise dos princípios biofísicos fundamentais. Aqui levaremos o leitor a ideias muito elementares de carga elétrica até o registro dos potenciais de ação muscular. Os fundamentos da carga elétrica estão associados ao potencial elétrico registrado no eletrodo e a uma explicação da utilização de dois eletrodos para detectar uma diferença de potencial no músculo. Os campos elétricos são parte importante da explicação que associa esses conceitos. Revisamos os potenciais do volume condutor da mesma maneira. Este é um tópico importante porque a forma do potencial de ação determina os componentes de amplitude e de frequência do sinal. A geometria de "aparência" do potencial de ação, baseada em sua posição em relação ao eletrodo, é descrita qualitativamente com a utilização de figuras explicativas. Nossa discussão sobre bioeletricidade, então, encerra-se com um tratamento introdutório da corrente alternada (CA), uma vez que a EMG é tratada como um sinal de CA e está sujeita a muitas das mesmas convenções de medida.

O capítulo sobre instrumentação de EMG (Capítulo 3) é único na inclusão de tópicos frequentemente omitidos em tratamentos introdutórios. Por exemplo, a maioria das pesquisas de tipos de eletrodo omite os eventos mecânicos subjacentes à transdução de sinal do potencial de ação muscular a uma tensão registrada no amplificador. Configuração de eletrodo é também um tópico comum; contudo, o efeito da distância intereletrodos sobre os componentes de amplitude e frequência da EMG é discutido apenas em textos mais avançados. Desenvolvemos figuras e explicações qualitativas para transmitir a mesma informação que poderia ser apresentada num tratamento mais matemático. As fórmulas usadas para apresentar estes conceitos são simplificadas e explicadas em detalhes. Por exemplo, a lei das correntes de Kirchhoff é mencionada em tratamentos mais avançados em discussões de impedância de entrada do amplificador. No presente texto, primeiro descrevemos a impedância de entrada e por que ela é importante. O circuito elétrico e as fórmulas associadas são, então, descritos em detalhe, presumindo-se apenas o pano de fundo apresentado no capítulo anterior. Novos conceitos sobre colocação de eletrodo, que se referem ao ponto motor, zona de inervação e tendão, são apresentados com recomendações que dependem do(s) objetivo(s) do estudo. Também introduzimos diagramas de Bode, demonstramos como são gerados e os usamos para descrever filtragens analógica e digital.

A apresentação do processamento do sinal EMG (Capítulo 4) é uma combinação única não disponível em qualquer outro lugar e baseada na teoria tradicional de processamento de sinal, experiência e recomendações para aplicações práticas. O material combina conceitos de textos mais avançados em teoria de processamento de sinal, teoria das comunicações e trabalhos publicados sobre questões metodológicas da EMG. Existe uma forte dependência de figuras para ilustrar conceitos físicos. A elaboração de explicações qualitativas é, então, reforçada com a fórmula básica associada ao conceito ou metodologia. Por exemplo, as origens da detecção do envelope linear na teoria das comunicações são revistas de modo que o leitor compreenda seu uso predominante como um método de processamento de sinal. Evidentemente, as medidas tradicionais de amplitude e frequência são descritas. Contudo, uma vez que as medidas de frequência são geralmente mais difíceis de entender, calcular e aplicar corretamente sem violar os pressupostos básicos de sua utilização, uma porção significativa do capítulo é dedicada à revisão dos princípios de análise de frequência.

O local apropriado para extrair o sinal EMG numa tentativa discreta não foi apresentado em textos anteriores, mas é discutido nesse capítulo. Da mesma forma, a inclusão de recomendações e procedimentos específicos para lidar com a contaminação por ruído do sinal EMG é exclusivo desse texto. Esse capítulo integra a teoria e a prática para descrever a extração de medidas úteis do sinal EMG. Área, inclinação e variabilidade do sinal EMG são discutidos. A interação entre detecção de envelope linear e frequência de corte do filtro passa-baixas é descrita no que diz respeito à detecção do *onset* EMG. A análise espectral de potência e o cálculo de medidas de frequência do sinal EMG com base na análise de Fourier também são discutidos. O capítulo termina com uma explicação básica da filtragem digital.

Os dois últimos capítulos do texto (capítulos 5 e 6) fornecem exemplos do uso de técnicas EMG com numerosas referências à literatura existente. A relação entre atividade EMG e força muscular tem considerável relevância para o desenvolvimento de dispositivos protéticos e outras aplicações. Grande parte da pesquisa sobre esse assunto é discutida, bem como o importante trabalho relacionado às características do sinal EMG que acompanha a fadiga muscular. Discutimos também a utilização de técnicas de EMG para o registro de potenciais evocados, como a onda M, o reflexo H e os potenciais evocados motores por meio de estimulação magnética transcraniana (EMT). O capítulo 6 também inclui uma visão geral do uso de técnicas de EMG para análise da marcha, com exemplos da literatura de pesquisa existente.

Embora explicações simplificadas de conceitos em teoria da comunicação, processamento de sinal, eletrônica e outros assuntos sejam apresentados nos capítulos, incluímos apêndices extensivos para os leitores interessados em tópicos mais avançados e derivações. Por exemplo, a geometria do eletrodo básico é descrita no texto, mas incluímos dois apêndices associados que fornecem uma compreensão computacional do tópico por meio de exemplos detalhados. A modelagem e a simulação do sinal EMG têm adquirido importância na literatura fisiológica, e incluímos um apêndice que oferece informações relevantes à compreensão desse material. Conceitos fundamentais das medidas de frequência EMG são fornecidos no texto, mas apresentamos um apêndice com um exemplo trabalhado, de modo a ajudar os leitores a internalizar essa importante metodologia. Uma lista de acrônimos antecede o primeiro capítulo para os não familiarizados com as siglas típicas utilizadas no campo da eletromiografia. O texto também inclui um glossário de novos termos introduzidos ao longo do livro, bem como breves listas de leituras sugeridas para cada capítulo, incluindo leituras de clássicos no campo. Termos definidos no glossário aparecem em negrito no texto.

A lista de referências está longe de ser completa, mas fornece um ponto de partida para a intenção individual de ganhar conhecimentos adicionais. A EMG é uma tecnologia que muda rapidamente. Avanços em instrumentação, como eletrodos de "malha" (*array*), e nas técnicas de análise, como a análise não linear e a classificação de padrão, significam que o futuro para este campo é brilhante, particularmente para aqueles com profunda compreensão dos conceitos fundamentais.

Contribuições adicionais exclusivas deste texto

Relativamente poucos textos anteriores foram disponibilizados, e estes têm fornecido valiosas informações sobre a colocação de eletrodos, a relação entre anatomia aplicada e a EMG, e sobre a EMG aplicada a áreas clínicas como *biofeedback* e diagnóstico neuromuscular. Neste texto, fornecemos informações atualizadas das mais recentes fontes disponíveis. Muitas dessas informações estão disponíveis somente em livros dispersos e trabalhos, entre as numerosas disciplinas que usam a EMG como ferramenta. Por exemplo, embora a eletrofisiologia básica seja tratada em vários textos sobre EMG e neurofisiologia, é difícil encontrar materiais resumidos que relacionem arquitetura muscular à EMG. O capítulo Bioeletricidade é particularmente novo na relação de conceitos de carga elétrica à potenciais de ação EMG. O capítulo sobre análise EMG inclui conceitos que, de outra forma, estariam disponíveis somente em artigos de revistas científicas, como técnicas para definir o *onset* EMG e questões relevantes ao atraso eletromecânico.

O texto é escrito por indivíduos de diversas áreas de conhecimento, incluindo engenheiros, fisioterapeutas, cinesiologistas, médicos, profissionais de *biofeedback* e ergonomistas. O nível do livro é destinado a um estudante de graduação de quarto ano ou graduado de nível iniciante que tenha uma modesta formação em ciência. A obra depende muito do uso de figuras e explicações qualitativas para transmitir conceitos importantes, de modo a suprir qualquer lacuna que possa existir na preparação básica do leitor. Contudo, derivações matemáticas foram incluídas nos apêndices para permitir aos leitores capacitados trabalhar por meio de equações associadas à detecção, filtragem e processamento do sinal EMG. Essas habilidades matemáticas requerem apenas o primeiro ano do curso de cálculo. As etapas algébricas foram incluídas porque esta é frequentemente a primeira habilidade a estar "enferrujada". Entender essas equações básicas contribui para aprofundar a compreensão do lado físico da EMG. Por exemplo, certas mudanças no sinal EMG são previsíveis com base nas propriedades físicas do sistema de detecção do eletrodo e não tem consequência fisiológica. Uma vez que os efeitos físicos foram identificados, uma clara compreensão de anatomia e fisiologia é, então, necessária para a interpretação válida do sinal EMG.

Como recurso aos instrutores que usarem este texto em seus cursos, um banco de imagens é fornecido em http://www.humankinetics.com/essentialsofelectromyography. O banco de imagens contém a maioria das figuras e tabelas deste texto, ordenadas por capítulo. Essas imagens podem ser usadas para desenvolver uma apresentação personalizada com base nos requisitos específicos do curso. Um modelo em PowerPoint em branco e instruções também estão incluídos.

Esperamos que você encontre neste livro um manual útil e uma referência frequente quando iniciar sua exploração do campo da eletromiografia.

Gary Kamen
David A. Gabriel

Agradecimentos

Nenhum texto deste escopo poderia estar completo sem o reconhecimento das muitas contribuições de colegas de profissão e de pesquisa, bem como do pessoal técnico. Gostaríamos de agradecer ao nosso mentor, Walter Kroll, por fornecer nossa introdução inicial à eletromiografia e a inspiração para buscar novos conhecimentos nessa área tão significativa. Além disso, nossos alunos graduados e colegas de faculdade, numerosos demais para mencionar sem por engano excluir alguns, levantaram uma sequência interminável de questões intrigantes e desafiadoras e nos encorajaram a participar da importante pesquisa necessária para se obter as respostas.

Vários funcionários da Human Kinetics foram úteis no sentido de garantir a conclusão do livro de forma precisa e oportuna. Eles são Loarn Robertson, Elaine Mustain, Kate Maurer, Martha Gullo e Dalene Reeder. Muitos obstáculos à conclusão em tempo hábil do livro foram superados com a ajuda de Greig Inglis.

Acrônimos e Símbolos

A	área	ASM	amplitude de spike média
A/D	analógico-digital	FSM	frequência de spike média
CA	corrente alternada	UM	unidade motora
VMR	valor médio retificado	PAUM	potencial de ação de unidade motora
C	coulomb	CVM	contração voluntária máxima
PAMC	potencial de ação muscular composto	N	newton
TRMC	taxa de rejeição de modo comum	FDP	função densidade de probabilidade
VC	velocidade de condução	DEP	densidade espectral de potência
CC	corrente contínua	P-P	pico a pico
TDF	transformada discreta de Fourier	Q	carga
E	campo elétrico	Q_{30}	área sobre a curva EMG-tempo computada entre o *onset* da atividade EMG e um ponto a 30 ms seguinte ao *onset* EMG
ECG	eletrocardiograma		
AEM	atraso eletromecânico		
EMG	eletromiografia	EQ	erro de quantização
f	frequência	r	distância radial
F	força	R	resistência
TRF	transformada rápida de Fourier	RQM	raiz quadrada da média
TF	transformada de Fourier	DP	desvio padrão
G	ganho	EMGs	eletromiografia de superfície
i	corrente	SI	Sistema Internacional de Unidades
CIC	correlação intraclasse	RSR	relação sinal-ruído
DIE	distância intereletrodo	EMT	estimulação magnética transcraniana
EMGI	eletromiografia integrada	PT	potência total
TRFI	transformada rápida de Fourier inversa	U	energia potencial
API	análise do padrão de interferência	V	volt
J	densidade de corrente	RV	razão entre variâncias
m	metro	T	trabalho
Onda M	potencial de ação muscular composto	X_C	capacitância reativa
FPMd	frequência de potência mediana	Z	impedância
PEM	potencial evocado motor	ε	força eletromotriz
PPTM	potencial de placa terminal em miniatura	λ	constante de espaço
PAFM	potencial de ação da fibra muscular	ρ	resistividade ao fluxo de carga
VCFM	velocidade de condução da fibra muscular	σ	condutividade
FPM	frequência de potência média	Ω	ohm

capítulo 1

Anatomia e Fisiologia dos Sinais Bioelétricos do Músculo

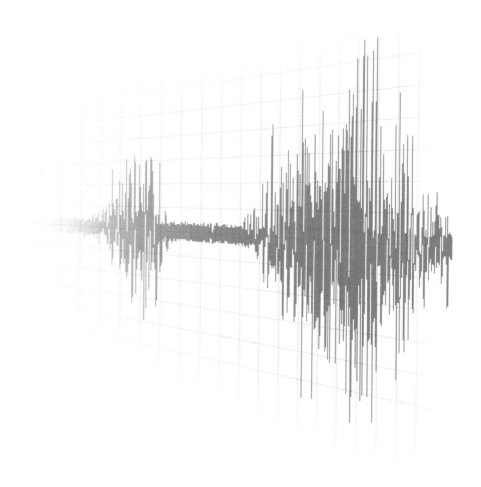

Eletromiografia (EMG) é uma técnica valiosa para estudar o movimento humano, avaliar os mecanismos que envolvem a fisiologia neuromuscular e diagnosticar desordens neuromusculares. Contudo, existem muitas armadilhas potenciais no uso da EMG como ferramenta. A pergunta que um pesquisador está fazendo pode não ser passível de solução com o uso de técnicas de EMG. O pesquisador pode errar na escolha dos eletrodos de registro, do local de registro ou das especificações para aquisição de dados. Além disso, a interpretação do sinal EMG requer um conhecimento profundo da origem do sinal.

Embora pesquisadores frequentemente avaliem as formas de onda eletromiográfica como um sinal elétrico cujas características podem ser avaliadas usando-se técnicas tradicionais de processamento de sinal, o sinal de EMG tem origens fisiológicas nas fibras individuais ou grupos de fibras musculares. As características anatômicas das fibras individuais, as características arquiteturais do músculo inteiro e as origens fisiológicas dos potenciais de ação são fundamentais para a compreensão de como registrar, analisar e interpretar o sinal EMG. Neste capítulo, estudaremos as origens do sinal EMG, incluindo conceitos fisiológicos relevantes sobre os músculos.

Características Anatômicas do Músculo

As principais características anatômicas que afetam o sinal EMG incluem variações no comprimento e na composição do tipo de fibra muscular, compartimentação muscular e variações na distribuição de receptores sensitivos. Essas características anatômicas e arquitetônicas diferem entre os músculos e mesmo entre indivíduos. Assim, precisam ser consideradas de modo a garantir um registro e uma interpretação EMG apropriados.

- **Comprimento da fibra muscular.** Embora frequentemente se presuma que as fibras musculares se dirigem de forma contínua do tendão distal ao proximal, esse nem sempre é o caso. Algumas fibras são curtas e podem se situar na porção proximal, distal ou média do músculo (Gans e de Vree 1987, Heron e Richmond, 1993; van Eijden e Raadsheer 1992). Os isquiotibiais humanos, por exemplo, são compostos de fibras que variam de 4 a 20 cm em comprimento e algumas fibras musculares podem ser afuniladas em uma ou ambas as extremidades (Heron e Richmond, 1993). Então, eletrodos de superfície colocados longitudinalmente na parte distal ou proximal do músculo registrarão somente destas fibras musculares subjacentes ao eletrodo. Potenciais de ação podem diferir em partes diferentes de uma fibra muscular afunilada (figura 1.1).

- **Características arquiteturais da fibra muscular.** As características das fibras podem variar entre porções mais superficiais e mais profundas do músculo (Dwyer et al., 1999; Lexell et al., 1983; Pernus e Erzen, 1991; Roeleveld et al., 1997). Fibras musculares mais profundas parecem compreender uma proporção maior de fibras de contração lenta, ao passo que as situadas mais superficialmente compreendem uma proporção maior de fibras maiores de contração rápida (Polgar et al., 1973). A evidência eletrofisiológica no músculo humano usando uma técnica denominada **macro-EMG** apoia esta ideia (Knight e Kamen, 2005). A variação na composição do tipo de fibra em diferentes áreas do músculo pode ocorrer por causa do maior acesso ao suprimento de sangue fornecido às fibras de contração lenta, situadas mais profundamente no músculo, embora essa especulação tenha ainda que ser corroborada. Uma vez que o sinal EMG global registrado dos eletrodos de EMG de superfície

FIGURA 1.1 As fibras musculares variam em comprimento. Algumas estendem-se do tendão proximal ao distal (A). Outras situam-se principalmente nas porções proximal (B) ou distal (D) do músculo. Outras, ainda, podem se estender do tendão proximal ao distal, mas variam consideravelmente em comprimento (C).

representa uma estimativa parcial da atividade mais próxima dos eletrodos (o que discutiremos mais adiante), essa característica anatômica é importante.

- **Compartimentação muscular.** Outro fator relativo à estrutura muscular macroscópica que afeta a interpretação do sinal EMG diz respeito à *compartimentação muscular* (figura 1.2). Muitos músculos humanos e animais são compartimentados e cada compartimento pode ter um papel específico na função de um músculo em particular (Blanksma e van Eijden, 1990; English et al., 1993; Segal, 1992; Segal et al., 1991, 2002; van Eijden e Raadsheer, 1992). Por exemplo, o flexor radial do carpo consiste de três divisões arquiteturais principais baseadas na arquitetura muscular e no padrão de inervação (Segal et al., 1991). Um compartimento lateral funciona durante o desvio radial, enquanto os compartimentos lateral e medial funcionam durante a flexão pura do punho. Quando se obtém registros múltiplos do extensor radial longo do carpo humano, porções proximal e distal do músculo mostram ser seletivamente ativas, dependendo se o movimento é extensão pura ou extensão e desvio radial (English et al., 1993). Mesmo pequenos músculos faciais como o músculo orbicular da boca podem ter divisões específicas (Abbs et al., 1984). Assim, o eletromiógrafo precisa perceber se o registro é representativo do músculo inteiro ou característico de um compartimento muscular específico.

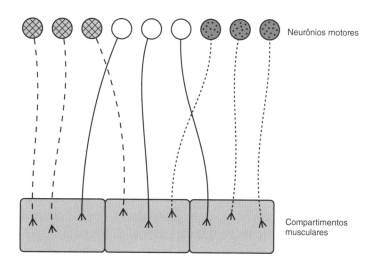

FIGURA 1.2 Compartimentação muscular. Grupos de neurônios motores podem inervar compartimentos específicos. Note que uma população de neurônios motores pode inervar mais de um compartimento.

- **Compartimentação de compartimentos neuromusculares.** Os compartimentos neuromusculares também podem ser compartimentados, e os receptores específicos, como fusos musculares e órgãos tendinosos, podem ser sensíveis à atividade de um grupo específico e localizado de unidades motoras. Essa compartimentação neuromuscular foi bem demonstrada nos gatos, mas também está presente em alguns músculos humanos (Kamibayashi e Richmond, 1998; Windhorst et al., 1989). Uma maneira de identificar a compartimentação pode ser observar respostas EMG aos estímulos apresentados a diferentes partes de um músculo. O tibial anterior humano pode não ser compartimentado, por exemplo, uma vez que a vibração e o *tapping* (aplicação mecânica de pancadinhas) de tendão, que servem como fortes entradas de energia (*inputs*) aos receptores Ia, não conseguiram identificar respostas reflexas localizadas (McKeon et al., 1984).

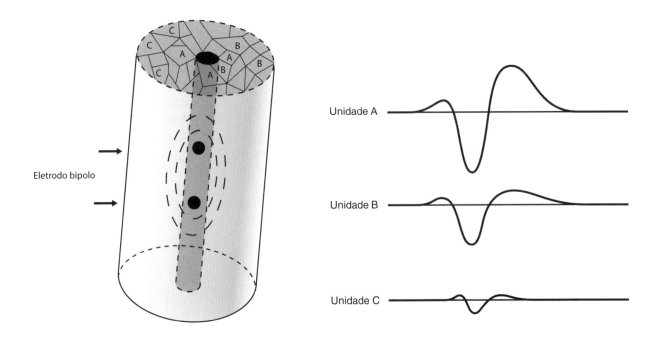

FIGURA 1.3 O eletromiograma é afetado pelas características arquitetônicas do músculo. Nessa figura esquemática, um eletrodo colocado no centro do músculo registraria o maior potencial de ação da unidade motora A, o próximo maior da unidade B e o menor da unidade C.

Reproduzido, com permissão, de G.E. Loeb e C. Gans, 1986, *Electromyography for experimentalists* (Chicago: University of Chicago Press), 51.

- **Distribuição de receptor sensorial.** No músculo dos felinos, e talvez no músculo humano, a distribuição de receptores sensoriais dentro do músculo pode não ser homogênea. Portanto, a região muscular com a maior densidade de receptores pode fornecer informação regional sobre mudanças localizadas no comprimento do músculo, na força e no deslocamento do membro (Richmond e Stuart, 1985). Claramente, é necessário conhecimento da anatomia específica do(s) músculo(s) de interesse antes que o sinal EMG seja registrado. A função revelada pela EMG pode ser a função de um compartimento específico (figura 1.3).

PONTOS-CHAVE

- O comprimento das fibras musculares individuais dentro do músculo inteiro varia e as características do potencial de ação da fibra muscular mudam em locais de fibras diferentes, tornando o sinal EMG dependente da localização específica em que os eletrodos são colocados.
- Maiores, as fibras musculares do tipo II tendem a se localizar mais superficialmente, enquanto as fibras musculares mais profundas (tipo I) tendem a ser menores. Como o sinal EMG de superfície é influenciado pelas fibras mais próximas ao eletrodo, isso significa que os potenciais de ação das fibras tipo II superficiais são desproporcionalmente representados no sinal EMG. Em outras palavras, deriva-se uma proporção maior do sinal EMG das fibras superficiais do que das mais profundas.
- Devido à compartimentação do compartimento, a interpretação do sinal EMG pode depender da parte do músculo na qual os registros são feitos. Assim, o conhecimento da arquitetura neuromuscular é fundamental.

Fisiologia da Fibra Muscular

O músculo é um tecido constantemente banhado num meio iônico. Como todas as células vivas, o músculo é cercado por uma membrana – o **sarcolema**, que tem cerca de 75 angstrons (Å) de espessura. A intervalos regulares, o **sistema tubular transverso** interrompe a membrana. Em alguns lugares, os túbulos transversos (túbulos T) correm longitudinalmente, ligando-se a outros túbulos T e à rede do **retículo sarcoplasmático** (RS) (Hayashi et al., 1987). Túbulos T servem como estruturas importantes para a transmissão transversalmente profunda do potencial de ação dentro das miofibrilas para ativar completamente todas as porções da fibra muscular.

Potenciais de Repouso da Membrana

Sob condições de repouso, existe um gradiente de tensão através da membrana da fibra muscular, de tal forma que o interior da fibra fica a cerca de -90 mV em relação ao exterior. O gradiente de tensão surge das diferentes concentrações de sódio (Na^+), potássio (K^+) e cloreto (Cl^-) e outros ânions através da membrana. Sob condições de repouso, a concentração de Na^+ é relativamente alta do lado de fora da membrana e relativamente baixa no interior da fibramuscular. Por outro lado, a concentração de K^+ é relativamente baixa no exterior da membrana e relativamente alta no interior da fibra. A dimensão do potencial de repouso da membrana é ligeiramente mais positivo em fibras de contração lenta. A maior positividade resulta da maior permeabilidade do Na^+ e da mais alta atividade do Na^+ intracelular nas fibras de contração lenta do que nas de contração rápida (Hammelsbeck e Rathmayer, 1989; Wallinga-De Jonge et al., 1985). O potencial de repouso da membrana também pode ser alterado pelo treinamento físico (Moss et al., 1983).

Geração do Potencial de Ação da Fibra Muscular

Fibras musculares são tecidos excitáveis. Quando a fibra muscular é despolarizada por cerca de 10 mV ou mais, o **potencial da membrana** reage de modo estereotipado e previsível, produzindo uma resposta que chamamos de **potencial de ação da fibra muscular (PAFM)**, ou apenas potencial de ação. O potencial de ação gerado na junção neuromuscular prossegue ao longo da fibra muscular em ambos os sentidos a partir da junção neuromuscular. Na primeira fase do potencial de ação, a permeabilidade Na^+ aumenta e o Na^+ corre dentro da célula, invertendo finalmente a polaridade da célula, de modo que esta fica momentaneamente cerca de 10 mV positiva. À medida que aumenta a permeabilidade do Na^+, o mesmo acontece com a permeabilidade da membrana ao K^+, e é o fluxo de K^+ que finalmente resulta no retorno do potencial da membrana ao seu estado de repouso (figura 1.4).

A permeabilidade do sódio exerce considerável controle sobre o curso de tempo do potencial de ação. Um **período refratário** segue o impulso nervoso ou muscular, durante o qual há uma diminuição na excitabilidade da membrana. Por um breve período de tempo, a membrana é *absolutamente* refratária e todos os canais de Na^+ são fechados, e assim a membrana não pode responder com um potencial de ação, independentemente do tamanho do estímulo excitatório. Na sequência há um período refratário *relativo* durante o qual alguns canais de Na^+ são abertos e um potencial de ação pode ser gerado, desde que o estímulo excitatório seja suficientemente grande para superar o aumento no limiar necessário à excitação.

A principal porção do *spike* do potencial de ação da fibra muscular (PAFM) é seguida por uma onda terminal (***terminal wave***), produzida pela finalização do potencial de ação na junção músculo-tendão (McGill et al., 2001). Potenciais de ação da fibra muscular também têm uma característica única chamada *afterwave* lento, também denominada **cauda de potencial** lenta (Lang e Vaahtoranta, 1973).

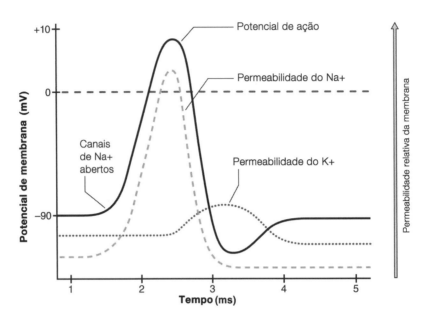

FIGURA 1.4 O curso de tempo do potencial de ação da fibra muscular é mediado pelas alterações na permeabilidade da membrana aos íons Na⁺ e K⁺.

Após a porção principal do potencial de ação, o retorno do potencial da membrana à linha de base segue um curso de tempo muito lento. Em estudos clínicos e quantitativos, pode ser difícil quantificar a duração do PAFM. Essa *afterwave* lenta reflete a fase negativa do potencial de ação da fibra muscular. Isso parece se dar devido à repolarização do sistema de túbulos-T (MacFarlane e Meares, 1958). Registros obtidos próximo à junção neuromuscular produzem *afterwave* mais exageradas (Lateva e McGill, 1998). As características de frequência da *afterwave* lenta estão na faixa de 2 a 40 Hz, logo a filtragem passa-altas do sinal EMG em frequências superiores deprimirá a aparência da *afterwave* lenta.

A intervalos aleatórios, potenciais pequenos são liberados na junção neuromuscular (Zigmond et al., 1999). Esses **potenciais de placa terminal em miniatura (PPTM)** são picos de alta frequência e por vezes são registrados como picos no eletromiograma (Simons, 2001). Os picos decaem consideravelmente com o tempo, e assim esses picos PPTM são muito mais evidentes se os eletrodos são colocados perto de uma zona de placa motora.

Velocidade de Condução da Fibra Muscular

O eletromiograma é largamente influenciado pelas características do PAFM quando ele se propaga ao longo da fibra muscular. Relativamente às cargas de velocidade de condução nervosa, que podem ser tão altas quanto 100 m/s, a **velocidade de condução da fibra muscular (VCFM)** é relativamente lenta, na ordem de 2 a 6 m/s. Existem numerosas técnicas disponíveis para computar a VCFM (figura 1.5), e várias análises úteis foram publicadas (Arendt-Nielsen e Zwarts, 1989; Farina e Merletti, 2004; Zwarts e Stegeman 2003). Algumas das questões analíticas importantes são discutidas no capítulo 4. Contudo, de uma perspectiva fisiológica, a VCFM é dependente de uma série de características da fibra muscular:

- **Ambiente intramuscular.** Usando o músculo solear isolado e o extensor longo dos dedos do camundongo, Juel (1988) mostrou que a VCFM diminui com maiores concentrações de K⁺ extracelular e também com pH intracelular mais baixo, mas é independente da concentração de Na⁺ e do pH extracelular. A diminuição da VCFM com valores baixos de pH é um dos principais motivos da VCFM diminuir com a fadiga.

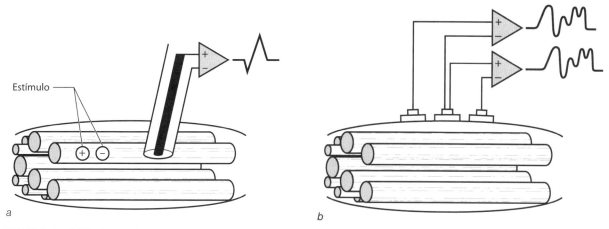

FIGURA 1.5 *(a)* Pode-se obter a velocidade de condução da fibra muscular (VCFM) por meio da inserção de um par de eletrodos estimulantes no músculo, medindo a resposta a uma distância conhecida (Troni et al., 1983.) *(b)* Alternativamente, dois ou mais canais podem ser registrados da superfície da pele durante a ativação voluntária, e a VCFM pode ser determinada com a utilização de técnicas de correlação cruzada. Essas técnicas estão detalhadas no capítulo 4.

- **Temperatura.** A velocidade de condução da fibra muscular muda com a temperatura do músculo, geralmente aumentando com o aumento de temperatura e diminuindo com sua redução (Stålberg 1966). Assim, é importante manter a temperatura constante na sala de exames ou laboratório.

- **Diâmetro da fibra muscular e morfologia muscular.** Håkansson (1956) também relatou uma relação linear entre o diâmetro e a velocidade de condução (VC) das fibras do sapo. Stålberg (1966) encontrou uma relação positiva entre a circunferência do braço e a VC. A velocidade de condução também aumenta com o limiar de recrutamento da unidade motora (Gantchev et al. 1992) e é maior perto da região da placa motora e mais baixa próxima do tendão (Li e Sakamoto, 1996a; Sakamoto e Li, 1997).

- **Comprimento muscular.** Quando a fibra muscular é estendida (alongada), a VC deverá diminuir por causa de uma diminuição no diâmetro efetivo da fibra. Isso foi originalmente demonstrado por Håkansson (1956). No músculo dos humanos, a VCFM também diminui com o comprimento muscular aumentado (Arendt-Nielsen et al., 1992; Morimoto, 1986; Trontelj, 1993). O efeito é observado de forma mais dramática nas fibras musculares superficiais que nas mais profundas (Kossev et al., 1992), e isso pode ocorrer em razão da maior mudança de comprimento muscular durante o alongamento passivo nas fibras superficiais.

- **Tipo de fibra.** Já em 1912 sabia-se que a VC das fibras musculares de contração rápida era maior que a das fibras lentas (Kohlrausch, 1912), e desde então isso tem sido verificado nas fibras musculares humanas (Hopf et al., 1974). Uma correlação de $r = 0,84$ foi relatada entre o tipo de fibra do vasto lateral e a VCFM medida durante contração de esforço máximo, sugerindo que o tipo de fibra pode ser bem predito a partir de uma mensuração não invasiva da VC (Sadoyama et al., 1988).

Juel (1988) mostrou que a diferença em VC não poderia ser atribuída ao diâmetro da fibra; o autor especulou que, em vez disso, ela poderia ser atribuída a diferenças de densidade entre os canais iônicos e as fibras de contração rápida e lenta.

- **Fadiga muscular.** Durante o exercício leve, a VCFM pode realmente aumentar, presumivelmente por causa do aumento em temperatura, de edema muscular ou de mudanças em outras propriedades da membrana (Van Dder Hoeven et al., 1993; Van der Hoeven e Lange, 1994). Numerosos estudos têm documentado o declínio na VCFM com fadiga (Sadoyama et al., 1985; Stålberg, 1966; Zwarts e Arendt-Nielsen, 1988).

- **Patologia neuromuscular.** Embora a VC do nervo tenha sido longamente usada como uma técnica clínica para diagnóstico neuromuscular, tem sido feito pouco uso clínico das medições da VCFM. Entretanto, vários estudos apontam para o valor potencial de diagnóstico da avaliação da VCFM (Blijham et al., 2004; van der Hoeven et al., 1993, 1994; Yaar e Niles, 1992; Yamada et al., 1991). Doenças musculares, como várias distrofias e a polimiosite, tendem a diminuir a VC (Hong e Liberson, 1987), embora ela também diminua com doenças do neurônio motor (Gruener et al., 1979).

- **Outros fatores.** A velocidade de condução da fibra muscular aumenta com a idade, sendo mais rápida em adultos do que em crianças (Cruz Martínez e López Terradas, 1992). É reduzida por hipóxia (Gerilovsky et al., 1991) e aumenta com torque articular (Masuda et al., 2001), provavelmente em razão do recrutamento de novas unidades motoras com VC mais rápida. Tem sido sugerido também que a VCFM das fibras musculares do indivíduo aumenta com o aumento da força (Masuda et al., 1996; Mitrovic et al., 1999; Sadoyama e Masuda, 1987). Mitrovic et al. (1999) citaram mudanças na configuração do canal da membrana ou na resistência elétrica como possíveis explicações para o aumento da VC. Uma taxa de disparo crescente também parece resultar em rápida VC (Morimoto e Masuda, 1984), e isso pode ocorrer devido à presença de um período supernormal do potencial de ação, anteriormente relatado no nervo de sapo e no músculo humano (Stålberg, 1966), que facilita a VC por um breve período após o potencial de ação. A velocidade de condução da fibra muscular correlaciona-se bem com o torque de contração da unidade motora (Nishizono et al., 1990), induzindo à sugestão de que a VC pode ser outro componente do princípio de tamanho de Henneman (Andreassen e Arendt-Nielsen, 1987).

Anatomicamente, a localização da zona de inervação pode ser aproximada usando-se eletrodos múltiplos para identificar o local em que a polaridade do PAFM se inverte (Masuda e Sadoyama, 1989). No bíceps braquial, por exemplo, descobriu-se que as junções neuromusculares estão numa zona discreta no meio do músculo (Masuda et al., 1983). Alguns sujeitos, contudo, pareciam ter múltiplas junções mioneurais, e isso corrobora com outras sugestões que algumas fibras musculares podem ser de inervação múltipla (Jarcho et al., 1952; Lateva et al., 2002).

Eletrodos devem ser colocados longitudinalmente ao longo das fibras musculares. Caso contrário, estimativas imprecisas de VC podem ser obtidas. Erros de orientação de até 10% podem resultar em alterações medidas em VC de até 10% (Sadoyama et al., 1985; Sollie et al., 1985a). A colocação dos eletrodos próximos ao ponto motor ou perto do tendão pode resultar em erros na mensuração da VC. Em geral, a zona de inervação fica perto do meio de cada fibra muscular. Contudo, muitas vezes há casos extremos em que a zona de inervação pode ser encontrada em locais proximais ou distais da fibra muscular (Saitou et al., 2000).

Certamente, uma série de problemas fisiológicos e técnicos afeta a avaliação de VCFM. Assim, os pesquisadores, tentando registrar a VCFM, devem padronizar as condições, e incluir extensão muscular, nível de força muscular e temperatura intramuscular.

PONTOS-CHAVE

- A fisiologia da fibra muscular aponta a amplitude, a forma e o curso de tempo de cada PAFM, que determina, como conjunto, as características do sinal EMG.
- Diferenças em concentrações iônicas produzem gradientes de tensão através do sarcolema. Esses gradientes respondem pelo potencial de repouso da membrana, que varia em fibras musculares de contração lenta e rápida.
- A mensagem elétrica para se iniciar a contração muscular é transmitida através dos túbulos T da fibra muscular via PAFM.
- Foram definidas fases específicas do potencial de ação, como *spike* principal, onda terminal (*terminal wave*) e cauda de potencial, e algumas características do eletromiograma foram interpretadas usando-se essas fases.
- A pós-hiperpolarização limita a frequência do PAFMs.
- Quando o potencial de ação é propagado ao longo da fibra muscular, ele prossegue a uma taxa medida como VC. Essa VCFM é afetada por concentrações iônicas, temperatura, extensão e diâmetro da fibra muscular, pelo tipo de fibra, pela fadiga, por várias patologias neuromusculares e por outros fatores como hipóxia e idade.

Características da Unidade Motora

O conceito de **unidade motora (UM)** foi descrito originalmente por Sherrington como consistindo de um único motoneurônio e todas as fibras musculares por ele inervadas (ver figura 1.6). Sherrington (1906) classificou a unidade motora como a "via comum final". Salvo qualquer patologia, todas as fibras musculares inervadas pelo motoneurônio são ativadas quando um potencial de ação aparece no motoneurônio.

Tem havido contestações ocasionais à ideia de unidade motora. Por exemplo, sugeriu-se que algumas fibras podem ser de inervação múltipla (Lateva e McGill, 2001). Do ponto de vista do controle motor, isso complicaria a capacidade do sistema nervoso central de predizer *output* de força muscular com base na ativação do motoneurônio. Uma confirmação adicional de sugestão de inervação múltipla parece prudente.

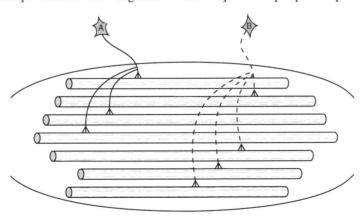

FIGURA 1.6 Unidades motoras diferem em sua taxa de inervação (número de fibras musculares por unidade motora). Além disso, algumas unidades motoras estão localizadas principalmente em regiões superficiais do músculo, enquanto outras estão localizadas em regiões mais profundas.

Organização da Fibra

As fibras musculares podem variar em suas características histoquímicas e em tamanho. Grupos de unidades motoras podem variar em tamanho e em outras características organizacionais. Nesta seção, discutiremos alguns desses fatores anatômicos e fisiológicos.

- **Tipo de fibra.** Como discutido anteriormente, existem muitas diferenças entre fibras de contração rápida e lenta que afetam o eletromiograma, e o potencial de repouso da membrana é mais positivo em fibras de contração lenta do que nas de contração rápida. Por causa das diferenças em diâmetro da fibra, espera-se que as fibras de contração rápida produzam potenciais de ação maiores do que as de contração lenta, e que a VC seja mais rápida em fibras de contração rápida que nas de contração lenta. Por conseguinte, o eletromiograma pode vir a ser diferente em um músculo de contração rápida e lenta.

- **Organização da unidade motora.** O número de unidades motoras e a **taxa de inervação** (número de fibras musculares por unidade motora) diferem entre os músculos. Músculos grandes como o gastrocnêmio têm cerca de 600 unidades motoras, com uma taxa de inervação de 2 mil fibras musculares por unidade motora. Músculos pequenos do olho, como o músculo reto externo, podem ter até 3 mil unidades motoras, mas uma taxa de inervação de 9 fibras musculares por unidade motora (Feinstein et al. 1955). Várias outras taxas de inervação para músculos diferentes foram relatadas (Gath e Stålberg 1982). Assim, a taxa de inervação é um meio morfológico de controlar a precisão da contração muscular. Gradações mais sutis em força muscular podem ser melhor obtidas por meio do aumento ou da redução da taxa de disparo da unidade motora do que pela ativação ou desativação de uma unidade motora inteira. Técnicas estão disponíveis para estimar o número de unidades motoras no músculo humano, e elas serão discutidas numa seção posterior.

- **Agrupamento de fibra.** Existem evidências de que a distribuição de fibras pode ser tal que fibras dentro de um tipo específico ou de uma unidade motora específica podem ser localizadas (Bodine-Fowler et al., 1990); contudo, a maioria das evidências favorece uma distribuição aleatória das fibras dentro do território muscular (Buchthal e Rosenfalck, 1973; Dubowitz e Brooke, 1973; Edstrom e Kugelberg, 1968; Gates e Betz, 1993). Se fibras estão agrupadas, um registro de superfície ou de agulha de uma única área será composto de sinais de um grupo seleto e relativamente restrito de unidades motoras. A arquitetura da unidade motora e o agrupamento de fibras mudam com o avanço da idade. Fibras musculares pertencentes a algumas unidades motoras perdem sua inervação quando a "morte" do motoneurônio ocorre. Algumas dessas fibras musculares são reinervadas por motoneurônios vizinhos, produzindo grandes unidades motoras. Nesses músculos, a densidade da fibra não é aleatória. Em vez disso, as fibras musculares que pertencem à mesma unidade motora são frequentemente encontradas em seções localizadas dentro do músculo (Andersen, 2003; Lexell, 1995).

Potencial de Ação de Unidade Motora

Como fibras musculares múltiplas são inervadas por um único motoneurônio, o disparo de um motoneurônio resulta na descarga quase simultânea de muitas fibras musculares. A atividade somada de todas essas fibras culmina na geração de um **potencial de ação**

de unidade motora ou **PAUM** (figura 1.7). A amplitude do PAUM é determinada pelos PAFMs individual, somados ao local do registro tanto temporária quanto espacialmente (ver figura 1.8). Algumas fibras musculares dentro de uma unidade motora podem ter "ramos" longos de axônio (segmentos terminais do axônio). Elas contribuem para os componentes recentes do PAUM e podem resultar em formas complexas de PAUM com numerosos picos. Por outro lado, se os segmentos terminais do axônio são de igual extensão e todas as fibras musculares dentro da unidade motora disparam simultaneamente, então o PAUM pode ser de curta duração e grande amplitude.

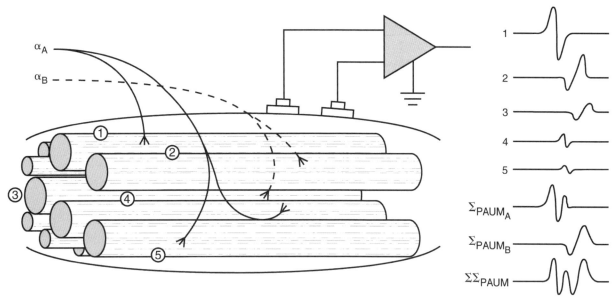

FIGURA 1.7 O eletromiograma de superfície é composto da soma algébrica de todos os potenciais de ação da unidade motora.
Reimpresso, com permissão, de G. Kamen, 2004, Electromiographic kinesiology. Em *Research methods in biomechanics*, editado por D.G.E. Robertson. G.E. Caldwell. J. Hamill, G. Kamen, e S.N. Whittlesey (Champaign, IL: Human Kinetics), 165.

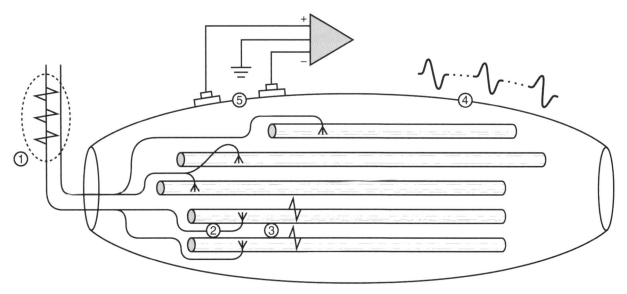

FIGURA 1.8 O processo de registrar potenciais de ação de unidade motora (PAUMs) começa com a geração dos potenciais de ação (PAs) do motoneurônio (1). Os PAs do motoneurônio chegam a cada placa terminal da fibra muscular (2) e resultam na produção dos PAs da fibra muscular (3). A soma de todas os PAs das fibras musculares individuais produz um PA da unidade motora (4), que pode ser registrado com eletrodos e amplificadores apropriados (5).
Reimpresso, com permissão, de G. Kamen, 2004, Electromyographic kinesiology. Em *Research methods in biomechanics*, editado por D.G.E. Robertson, G.E. Caldwell, J.Hamill, G. Kamen, e e S.N. Whittlesey (Champaign, IL: Human Kinetics), 164.

PONTOS-CHAVE

- A unidade motora é a unidade fundamental de controle no sistema neuromuscular. Uma vez que as unidades motoras são compostas por um único motoneurônio e um número de fibras musculares, somos incapazes de ativar uma única fibra. Em vez disso, ativamos grupos de fibras musculares através da unidade motora.
- As características da unidade motora podem variar consideravelmente. Por exemplo, a contribuição ao sinal EMG feita por fibras de contração lenta difere das oriundas das fibras de contração rápida.
- Os músculos variam em seu número e organização de unidades motoras.
- Fisiologicamente, a ativação quase simultânea das fibras musculares individuais numa unidade motora produz um PAUM somado.

Técnicas para Modular Força Muscular

Uma resposta à exigência de força adicional é ativar mais unidades motoras. Se o sistema nervoso não tivesse um plano estruturado para determinar quais unidades motoras ativar, isso poderia levar tempo e esforço consideráveis para determinar quais unidades motoras usar, a fim de atender à demanda de força. Afinal, mesmo pequenos músculos intrínsecos na mão têm cerca de cem unidades motoras. A tarefa de selecionar quais unidades motoras ativar para forças de tamanho pequeno ou moderado pode ser bastante árdua para o sistema nervoso. Felizmente, há uma sequência organizacional bem descrita para determinar quais unidades motoras ativar. Quase invariavelmente, unidades motoras são recrutadas por tamanho crescente – as menores são recrutadas primeiro e as maiores de acordo com o aumento das demandas de força. Unidades motoras maiores são geralmente compostas por grandes motoneurônios cujos axônios têm rápida VC. Suas forças de contração são maiores do que as de unidades motoras pequenas. Elwood Henneman esteve entre os primeiros a descrever isso, na década de 1960 (Henneman et al., 1965), e agora esse esquema é referido como o *princípio de tamanho de Henneman*.

Um corolário é que unidades motoras também são desativadas de forma ordenada, com as maiores desligadas primeiro quando a força diminui. O número de unidades motoras recrutadas tem grande impacto sobre a EMG, uma vez que mais unidades motoras significa que a amplitude da EMG aumenta. O processo por meio do qual aumentamos o número de unidades motoras ativas é denominado *recrutamento*. O uso de recrutamento da unidade motora varia com diferentes músculos. Os grandes tendem a se beneficiar com estratégias de recrutamento, continuando a recrutar unidades motoras até 80% ou mais do esforço máximo. Pequenos músculos dependem menos de recrutamento da unidade motora para graduar a força muscular (Seki e Narusawa, 1996).

Um meio alternativo de graduar a força muscular é aumentar a frequência com a qual as unidades motoras estão ativas. Isso é chamado de *codificação de taxa* ou alteração da taxa de descarga (ou taxa de disparo). Unidades motoras têm uma taxa de disparo mínima de aproximadamente 5 a 10 impulsos por segundo, mas isso varia com diferentes músculos (Freund et al, 1975; Phanachet et al., 2004; Tanji e Kato, 1973). Conforme aumenta a demanda por força, a taxa de disparo aumenta. Cargas de disparo máximas podem ultrapassar 60 impulsos por segundo em alguns músculos (Kamen et al., 1995), e pequenos músculos tendem a depender mais da modulação da frequência de disparo do que músculos maiores (Seki e Narusawa, 1996). Como cada PAUM contribui para o sinal EMG, quanto maior a frequência de ativação do motoneurônio (e, portanto, quanto maior a taxa de disparo), maior a amplitude do eletromiograma.

O padrão de ativação muscular pode também afetar a força muscular e, às vezes, a atividade no eletromiograma. Burke et al. (1970) estiveram entre os primeiros a mostrar como esses padrões de ativação podem ser expressos. Como visto na figura 1.9, um único pulso extra pode causar um aumento prolongado em força muscular, ao passo que um único disparo perdido pode causar uma depressão prolongada na força muscular.

Às vezes, uma unidade motora irá disparar com duas descargas separadas por um curto intervalo interpulso. Essas *descargas duplas* são mais prevalentes no início da contração muscular, e ocorrem mais em adultos jovens do que em adultos mais velhos (Christie e Kamen, 2006). Descargas duplas parecem ser importantes para o rápido aumento em força muscular, particularmente durante contrações rápidas ou forçadas (Garland e Griffin, 1999).

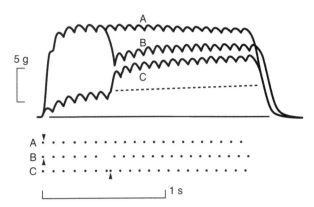

FIGURA 1.9 O efeito de alterar o padrão de estimulação pode ser estudado numa preparação animal isolada. As linhas sólidas indicam a força produzida usando diferentes padrões de estimulação. Em A e B, o músculo é primeiro estimulado por dois pulsos duplos separados por um curto intervalo interpulsos. Excluir um único pulso adicional (como em B) pode resultar em uma perda de força, enquanto a inserção de um único pulso adicional numa série de estímulos (como em C) produz um grande aumento de força muscular.

Reimpresso de SCIENCE. R.E. Burke, P. Rudomin, e F.E.Zajac III, 1970, "Catch property in single mammalian motor units", *Science* 168:122-124.

Naturalmente, a produção de uma descarga dupla pode afetar o eletromiograma, sobretudo se muitas unidades motoras descarregam usando descargas duplas num curto intervalo de tempo.

Pares de unidades motoras algumas vezes disparam simultaneamente com mais frequência do que seria de se esperar por ocorrência casual, o que pode afetar o padrão EMG. Esse padrão de disparo simultâneo (denominado *sincronização*) tem sido relatado em praticamente todos os grupos musculares em que tem sido investigado (Kamen e Roy, 2000). Sugere-se que a frequência de sincronização pode ser maior com exercício ou durante fadiga. No entanto, essas ideias ainda não foram sistematicamente investigadas. Contudo, é provável que a descarga simultânea de unidades motoras afete o eletromiograma por aumentar a amplitude do sinal e, *possivelmente*, por diminuir as características de frequência, embora sejam necessárias mais investigações para resolver essa questão.

Esses padrões de ativação da unidade motora podem ser resumidos por meio do exame da figura 1.10. De acordo com o princípio do tamanho, as unidades motoras menores são recrutadas primeiro (1). Estas podem estar localizadas nas porções mais profundas do músculo. O aumento da taxa de disparo da unidade motora (2) pode aumentar o nível de força muscular. Padrões de ativação da unidade motora também podem alterar a força muscular, e esses padrões em transformação incluem duplo disparo (3) e sincronização de unidade motora (4).

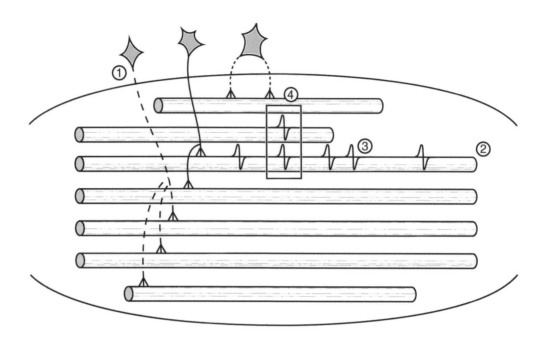

FIGURA 1.10 A força muscular tem a possibilidade de ser graduada por diversos mecanismos. O recrutamento da unidade motora envolve a ativação de unidades motoras de tamanho crescente (1). A taxa de disparo de cada unidade motora pode ser controlada (2). Disparo de descarga dupla (3) ou sincronização da unidade motora (4) podem produzir grandes forças. A ativação dos músculos antagonistas e sinérgicos também serve para graduar a força muscular.

PONTOS-CHAVE

A dificuldade em determinar quais unidades motoras devem estar envolvidas num movimento específico exige que o sistema nervoso ative unidades motoras de forma lógica e organizada.

- A ordem de ativação da unidade motora é determinada pelo princípio do tamanho, de acordo com o qual unidades motoras pequenas são ativadas a forças baixas e as maiores quando as exigências de força aumentam.
- O processo de ativar eletricamente unidades motoras é denominado recrutamento, e as unidades motoras estão desativadas (ou desrecrutadas) na ordem oposta – as menores permanecem ativas com as forças musculares mais baixas.
- Unidades motoras variam a frequência dos potenciais de ação (taxa de disparo) em um processo denominado codificação de taxa.
- Padrões de disparo não lineares, como o disparo de descarga dupla, podem efetuar grandes mudanças na força muscular. Pares de unidades motoras podem também disparar simultaneamente, o que é chamado de sincronização de unidade motora.

Outras Influências Fisiológicas sobre o Eletromiograma

Já mencionamos o efeito da VC, do recrutamento da unidade motora e da taxa de disparo e propriedades de controle da unidade motora sobre o eletromiograma. Aqui estão algumas variáveis fisiológicas que afetam o registro EMG:

- **Comprimento muscular.** A amplitude do EMG não varia com o comprimento do músculo (Babault et al., 2003), embora os dados disponíveis indiquem que isso ocorre devido a mudanças em braço de momento (*moment arm*) em diferentes comprimentos do músculo (Nourbakhsh e Kukulka, 2004). Com o alongamento passivo, a amplitude do PAFM diminui (Libet e Feinstein, 1951). As características de frequência do PAUM dependem do comprimento da fibra muscular, e tendem em direção a frequências mais baixas com o aumento do comprimento muscular (Bazzy et al., 1986; Okada, 1987). Isso aparentemente ocorre porque o alongamento muscular aumenta a distância de condução. A latência entre PAFMs aumenta, causando uma desaceleração do PAUM. É também possível que, em extensões mais longas, o *input* de fusos musculares sincronize a atividade da unidade motora (Mori e Ishida, 1976), produzindo frequências EMG mais baixas.

- **Filtragem de Tecidos.** O registro multieletrodo tem demonstrado que a amplitude do potencial de ação decai com o aumento da distância da fibra muscular (Buchthal et al., 1957). Quando o eletromiograma de superfície é registrado, as características de amplitude e frequência do sinal são afetadas pelo tecido interveniente entre os eletrodos e a fibra muscular. Esse tecido cria um efeito de filtro passa-baixas, e os efeitos do filtro passa-baixas aumentam conforme o aumento da distância (De la Barrera e Milner, 1994; Gate e Stålberg 1977; Lindström e Petersén, 1983). Esse efeito de filtragem de tecido é tendencioso no registro das fibras musculares mais próximas ao eletrodo.

- **Comprimento da fibra.** Conforme já discutido, as fibras no interior do volume muscular podem variar em comprimento, ocasionalmente em até cinco vezes. O comprimento da fibra tem uma influência na forma do PAUM. Fibras curtas apresentam uma tendência à frequência espectral mais alta (Dimitrova et al., 1991; Inbar et al., 1987).

- **Temperatura muscular.** Como observado anteriormente, a temperatura muscular tem demonstrado afetar as características dos potenciais de ação nos tecidos excitáveis. As temperaturas frias tendem a deprimir a excitabilidade e a velocidade de condução, e temperaturas ligeiramente mais quentes melhoram a VC (Kimura, 2001; Rutkove, 2001). A temperatura tem também outros efeitos:
    – A duração da propagação do potencial de ação ao longo da fibra muscular aumenta com temperaturas mais baixas (Buchthal et al. 1954). Consequentemente, para a maior parte, baixas temperaturas tendem a resultar em frequências espectrais mais baixas do EMG (Petrofsky e Lind, 1980; Winkel e Jørgensen 1991), e produzem efeitos semelhantes aos observados com fadiga muscular.
    – A amplitude do sinal EMG aumenta quando a temperatura muscular é reduzida (Winkel e Jørgensen, 1991), embora alguns estudos tenham mostrado que a amplitude do valor quadrático médio (RQM) não parece ser afetada por mudanças na temperatura muscular (Holewijn e Heus, 1992; Krause et al., 2001). Consequentemente, é prudente tentar manter uma temperatura constante no ambiente do laboratório durante os registros EMG.

PONTOS-CHAVE

- Alterações existentes em comprimento muscular podem afetar a amplitude do EMG.
- O efeito de filtragem passa-baixas do tecido pode polarizar o sinal EMG em direção às fibras musculares mais próximas ao eletrodo.

- A temperatura da fibra muscular pode afetar a VC e as características de frequência do potencial de ação e, por fim, influenciar as características de frequência do sinal EMG.

Para Ler Mais

Brown, W.F. 1984. *The physiological and technical basis of electromyography.* Boston: Butterworths.

Cram, J.R., G.S. Kasman, and J. Holtz. 1998. *Introduction to surface electromyography.* Gaithersburg, MD: Aspen.

Dumitru, D. 2000. Physiologic basis of potentials recorded in electromyography. *Muscle & Nerve* 23:1667-1685.

Gans, C. 1982. Fiber architecture and muscle function. *Exercise and Sport Sciences Reviews* 10:160-207.

Kimura, J. 2001. *Electrodiagnosis in diseases of nerve and muscle: principles and practice.* 3rd ed. New York: Oxford.

Loeb, G.E., and C. Gans. 1986. *Electromyography for experimentalists.* Chicago: University of Chicago Press.

MacIntosh, B.R., P.F. Gardiner, and A.J. McComas. 2006. *Skeletal muscle: form and function.* 2nd ed. Champaign, IL: Human Kinetics.

McComas, A.J. 1977. *Neuromuscular function and disorders.* Boston: Butterworths.

Sumner, A.J. 1980. *The physiology of peripheral nerve disease.* Philadelphia: Saunders.

capítulo 2

Bioeletricidade

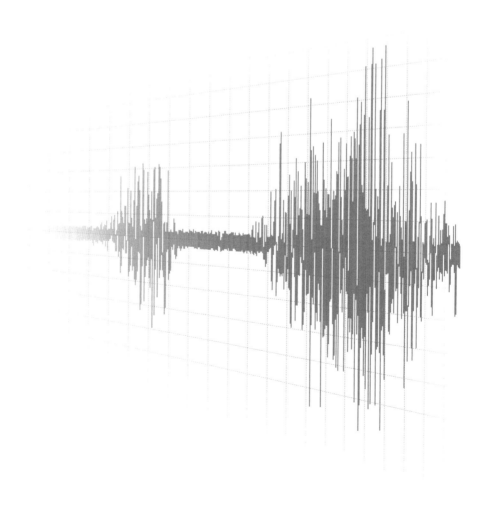

Este capítulo foi planejado para passar de conceitos básicos a intermediários em eletricidade. É importante apresentar conceitos de eletricidade em algum grau de profundidade, pois fornecem a linguagem para a compreensão da instrumentação da EMG e os métodos usados para processar o sinal resultante. Começaremos com uma abordagem tradicional, na qual conceitos são definidos e desenvolvidos a partir das ciências físicas. Em seguida, aplicaremos as informações a um entendimento biofísico do sinal eletromiográfico. Os exemplos nos apêndices são fornecidos para ajudar a explicar os conceitos mais difíceis.

Forças em Eletricidade

A unidade básica de medida do EMG é o *volt*. Nas seções seguintes, lançaremos as bases para uma compreensão mais profunda da origem do volt como unidade básica de medida. Quando duas cargas estão próximas uma da outra, há uma força entre elas. A magnitude da força entre as duas cargas é proporcional à distância entre elas. Determinar as forças entre as duas cargas, em função da distância, movendo uma em relação a outra, em diferentes pontos no espaço, é o equivalente a mapear o campo elétrico em torno da carga estacionária. Como existem forças entre as duas cargas, mover uma carga dentro do campo elétrico requer trabalho (força aplicada sobre uma distância). A energia potencial elétrica é uma capacidade dependente de posição para realizar trabalho sobre a carga. A relação entre a energia potencial elétrica e o trabalho dá origem à definição do volt como unidade de medida, mas a força entre as duas cargas é a base da definição.

Carga Elétrica

A unidade **coulomb (C)** é um número específico de cargas elementares. Elétrons têm uma carga elementar de $-1,6 \times 10^{-19}$ C, e prótons têm uma carga elementar de $+1,6 \times 10^{-19}$ C. Um coulomb de carga negativa (-1 C) é equivalente a $6,25 \times 10^{18}$ elétrons. Da mesma forma, um coulomb de carga positiva (+1 C) representa $6,25 \times 10^{18}$ prótons (figura 2.1). Um tema comum em eletricidade que pode ser difícil de entender é que a carga líquida é relativa. Quando elétrons (carga negativa) se movem numa direção, deixam para trás uma positividade relativa. Assim, +1 C significa que existem $6,25 \times 10^{18}$ menos elétrons do que antes do movimento ocorrido.

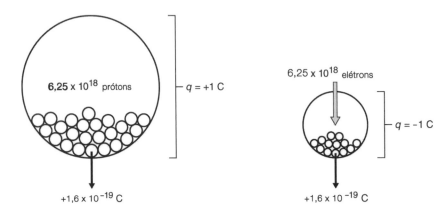

FIGURA 2.1 Quantidades fundamentais de elétrons e prótons reunidos para compor a unidade de carga básica, o coulomb. A diferença em tamanho entre mais e menos um coulomb ilustra que prótons são fisicamente maiores que elétrons.

Fig. 16.6, p. 402 de *Physics*, 4 ed. Por Arthur Beiser. Copyright© 1986 por Benjamin/Cummings Puhlishing Company, Inc. Adaptado com permissão da Pearson Education.

Existe uma força exercida entre duas partículas carregadas que atua de modo a mover duas partículas de mesmo sinal, afastando uma da outra, e duas partículas de sinais opostos, aproximando uma da outra. Essa força é descrita quantitativamente pela lei de Coulomb, tomando em consideração a magnitude das duas cargas e a distância radial entre elas, de forma que seja permitida a conversão entre unidades e conceitos elétricos e mecânicos. A força entre duas cargas positivas (+ Q), cada uma com um coulomb em magnitude, colocado a um metro de distância, é

$$F = k\frac{Q_1 Q_2}{r^2}$$

em que (r) é a distância radial entre as duas cargas e k ($k = 9,0 \times 10^9$ Nm²/C²) é uma constante de proporcionalidade, de modo que a eletrostática possa ser expressa na unidade de newtons mais familiar:

$$F = 9,0 \times 10^9 \frac{\text{Nm}^2}{\text{C}^2} \times \frac{1\text{C} \times 1\text{C}}{1\,\text{m}^2}$$
$$F = 9,0 \times 10^2\,\text{N}$$

A força associada à lei de Coulomb é enorme em magnitude, pois o tamanho das duas cargas é enorme, mas serve como um quadro de referência com o qual outros sistemas de carga podem ser comparados. Por exemplo, as magnitudes de cargas envolvidas na EMG são da ordem de nanocoulombs (nC = 10^{-9} C), resultando somente em forças minúsculas. A lei de Coulomb também é importante porque constitui o elemento básico para outras definições em eletricidade.

🔑 PONTOS-CHAVE

A unidade coulomb é um número específico de cargas elementares. Um coulomb de carga negativa equivale a 6,25 × 10^{18} elétrons, ao passo que um coulomb de carga positiva representa 6,25 × 10^{18} prótons.

Campos Elétricos

Quando uma carga elétrica (+ Q) é colocada em algum ponto no espaço, ela cria um estado de tensão elétrica dentro de sua vizinhança geral, chamado **campo elétrico (E)**. Se outra carga muito menor (+q_0) é colocada no campo elétrico, a primeira carga (+Q) exerce uma força eletrostática sobre a segunda (+q_0), como resultado do campo. O campo elétrico em torno da carga (+Q) pode ser mapeado usando a segunda carga (+q_0) para criar um campo vetorial. Para mapear o campo elétrico com vetores, a força exercida por +Q sobre (+q_0) é calculada em cada ponto do espaço usando-se a lei de Coulomb. A lei de Coulomb prevê que a força será a mesma entre as duas cargas se a distância radial permanecer inalterada (posições a, b e c na figura 2.2). Quando a distância radial aumenta, a força eletrostática diminui (posições d e e na figura 2.2).

Lembre-se de que força é um vetor que tem magnitude e direção. Se a força resultante (F) a cada ponto é

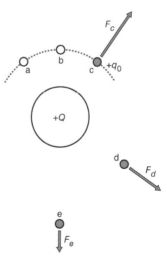

FIGURA 2.2 A força (F) exercida por +Q numa pequena carga de teste +q_0 colocada nos pontos a até e. O tamanho do vetor é igual à magnitude da força.

dividida pela magnitude da carga (q_0), e os vetores são ditos "normalizados" em relação à magnitude de q_0.

A normalização torna o campo elétrico independente da magnitude de q_0 e descreve apenas os efeitos da carga (Q), criando o campo naquele ponto do espaço. Um mapa do campo elétrico, portanto, consiste de pequenos vetores normalizados no espaço, que apontam na direção da força resultante. A magnitude do campo elétrico é, então, a força por carga unitária (newtons por coulomb) nesse ponto específico: $E = F/q_0$. O cálculo do campo elétrico num determinado ponto por causa de duas cargas é apresentado no apêndice 2.1. O apêndice também ilustra como linhas do campo elétrico são geradas com base no cálculo de amostra.

PONTOS-CHAVE

- Quando uma carga elétrica é colocada em algum ponto no espaço, cria um estado de tensão elétrica em sua vizinhança geral, chamado campo elétrico.
- Se outra carga muito menor é colocada no campo elétrico, a primeira carga exerce uma força eletrostática sobre a segunda como resultado do campo. A magnitude do campo elétrico *(E)* é então a força por carga unitária (*force per unit charge*) naquele ponto em particular, e ela é altamente dependente da distância radial entre as duas cargas.

Energia Potencial Elétrica

A lei de Coulomb introduziu o conceito de forças eletrostáticas, que foi utilizado para determinar o campo elétrico em torno de uma carga (+Q). O campo elétrico atua sobre outras cargas (ou seja, q_0) nas imediações, que podem ser atraídas ou repelidas em função de sua polaridade (+ ou –). A taxa (q_0) pode também ter diferentes quantidades de energia potencial elétrica dependendo de sua posição dentro do campo elétrico. A quantidade de trabalho (W) exigida para mover uma carga entre dois pontos dentro do campo elétrico é, então, relacionada à diferença em energia potencial elétrica entre os dois pontos. Como será definido posteriormente, a diferença em energia potencial elétrica entre dois pontos é medida em volts (V) – o volt sendo a unidade fundamental da medida de amplitude em EMG.

A analogia mecânica é frequentemente invocada para se obter uma compreensão mais intuitiva da origem e do significado dos volts, porque estamos mais familiarizados com campos gravitacionais. Primeiro, considere o trabalho (W) realizado em transladar um objeto por uma superfície horizontal: o produto da força *(F)* multiplicada pelo deslocamento *(d)*: $W = Fd$. Um joule é o trabalho realizado por um newton de força atuando em uma distância de um metro. A unidade de joules é usada para evitar confusão com torque, que tem as mesmas unidades básicas (N·m). Se a força não estiver agindo na mesma direção do deslocamento, então a trigonometria deve ser usada para localizar o componente do vetor de força que está na mesma direção do deslocamento: $W = Fd \cos(\theta)$. Isso é fundamental para se compreender a convenção de sinal em relação ao potencial elétrico.

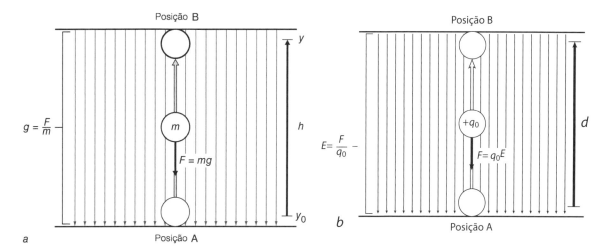

FIGURA 2.3 Análogos mecânicos e elétricos dos campos (a) gravitacional e (b) elétrico.

O exemplo seguinte, descrito na figura 2.3, ilustra como trabalho e energia podem ser definidos em termos de campos tanto gravitacionais quanto elétricos. Primeiro, considere um objeto descansando ao nível do solo na posição A (figura 2.3a). Se uma força que é infinitesimalmente maior que o peso é aplicada sob o objeto, ele irá se mover muito lentamente para a posição B. O objetivo é mover o objeto para cima, mas não lhe dar qualquer energia adicional, aplicando uma força grande. O objeto se move tão vagarosamente que velocidade e energia cinética são essencialmente zero. Nesse caso, somos capazes de considerar somente os efeitos do campo gravitacional. A força gravitacional (F_g) é igual ao peso do objeto ($m·g$). O deslocamento vertical do objeto é dado por $h = (y - y_0)$. Contudo, como o movimento do objeto está numa direção oposta (ou seja, 180°) à força gravitacional, o trabalho realizado pelo campo gravitacional é negativo. Isso surge por causa da convenção de sinal:

$$W_g = F_g h \cos(180°) = mgh(-1) = -mgh$$

O sinal de menos significa que o campo gravitacional transfere energia potencial (U_g) ao objeto à medida que ele sobe acima do solo. A magnitude da energia potencial na posição B é igual ao valor negativo do trabalho realizado pelo campo gravitacional: $U_g = -W_g$.

O fato de que a energia potencial num ponto específico é sempre negativa não deve ser motivo de preocupação, pois apenas a diferença em energia potencial (ΔU_g) entre dois pontos pode ser fisicamente medida. A diferença em energia potencial pode ser positiva ou negativa, o que depende do aumento ou diminuição da distância do ponto de referência. A diferença em energia potencial entre dois pontos (ΔU_g) é, portanto, igual à diferença em trabalho negativo: $\Delta U_g = -\Delta W_g$. Quando a altura é dada pelo deslocamento na direção y, a expressão geral para energia potencial neste exemplo é

$$U_b - U_a = mg(y - y_0)$$

Por convenção, a posição A está em $y_0 = 0$ para servir como um ponto de referência, em que o objeto tem uma energia potencial de $U_a = 0$. A mudança resultante em energia potencial ao mover o objeto da posição A para B é uma quantidade positiva: $U_b = mgy$. Se o objeto fosse movido da posição B para A, o trabalho realizado pelo campo gravitacional seria positivo; contudo, a mudança em energia potencial seria, então, negativa, porque a posição inicial (y_0) em B é maior do que a posição final (y) no ponto A.

Para traduzir energia potencial elétrica em mecânica, considere uma pequena carga positiva (q_0) num campo elétrico uniforme entre duas placas carregadas em oposição (figura 2.3b). As linhas do campo elétrico projetam da carga positiva para a negativamente carregada. A força elétrica é derivada do campo elétrico: $F_e = Q_0E$, onde q_0 e E são os análogos elétricos de massa (m) e gravidade (g), respectivamente. Nesse caso, o deslocamento de q_0 é dado por (d). O trabalho realizado sobre a carga (q_0) pelo campo elétrico, quando movido da posição A para B, é negativo:

$$W_e = F_e d \cos(180°) = q^0 Ed(-1) = -q_0 Ed$$

A magnitude da energia potencial elétrica na posição B é, portanto, igual ao valor negativo do trabalho realizado pelo campo elétrico: $U_e = -W_e$. Afirmamos anteriormente que somente uma diferença em energia potencial entre dois pontos é fisicamente mensurável. Essa definição é, portanto, estendida de modo que a diferença em energia potencial elétrica entre dois pontos é igual à diferença em trabalho negativo: $\Delta U_e = -\Delta W_e$.

Lembre-se que a força do campo elétrico ($E = F/q_0$) num ponto específico é expressa em termos de força (N) por carga unitária (C). Da mesma forma, a energia potencial elétrica num determinado ponto pode ser expressa como energia potencial por carga unitária: $V_a = U_a/q_0$. Essa quantidade normalizada é chamada de potencial elétrico (V) no ponto A. É importante ter em mente que o potencial elétrico num ponto específico ainda depende de sua localização em relação a uma posição de referência. A diferença de potencial, ou simplesmente o potencial elétrico entre os pontos A e B, é igual à diferença em trabalho negativo ($-\Delta W_{ba}$), em deslocar a carga do ponto A ao ponto B: $\Delta U_{ba} = U_b - U_{ba} = -\Delta W_{ba}$. Se cada termo na equação é dividido por q_0, o resultado reduz-se a

$$V_{ba} = V_b - V_a = -\frac{\Delta W_{ba}}{q_0}$$

onde a diferença de potencial normalizado (V_{ba}) entre os pontos A e B é igual ao valor negativo do trabalho por carga unitária exigida para tirar a carga do ponto A para o ponto B. A definição normalizada de potencial elétrico em termos de joules por coulomb dá origem a uma nova unidade, o volt (V). No Sistema Internacional de Unidades (SI), um joule de trabalho é requerido para mover um coulomb de carga por uma diferença de potencial de um volt.

Registros eletromiográficos requerem um mínimo de dois eletrodos, pois estamos medindo a diferença em potencial elétrico entre dois pontos. Como será descrito em capítulos posteriores, a configuração de eletrodo mais básica é um eletrodo de "registro" sobre o músculo e o outro eletrodo de "referência" sobre uma área de tecido eletricamente neutra, como o tendão. Uma vez que as cargas associadas ao potencial de ação do músculo são da ordem de nanocoulombs (nC), a diferença resultante em potencial elétrico pode ser em microvolts (μV ou 10^{-6} V) ou milivolts (mV = 10^{-3}V). Também é mais comum se referir à diferença de potencial elétrico entre os dois eletrodos como atividade elétrica muscular, que é medida em microvolts ou milivolts. Os conceitos desenvolvidos até agora são utilizados no apêndice 2.2 para ilustrar o cálculo da diferença de potencial elétrico em um eletrodo por causa de um dipolo, como ocorre numa fibra muscular durante as fases de despolarização e repolarização do potencial de ação.

PONTOS-CHAVE

- A energia potencial de uma carga depende de sua localização dentro do campo elétrico. Deve sempre haver um ponto de referência em que a energia potencial seja zero.

- O trabalho é feito sobre a carga por um campo elétrico quando ela é deslocada da posição A para B dentro do campo elétrico. A magnitude da energia potencial elétrica na segunda posição (posição B) é igual ao valor negativo do trabalho realizado pelo campo elétrico. A diferença de potencial normalizado é igual ao valor negativo do trabalho por carga unitária requerido para levar a carga entre os dois pontos. A definição normalizada da diferença de potencial elétrico em termos de joules por coulomb dá origem a uma nova unidade, o volt (V).

Potenciais Conduzidos por Volume

Registrar o potencial de ação da fibra muscular (PAFM) em um meio (isto é, fluido extracelular e tecidos) é chamado de **condução por volume**. A condução por volume é um dos tópicos mais fundamentais em EMG, por explicar como o tamanho e a forma do potencial resultantes dependem do local do eletrodo de registro (Brown, 1984). Os conceitos envolvidos em condução por volume estendem-se a registrar potenciais de ação da unidade motora (PAUMs), mas a fibra isolada é usada para entender os princípios básicos.

O PAFM viaja em velocidade constante ao longo da fibra muscular, mantém sua forma quando se propaga em direção a ela, passa por baixo e, em seguida, viaja para longe do eletrodo. Como a forma do PAFM é constante, as fases de despolarização e repolarização podem ser vistas como remanescentes estacionários sobre a fibra muscular enquanto é permitido mover o eletrodo em relação ao PAFM. Dessa forma, mudanças na forma do PAFM, em razão de sua localização quanto ao eletrodo, podem, então, ser estudadas.

O próximo passo é compreender que as fases de despolarização e repolarização do PAFM podem ser pensadas como cargas negativas e positivas, respectivamente. Elas repousam adjacentes umas às outras sobre a fibra muscular. Como as cargas negativas e positivas estão ligadas entre si por meio de eventos fisiológicos, representam um sistema **dipolo**. Um sistema de coordenadas pode, então, ser colocado entre as cargas positivas e negativas do dipolo para fornecer uma referência à localização do eletrodo. O sistema físico é ilustrado na figura 2.4. As duas linhas de observação correspondem à localização do eletrodo na direção y, próximo e afastado acima do dipolo. Existem cinco diferentes posições de eletrodo na direção x, abordando o dipolo estacionário, passando sobre ele e movendo-se para longe dele (figura 2.4a)

O gráfico (figura 2.4b) mostra a evolução de dois PAFMs quando o eletrodo é deslocado ao longo das duas linhas de observação. O eixo y é o potencial elétrico registrado no eletrodo em microvolts, e o eixo x é a posição x do eletrodo em relação ao centro do dipolo, onde 0 mm está diretamente entre as duas cargas. O PAFM para linha de observação perto do dipolo é alto e estreito, e o PAFM para a linha de observação distante do dipolo é curto e largo. O eixo x poderia facilmente ser convertido a tempo em milissegundos, pois sabemos que a velocidade de condução da fibra muscular é de aproximadamente 4 m/s. Tempo sobre o eixo x seria apropriado se um eletrodo estacionário registrasse um PAFM propagando-se ao longo da fibra muscular.

Para entender como diferenças na forma do PAFM surgem, temos de manter três fatos em mente. Primeiro, o dipolo consiste em cargas iguais e opostas, em que o potencial líquido é determinado pela diferença (Δr) entre as distâncias radiais (r_1 e r_2) entre cada carga e o eletrodo. A carga mais próxima domina o potencial líquido. Este é registrado pelo eletrodo e corresponde à amplitude do PAFM em microvolts. Segundo, a evolução do PAFM é governada por mudanças na diferença (Δr) entre as distâncias radiais (r_1 e r_2) à medida que o eletrodo se desloca ao longo da linha de observação. Uma visão de perto da diferença (Δr)

em distâncias radiais (r_1 e r_2) é mostrada no apêndice 2.2, figura 2.2.2. Terceiro, a relação geométrica entre o dipolo e o eletrodo governa *como* a diferença (Δr) entre distâncias radiais (r_1 e r_2) muda à medida que o eletrodo se move ao longo da linha de observação. Essa relação é diferente para as duas linhas de observação. Nos parágrafos seguintes, descrevemos como a diferença (Δr) entre as distâncias radiais (r_1 e r_2) muda quando o eletrodo se move ao longo das duas linhas de observação, resultando em PAFMs de tamanho e forma diferentes.

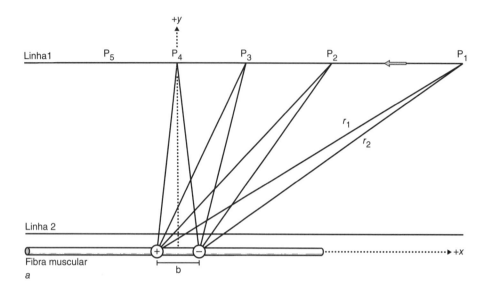

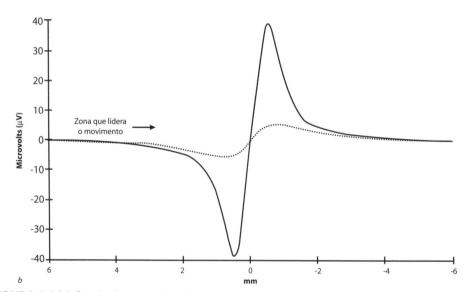

FIGURA 2.4 (*a*) Condução por volume dos potenciais de ação da fibra muscular (PAFMs). As duas linhas representam distâncias de observação próxima e afastada para a colocação do eletrodo. A distância próxima é de 1 mm acima da fibra muscular, e a distância afastada fica aproximadamente 10 mm além. (b) A evolução dos PAFMs associada com as duas linhas de observação quando o eletrodo é deslocado da esquerda para a direita em relação ao dipolo estacionário. As linhas pontilhada e sólida correspondem aos PAFMs para a distância afastada e próxima, respectivamente.

Linha de Observação Afastada

Quando a distância radial (r_1 e r_2) é muito maior do que a distância entre cargas no dipolo ($r \gg b$), a diferença (Δr) é muito pequena. O potencial líquido para a primeira posição do eletrodo P_1 é zero porque r_1 e r_2 são quase iguais. A mudança na posição do eletrodo de P_1 a P_3 está associada a uma deflexão negativa porque há um aumento na diferença (Δr) entre r_1 e r_2, e a carga mais próxima é negativa. Contudo, a grande distância radial também resulta em uma mudança na diferença (Δr) entre r_1 e r_2, que é mais gradual. Há um aumento constante em negatividade do potencial líquido à medida que o eletrodo se move ao longo da linha de observação afastada. O ângulo entre r_1 e r_2 pode ser usado para indicar a taxa de mudança na diferença (Δr) entre r_1 e r_2. Deveria ficar evidente, a partir da figura 2.4, que existe um aumento gradual no ângulo entre r_1 e r_2 quando o eletrodo se move entre P_1 e P_3.

Embora a mudança na posição do eletrodo de P_1 a P_3 resulte em um aumento na diferença (Δ_r) entre r_1 e r_2, ela é relativamente pequena porque a distância radial ainda é grande mesmo que o eletrodo se mova mais perto do dipolo. O potencial líquido é pequeno para a linha de observação afastada, portanto, o PAFM registrado é pequeno em amplitude. O aumento gradual na diferença (Δr) entre r_1 e r_2 para a linha de observação afastada alcança seu máximo próximo a P_3 antes de atingir a carga negativa. O potencial líquido negativo, então, diminui progressivamente em direção a zero ao centro do dipolo; r_1 e r_2 são iguais em comprimento, de modo que nenhuma carga pode dominar o montante.

A geometria do sistema físico é espelhada quando o eletrodo passa o centro do dipolo e vai além. Há um aumento gradual da diferença (Δr) entre r_1 e r_2 quando o eletrodo se move entre P_4 e P_5. Nesse caso, a carga positiva é a mais próxima ao eletrodo e domina o potencial líquido, de modo que o PAFM inverte a polaridade. A positividade máxima é alcançada perto da posição P_5 do eletrodo após a carga positiva. A distância entre os picos positivo e negativo é maior que a distância (b) entre as duas cargas, pois as máximas são alcançadas fora do dipolo. Como o PAFM resultante é baixo em amplitude, com um aumento gradual às máximas que ocorrem fora da distância do dipolo (b), ele tem uma aparência larga.

Linha de Observação Próxima

Embora a linha de observação próxima esteja perto do dipolo, a distância radial na primeira posição do eletrodo P_1 ainda é grande o suficiente para que a diferença (Δr) entre r_1 e r_2 seja insignificante. O potencial líquido na posição P_1 do primeiro eletrodo é, portanto, zero. Ambos, r_1 e r_2, diminuem à medida que o eletrodo se move de P_1 a P_2. Contudo, como a linha de observação está muito próxima ao dipolo, não há alteração significativa na diferença (Δr) entre r_1 e r_2. O potencial líquido fica próximo a zero. Lembre-se de que o ângulo entre r_1 e r_2 pode ser usado para indicar a taxa de mudança na diferença (Δr) entre r_1 e r_2. O ângulo entre r_1 e r_2 parece permanecer constante entre P_1 e P_2. Alterações significativas ocorrem apenas quando o eletrodo aproxima-se do dipolo. Um exercício útil para os leitores é desenhar o exemplo a fim de serem convencidos desse fato.

A diferença (Δr) entre r_1 e r_2 começa a mudar ligeiramente quando o eletrodo se move acima de P_2. O potencial líquido negativo parece aumentar ligeiramente perto da linha de base nesse ponto. Quando o eletrodo se aproxima de P_3, a diferença (Δr) entre r_1 e r_2 começa a mudar abruptamente, dando origem a um rápido aumento em negatividade. A magnitude dessa mudança é muito maior para a linha de observação próxima. O potencial líquido negativo é, portanto, muito maior, e o PAFM é maior em amplitude simplesmente por causa da geometria. O potencial líquido atinge seu máximo diretamente sobre a carga negativa do dipolo. A partir deste ponto, existe uma rápida diminuição no potencial líquido negativo em direção a zero em P_4 – o mesmo que para a linha de observação afastada.

A geometria espelhada acima da posição P_4 do eletrodo resulta nos mesmos eventos, mas em ordem inversa. Ou seja, existe um rápido aumento em positividade líquida (*net positive*) do potencial, até que seu máximo é atingido diretamente sobre a carga positiva. A positividade líquida rapidamente diminui entre a carga positiva e a posição P_5 do eletrodo, chegando próxima a zero daí em diante. Como as máximas negativa e positiva são atingidas diretamente sobre suas cargas respectivas dentro do dipolo, a distância entre os picos de PAFM iguala a distância do dipolo, que é $b = 0,05$ mm. O PAFM resultante da linha de observação próxima é, portanto, alto e estreito em aparência se comparação ao gerado pela linha de observação afastada.

Representação Tripolo do Potencial de Ação da Fibra Muscular

Uma representação física mais acurada do PAFM é a de um **tripolo** (+ - +) (Dumitru, 2000; Loeb e Gans, 1986). A figura 2.5 ilustra os eventos eletroquímicos envolvidos na geração do PAFM. O potencial elétrico associado com cada evento eletroquímico é descrito imediatamente abaixo da fibra muscular, como se fosse registrado por um eletrodo extracelular. Todos esses eventos estão ocorrendo ao mesmo tempo em que o potencial de ação se propaga ao longo da fibra muscular, da esquerda para a direita em direção ao eletrodo. Contudo, imagine que possamos congelar esses eventos no tempo para explorar as gravações do eletrodo mais detalhadamente.

Poderíamos focalizar primeiro o ponto de despolarização, quando os íons Na^+ invadem a fibra muscular e deixam para trás uma negatividade que é relativamente forte no espaço extracelular. Essa forte negatividade é chamada de **dreno de corrente (*current sink*)** porque cargas positivas são atraídas a ela. Se um eletrodo é colocado diretamente sobre o evento de despolarização, um potencial negativo é registrado (posição 1). Contudo, o dreno de corrente é tão forte que atrai íons positivos da área da membrana em frente ao evento de despolarização. Esta área de membrana frontal é chamada de área de **fonte de corrente (*current source*)** fraca porque fornece os íons positivos, que são atraídos para o dreno de corrente. Um eletrodo colocado em frente ao evento de despolarização registraria uma ligeira positividade (posição 2).

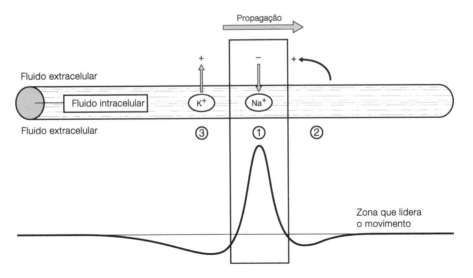

FIGURA 2.5 Eventos eletroquímicos envolvidos na geração do potencial de ação da fibra muscular (PAFM). Em registros padrão, a evolução do PAFM é expressa em função do tempo e vista da esquerda para a direita. Por esse exemplo, o PAFM é alinhado "espacialmente" com os eventos eletroquímicos na fibra muscular acima para permitir a compreensão da relação entre o PAFM e a fibra muscular. Em eletrofisiologia, a convenção é a polaridade negativa estar acima da linha horizontal e a positiva abaixo dela.

Quando os íons positivos deixam a área de membrana frontal, a diferença de carga através da membrana diminui, o que leva à despolarização passiva da fibra muscular. O movimento iônico mediado por canal dos íons positivos (K⁺) fora da fibra muscular dá origem ao evento da repolarização e é uma forte fonte de corrente. Um eletrodo colocado diretamente sobre o evento de repolarização registraria uma grande positividade (posição 3).

Assim como o PAFM se propaga ao longo da fibra muscular da esquerda para a direita em direção ao eletrodo, a zona que lidera o movimento (fonte de corrente fraca) é detectada primeiro, seguida pela fase de despolarização (dreno de corrente) e, então, a fase de repolarização (fonte de corrente forte). O PAUM também é trifásico, pois é a soma linear de todas as suas fibras musculares associadas. A estimulação elétrica do nervo periférico resulta na ativação de um grande número de unidades motoras simultaneamente. A forma de onda trifásica ainda é aparente na despolarização e repolarização simultânea das unidades motoras recrutadas. O potencial evocado é logicamente denominado **potencial de ação reunido (*massed action potential*)** (ou **onda M**). É também chamado de **potencial de ação muscular composto (PAMC)**, devido à soma linear de todas os PAUMs constituintes. O grande número de fibras musculares envolvidas na resposta evocada resulta em um potencial elétrico de vários milivolts em magnitude.

PONTOS-CHAVE

- O dipolo consiste em cargas iguais e opostas em que o potencial líquido é determinado pela diferença (Δr) entre as distâncias radiais (r_1 e r_2) entre cada carga e o eletrodo.
- A evolução do PAFM é regida por mudanças na diferença (Δr).
- A relação geométrica entre o dipolo e o eletrodo domina na medida em que a diferença (Δr) muda. Quando o PAFM se propaga ao longo da fibra muscular da esquerda para a direita em direção a um eletrodo, a zona que lidera o movimento (*leading edge*) (+) é detectada primeiro, seguida pela fase de despolarização (-) e, então, pela fase de repolarização (+).

Fundamentos dos Circuitos Elétricos

O sinal eletromiográfico é finalmente transmitido a um amplificador, que aumenta a voltagem relativamente pequena a um nível que pode ser medido. Na sequência, um circuito elétrico altera o conteúdo de frequência do sinal eletromiográfico de entrada para minimizar (filtrar) o ruído do ambiente circundante ou outras fontes antes que seja realmente armazenado no computador para análise posterior. Os primeiros princípios de entendimento da filtragem são baseados no circuito elétrico e em como resistores e capacitores são organizados dentro do circuito para realizar essa tarefa. O circuito elétrico é também importante para a compreensão das propriedades físicas de nervos e fibras musculares em relação ao fluxo de corrente e potencial elétrico.

Capacitância

Qualquer material condutível pode ser visto como um reservatório ou fonte de carga elétrica. Se um fio condutor é conectado ao reservatório, a carga elétrica fluirá dele. Um dispositivo, aparelho ou material que possa armazenar carga elétrica é chamado de **capacitor**. Carregar um condutor é análogo ao bombeamento de ar em um pneu furado. Quanto mais ar é bombeado para dentro do pneu, maior se torna a pressão contrária do fluxo de ar adicional. Da mesma forma, quanto mais cargas de mesmo sinal são transferidas ao condutor, maior se torna o potencial elétrico deste, tornando-se cada vez mais difícil a transferência de carga adicional.

O sistema capacitivo mais básico envolve a utilização de duas placas condutoras paralelas colocadas a curta distância (d) uma da outra (ver figura 2.3b). O isolante entre elas é o ar. Se as placas são conectadas a uma bateria, elas adquirem a carga associada com o terminal a que estão ligadas. As cargas são, então, mutuamente atraídas para o interior da placa de carga oposta à sua frente. Cada linha do campo elétrico de uma carga positiva projeta para uma carga negativa na placa oposta, assim, as placas contêm um número igual de cargas opostas. A placa carregada negativamente diminui o potencial líquido na superfície da placa positivamente carregada, permitindo que mais cargas sejam adicionadas à placa positiva. Sem a placa negativamente carregada, a analogia do bombeamento de ar em um pneu continuaria. Ou seja, ficaria progressivamente mais difícil adicionar cargas positivas até a placa carregada positivamente descarregar e ionizar o ar em torno dela de forma espontânea, assim como quando um pneu é inflado até "estourar".

A quantidade de carga Q adquirida por cada placa é proporcional à diferença de potencial entre as duas placas (V_{ba}): $Q \mu V_{ba}$. A constante de proporcionalidade que equipara Q e V_{ba} é a capacitância (C) do sistema: $Q = CV_{ba}$. Reorganizando, a unidade de capacitância é o coulomb por volt (Q/V_{ba}), que é definida como um farad (F). Uma capacitância de um farad significa que um coulomb de carga foi transferido ao condutor, aumentando seu potencial de um volt. Lembre-se de que um coulomb é uma enorme quantidade de carga, de modo que a magnitude da capacitância geralmente encontrada é da ordem de microfarads (μF; 10^{-6} F) ou picofarads (pF; 10^{-12} F). A capacitância (C) depende do tamanho e da forma dos dois condutores, de sua posição relativa (d) e das características do meio (material isolante) que os separa. Nesse caso, presume-se que as placas sejam separadas pelo ar. A distância (d) entre as duas placas é também considerada muito pequena se comparada à área (A) de cada placa. É apropriado se referir à carga como (Q) sem um sinal de positivo ou negativo, pois as placas são carregadas igual e opostamente

Embora os circuitos sejam normalmente representados por fios ligados a uma bateria, um circuito pode ser geralmente considerado como qualquer caminho que deixe passar o fluxo da carga. Por essa razão, nervos e músculos são representados com frequência por circuitos elétricos para permitir uma melhor compreensão de suas propriedades funcionais. Conceitos em instrumentação e processamento de sinal também são representados por circuitos elétricos. O circuito elétrico é apresentado aqui para contribuir à profundidade da compreensão da EMG.

O primeiro exemplo é para um capacitor único ligado por um fio condutor a uma bateria (figura 2.6). A bateria é um dispositivo eletroquímico que mantém uma diferença de potencial (V) entre dois terminais. O terminal negativo (**cátodo**) é o dissipador de baixo potencial (*low-potential sink*), e o terminal positivo (**ânodo**), por sua vez, é a fonte de alto potencial (*high-potential source*). Quando o interruptor está fechado e o circuito está completo, a diferença de potencial entre os dois terminais resulta em um campo elétrico dentro do fio condutor que causa o fluxo de elétrons. A magnitude dessa diferença de potencial é referida como a força eletromotriz da bateria, e a unidade de medida ainda é o volt.

O campo elétrico causa o fluxo de elétrons da placa superior do capacitor em direção ao terminal positivo da bateria. A placa superior perde elétrons e torna-se positivamente carregada. Simultaneamente, o campo elétrico causa o fluxo de um número igual de elétrons do terminal negativo da bateria para a placa inferior do capacitor. A placa inferior ganha, então, elétrons e torna-se negativamente carregada. O processo continua até as duas placas se tornarem igual e opostamente carregadas e a diferença de potencial entre elas comparar-se à da bateria. Quando o potencial entre os terminais da bateria e suas placas associadas é igual, o campo elétrico dentro do fio cai a zero e o fluxo de elétrons cessa. O capacitor agora está totalmente carregado.

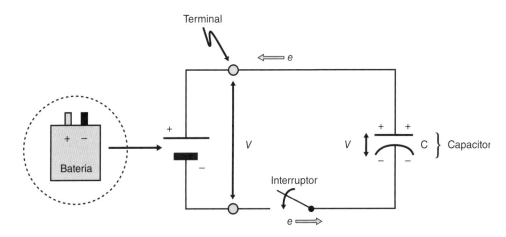

FIGURA 2.6 Os elementos básicos de um circuito elétrico. Nesse exemplo, um capacitor é ligado em série por um fio condutor a uma bateria.

O carregamento de capacitores ligados em série (figura 2.7a) segue um processo ligeiramente diferente do que acabamos de descrever. Quando o interruptor é fechado, elétrons fluem da placa superior do primeiro capacitor (C_1) ao terminal positivo da bateria e também do terminal negativo para a placa do fundo do terceiro capacitor (C_3). Não existe conexão direta entre a bateria e as placas restantes (aquelas descritas na figura). O fluxo de carga entre a placa superior de C_1 e a placa inferior de C_3 deve, portanto, ser induzido pelo campo elétrico dentro do fio. Especificamente, o fluxo de elétrons para a placa inferior de C_3 repele elétrons na placa logo acima dela. A placa inferior torna-se negativa e a do topo positiva quando os elétrons se afastam dela. Os elétrons continuam a se mover e a carregar as placas superior e inferior do segundo (C_2) e do primeiro (C_1) capacitores em sucessão, exatamente da mesma maneira. O processo indutivo entre o terminal negativo e a placa superior de C_1 é simultaneamente equilibrado pela sequência de eventos polares opostos entre o terminal positivo e a placa inferior de C_3. Quando o potencial entre os terminais da bateria é igual ao dos três capacitores, o campo elétrico dentro do fio cai a zero, e o fluxo de elétrons cessa. Então, os três capacitores estão totalmente carregados.

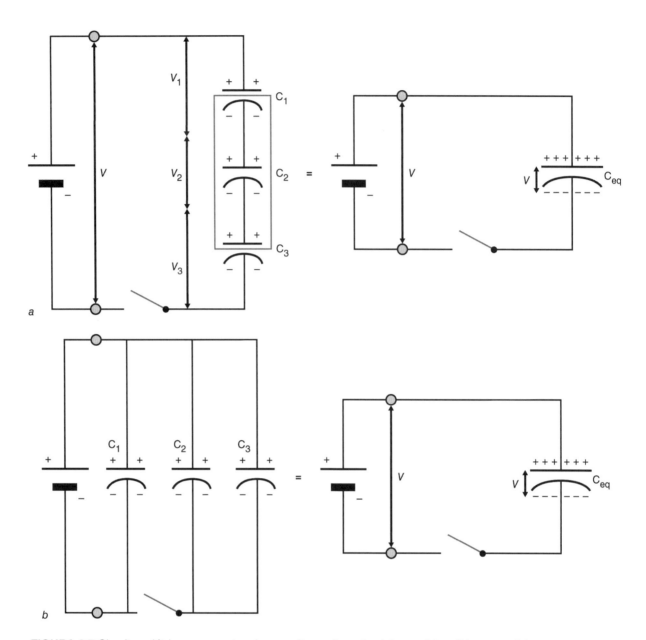

FIGURA 2.7 Circuitos elétricos compostos de capacitores dispostos (a) em série e (b) em paralelo.

Como a carga (Q) entre capacitores conectados em série deve ser induzida, cada placa tem a mesma carga (Q): $Q = Q_1 = Q_2 = Q_3$. Se a carga permanece a mesma, mas a área sobre a qual está distribuída é aumentada, o potencial elétrico global vai diminuir. Para um arranjo em série, cada capacitor representa uma área de superfície adicional para distribuir a mesma carga. Consequentemente, existe uma diminuição sucessiva do potencial elétrico associado a cada capacitor na série. A soma das diferenças de potencial através dos três capacitores é igual à diferença de potencial suprida pela bateria: $V = V_1 + V_2 + V_3$. A relação de capacitância ($C = Q/V$) pode ser usada para substituir V:

$$\frac{Q}{C} = \frac{Q_1}{C_1} + \frac{Q_2}{C_2} + \frac{Q_3}{C_3}$$

Dividindo direto por Q, porque todas as cargas são equivalentes,

$$\frac{1}{C} = \frac{1}{C_1} + \frac{1}{C_2} + \frac{1}{C_3}$$

Os três capacitores em série podem ser substituídos por um único capacitor equivalente (C ou C_{eq}) usando a equação precedente. Observe que o capacitor equivalente é descrito como uma área de superfície maior para cargas retidas (*holding charges*) (ver figura 2.7*a*).

Capacitores conectados em paralelo recebem uma carga direta (Q) da bateria, de modo que a carga total armazenada pelos capacitores é $Q = Q_1 + Q_2 + Q_3$. A situação é idêntica ao primeiro exemplo, em que ambas as placas de um único capacitor estão diretamente conectadas a uma bateria (figura 2.7*b*). A diferença de potencial (V) em todos os três capacitores quando totalmente carregados é igual à da bateria: $V = V_1 = V_2 = V_3$. A relação de capacitância (C = Q/V) pode ser usada para substituir Q:

$$CV = C_1V_1 + C_2V_2 + C_3V_3$$

Fatorando V porque a diferença de potencial é a mesma para a bateria e capacitores, temos:

$$C = C_1 + C_2 + C_3$$

Os três capacitores em paralelo podem ser substituídos por um capacitor equivalente único (*C ou C_{eq}*), utilizando a equação precedente. Expressões para descobrir o capacitor equivalente para arranjos em paralelo e em série são importantes porque nos permitem reduzir e resolver circuitos mais complicados, de modo a determinar suas características físicas. Um exemplo prático para capacitores dentro de circuito elétrico é fornecido no apêndice 2.3.

PONTOS-CHAVE

- Uma bateria é um dispositivo eletroquímico que mantém uma diferença de potencial (V) entre dois terminais. O terminal negativo (cátodo) é o dissipador de baixo potencial (*low-potential sink*), e o positivo (ânodo) é a fonte de alto potencial (*high-potential source*). A diferença de potencial entre os dois terminais resulta num campo elétrico dentro do fio condutor que causa o fluxo de elétrons quando o interruptor é fechado para completar o circuito. A diferença de potencial através do terminal é a força eletromotriz da bateria. A unidade de medida ainda é o volt.

- Como a carga entre capacitores ligados em série deve ser induzida, cada uma das placas tem a mesma carga. Se a carga permanece a mesma, mas a área em que é distribuída aumenta, o potencial elétrico global diminuirá.

- Para um arranjo em série, cada capacitor representa a área de superfície adicional sobre a qual se distribui a mesma carga. Consequentemente, existe uma diminuição sucessiva no potencial elétrico associado a cada capacitor na formação em série. A soma das diferenças de potencial através dos três capacitores é igual à diferença de potencial fornecida pela bateria.

- Capacitores conectados em paralelo recebem uma carga direta da bateria de modo que ela se iguale à carga total armazenada pelos capacitores. Assim, a diferença de potencial através de todos os três capacitores quando estão totalmente carregados é igual da bateria.

Corrente Elétrica

Corrente elétrica (*i*) é o fluxo de cargas semelhantes por uma área de superfície definida (figura 2.8*a*). Cargas negativas movendo-se para a esquerda são equivalentes a cargas positivas que se deslocam para a direita, na direção do campo elétrico *(E)*. Lembre-se que quando elétrons se movem para fora de uma área deixam para trás uma positividade relativa.

Por convenção, a direção do fluxo de corrente elétrica é designada como o sentido em que as cargas positivas são livres para se mover. Se as cargas estão se movendo perpendicularmente a uma área de superfície (*S*), a corrente é a taxa na qual as cargas fluem por essa área de superfície. A quantidade de carga (ΔQ) que passa pela área (*S*) num determinado intervalo de tempo (Δt) é a corrente média: $i_{ave} = \Delta Q / t$. Contudo, a taxa na qual a carga flui varia no tempo, de modo que a corrente instantânea deve ser definida como o limite diferencial:

$$i = \lim_{\Delta t \to 0} \frac{\Delta Q}{\Delta t} = \frac{dQ}{dt}$$

A unidade SI de corrente é o **ampère** (**A**), definido como um coulomb de carga passando pela área (*S*) em um segundo (C/s). As magnitudes usuais envolvidas em EMG são miliampères (1 mA ou 10^{-3} A) ou microampères (1μA ou 10^{-6} A).

Dentro do contexto de fio condutor para circuitos elétricos, o movimento de elétrons (cargas negativas) gera fluxo de corrente. Átomos de metal dentro da estrutura molecular do cristal liberam seus elétrons mais externos, e esses elétrons se movem aleatoriamente dentro da estrutura molecular, colidindo esporadicamente com os átomos de metal. Essas colisões representam uma resistência interna ao movimento de elétrons. Este movimento se assemelha ao das moléculas de gás porque as colisões repetidas resultam num percurso muito irregular (figura 2.8*b*). Na ausência de um campo elétrico, o número de elétrons movendo-se em direções opostas é igual em qualquer período de tempo determinado, de modo que não existe mudança líquida em carga dentro de qualquer região em particular. Assim, não existe corrente.

Considere o fluxo de elétrons dentro de um segmento condutivo em um circuito elétrico (semelhante à figura 2.6). Quando o interruptor é fechado, uma diferença de potencial é aplicada pelo condutor e um campo elétrico é criado dentro do circuito. A força exercida sobre as cargas por causa do campo elétrico ($F = qE$) diminui a aleatoriedade do movimento. O campo elétrico, então, acelera os elétrons, como refletido por mais percursos parabólicos entre colisões. Os elétrons transferem essa energia adicional aos átomos de metal durante as colisões, aumentando sua energia vibracional e a temperatura do condutor. O movimento permanece irregular, mas existe um deslocamento líquido em direção ao terminal positivo, criando uma corrente. Como os elétrons ainda estão se movendo para trás e para frente dentro do campo elétrico, o deslocamento líquido (Δx) dentro de um determinado período de tempo (Δt) é referido como velocidade de deslizamento (v_d).

O conceito de corrente é melhor descrito em relação a uma seção do condutor. O número de portadores de carga (elétrons, neste caso) numa determinada seção do condutor é $nA\Delta x$, onde (*n*) é o número de portadores de carga por volume unitário (densidade de carga) e o volume é dado por $A\Delta x$. Se a magnitude de uma carga individual é representada por (*q*), então a carga numa dada seção é $\Delta Q = (nA\Delta x)q$. Saber por quanto tempo (Δt) um objeto viajou a uma velocidade específica (v_d) permite a determinação do deslocamento: $\Delta x = v_d \Delta t$. Os passos seguintes mostram que substituir por Δx e dividir ambos os lados por Δt produz a corrente dentro de uma determinada seção do condutor:

$$Q = nqAv_d\Delta t$$
$$i_{ave} = \frac{\Delta Q}{\Delta t} = nqAv_d$$
$$i = \frac{dQ}{dt} = nqAv_d$$

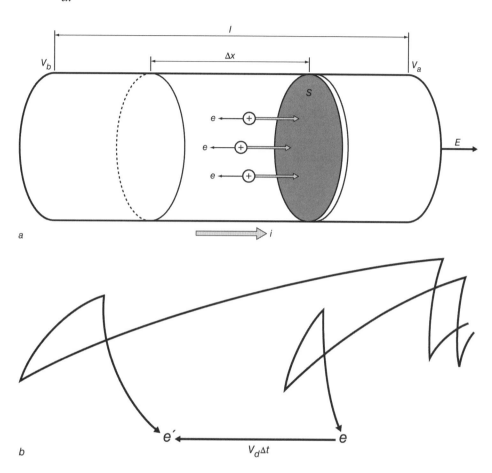

FIGURA 2.8 (a) Movimento idealizado de elétrons dentro de uma seção do fio condutor e (b) um padrão em zigue-zague mais realista para o movimento do elétron. Os dois padrões de zigue-zague refletem o movimento do mesmo elétron na ausência (e) e na presença (e') de um campo elétrico. O campo elétrico resulta num deslocamento "líquido" ($\Delta x = v_d\Delta t$) dentro de uma seção do condutor.

PONTOS-CHAVE

A quantidade de carga (ΔQ) que passa pela área (S) em um determinado intervalo de tempo (Δt) é a corrente média: $i_{ave} = \Delta Q/\Delta t$. Entretanto, a taxa na qual a carga flui varia em tempo, de modo que a corrente instantânea deve ser definida como o limite diferencial. A unidade de corrente é o ampère (A), definida como um coulomb de carga passando através da área (S) em um segundo (C/s).

Resistência

A quantidade de carga que flui (i) por área unitária (A) é referida como *densidade de corrente* (J). A relação para corrente ($i = nqAv_d$) é baseada no número de cargas em movimento através de uma seção do condutor. Se a corrente é dividida pela área de seção transversal do condutor, então a densidade da corrente é

$$J = \frac{i}{A} = nqv_d$$

As unidades de densidade de corrente são ampères (A) por metro quadrado (m²). É sempre importante lembrar a seguinte sequência de eventos: quando o interruptor é fechado num circuito elétrico, uma diferença de potencial é estabelecida através do condutor que produz um campo elétrico, e o resultado é um fluxo de cargas (isto é, a corrente). Quando a diferença de potencial é constante, fornecida por uma bateria, a densidade da corrente é proporcional ao campo elétrico:

$J \propto E$

A constante de proporcionalidade que iguala as duas variáveis é a condutividade (σ) do material:

$J = \sigma E$

Embora o campo elétrico gere a densidade de corrente, a magnitude da densidade de corrente é também determinada pela forma como o material permite que as cargas fluam (ρ). A recíproca da condutividade é a resistividade (ρ) do material para o fluxo de cargas:

$$\rho = \frac{1}{\sigma}$$

Se a diferença de potencial e o campo elétrico resultante são grandes, mas a condutividade do material é baixa, a densidade de corrente será pequena. Assim, uma baixa condutividade é equivalente a uma alta resistividade. O material que é um bom condutor elétrico tem baixa resistividade (alta condutividade). Por sua vez, se o material é um bom isolante, então ele tem alta resistividade (baixa condutividade). A utilização de condutividade ou resistividade depende do contexto. A condutividade é usada em eletrofisiologia porque muitas vezes é mais fácil descrever processos relacionados à geração de potencial de ação com um aumento em condutividade. Contudo, a resistência é frequentemente usada para explicar as propriedades materiais de músculos e nervos como um circuito elétrico.

A relação entre diferença de potencial e campo elétrico pode ser usada para quantificar o fluxo de cargas (isto é, corrente) dentro de uma seção do fio em relação à resistividade do material. Em primeiro lugar, lembre-se de que o trabalho por carga unitária necessário para mover uma carga de um ponto a outro dentro do campo elétrico é $\Delta V = -\Delta W_{ba}/q_0$. No entanto, a definição para trabalho produzido em uma carga num campo elétrico, quando esta é movida entre dois pontos, é $\Delta W_{ba} = -q_0 Ed$. Realizando a substituição apropriada e o cancelamento de ($-q_0$), a relação entre diferença de potencial e campo elétrico é $\Delta V = Ed$. No caso da diferença de potencial estabelecida sobre um segmento de fio, o campo elétrico sobre uma distância pode ser substituído: $\Delta V = El$.

O próximo passo é ligar a diferença de potencial e a densidade de corrente. Podemos realizar isso isolando E na densidade de corrente ($J = \sigma E$) e substituindo dentro da nova fórmula para a diferença de potencial: $\Delta V = J(l/\sigma)$. Substituir a relação alternada por densidade de corrente ($J = i/A$) revela os diferentes fatores que regulam o fluxo de cargas:

$$\Delta V = i\left(\frac{l}{\sigma A}\right)$$

O leitor deve reconhecer que a resistividade (1 / σ) está incorporada à equação. Contudo, esse não é o único fator que governa o fluxo de cargas (isto é, a corrente, *i*). O comprimento (*l*) e a área de seção transversal (*A*) dos fios também são importantes. Todos os três fatores juntos descrevem a **resistência** (*R*) do condutor:

$$R = i\left(\frac{l}{\sigma A}\right)$$

A relação indica que um maior comprimento do condutor (*l*) fornece uma resistência maior ao fluxo de cargas, e uma área de seção transversal maior (*A*) oferece menos resistência ao fluxo de cargas (figura 2.9). Uma analogia é frequentemente feita com a relação entre o comprimento e o diâmetro de uma mangueira de jardim comum e o fluxo de água. A recíproca da resistência é a **condutância** (1/*R*).

Substituir a resistência (*R*) dentro da diferença de potencial resulta na relação mais familiar associada com a lei de Ohm: $\Delta V = iR$. Se a resistência é constante, então o fluxo de cargas é diretamente proporcional à diferença de potencial aplicada ao condutor. A resistência de um condutor é dada por

$$R = \frac{\Delta V}{i}$$

A unidade SI de resistência é volts por ampère: um volt por um ampère é definido como um ohm (Ω). É importante ressaltar que a resistência ($l/\sigma A$) leva em conta as propriedades físicas do condutor, enquanto a resistividade (1/σ) é uma propriedade do material do qual o condutor é feito. Substituindo resistividade na equação por resistência e rearranjo,

$$\rho = \frac{RA}{l} = \frac{\Omega \cdot m^2}{m}$$

A unidade SI para resistividade é ohm-metros (Ω·*m*). Assim, uma vez que as dimensões físicas (isto é, *l* e *A*) são conhecidas, juntamente com a capacidade do material de conduzir cargas (*r*), a resistência (*R*) pode ser calculada:

$$R = \rho\left(\frac{l}{A}\right) = \frac{\Omega \cdot m \times m}{m^2}$$

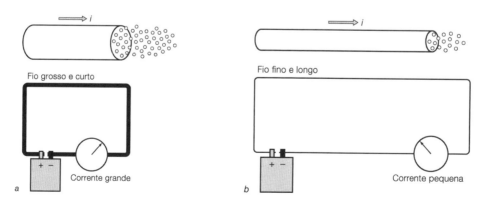

FIGURA 2.9 O comprimento (*l*) e a área de seção transversal (*A*) do condutor afetam o fluxo de cargas da mesma forma que as dimensões de um cano afetam a quantidade de água que pode fluir através dele. Um fio mais curto com área de seção transversal mais grossa pode conduzir uma corrente maior (*a*), ao passo que um fio mais longo e mais estreito com maior resistência conduz uma corrente menor (*b*).

Fig. 18.2, p. 446 de *Physics*, 4. ed por Arthur Beiser. Copyright© 1986 por The Benjamin/Cummings Publishing Company, Inc. Adaptado com permissão da Pearson Education.

PONTOS-CHAVE

- A quantidade de carga fluindo (*i*) por área unitária (*S*) é chamada densidade de corrente (*J*). Se a corrente é dividida pela área de seção transversal do condutor, a densidade de corrente é $J = i/A$, na qual as unidades são ampères (A) por metro quadrado (m^2).
- Quando a diferença de potencial é constante, como a fornecida por uma bateria, a densidade de corrente é proporcional ao campo elétrico: $J \propto E$. A constante de proporcionalidade que equivale as duas variáveis é a condutividade (σ) do material: $J = \sigma E$. A recíproca da condutividade é a resistividade (ρ) do material para o fluxo de cargas.
- A relação entre diferença de potencial e densidade de corrente revela os diferentes fatores que governam o fluxo de cargas: $\Delta V = i\,(l/\sigma A)$, onde $(1/\sigma)$ é a resistividade do material para o fluxo de cargas (isto é, corrente, *i*), que também é regulada pelo comprimento (*l*) e a área de seção transversal (*A*) dos fios. Todos os três fatores juntos descrevem a resistência (*R*) do condutor: $R = (l/\sigma A)$.
- Substituir a resistência (*R*) na diferença de potencial dá a relação mais familiar associada com a lei de Ohm: $\Delta V = iR$. Se a resistência é constante, então diz-se que o condutor obedece à lei de Ohm, na qual o fluxo de cargas é diretamente proporcional à diferença de potencial aplicada ao condutor. A resistência de um condutor é dada por $R = \Delta V/i$. Além disso, a unidade de resistência é volts por ampère: um volt por um ampère é definido como um ohm (Ω).

Energia Elétrica

Um circuito elétrico que inclui um pedaço de material altamente resistivo (resistor) é ilustrado na figura 2.10. O terminal negativo da bateria (potencial baixo) será usado como um ponto de partida arbitrário. Quando o interruptor é fechado, uma reação eletroquímica dentro da bateria transfere energia para as cargas para criar uma diferença de potencial entre os dois terminais (V_{ba}). A energia potencial elétrica adquirida por cada carga é igual à quantidade de energia química perdida pela bateria (conservação de energia). A energia transferida para cada carga (joules por coulomb) é chamada **força eletromotriz** (ε) da bateria. A força eletromotriz não é realmente uma força no sentido literal, mas executa trabalho sobre a carga para trazê-la de um potencial de energia menor a um maior como se fosse uma força externa.

Lembre-se de que a diferença de potencial entre dois pontos (V_{ba}) é igual ao negativo do trabalho $(-W_{ba})$ necessário para mover a carga à distância entre os dois pontos: $V_{ba} = -W_{ba}/q$. O trabalho realizado pela força eletromotriz é $-V_{ba} = qV_{ba}$, no qual o sinal negativo indica que a energia é fornecida por uma fonte externa para mover a carga contra o campo elétrico entre os dois terminais. A força eletromotriz (ε) deve, portanto, igualar a diferença de potencial entre os terminais. Por exemplo, uma bateria com uma força eletromotriz de 12 V pode realizar 12 J de trabalho em cada coulomb de carga para dar a ele uma energia potencial elétrica de 12V quando trafega entre os terminais positivo e negativo.

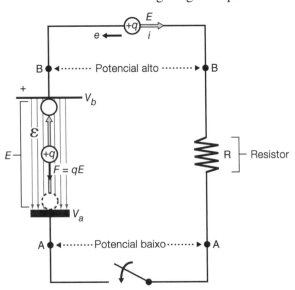

FIGURA 2.10 Um circuito elétrico com um único resistor. A fonte (bateria) está ampliada para ilustrar os conceitos básicos subjacentes à força eletromotriz (ε).

Consistente com o conceito de energia potencial elétrica desenvolvido para placas carregadas, as cargas positivas fluem naturalmente em sentido horário, do potencial de energia alto ao baixo, em direção ao terminal negativo. A resistência oferecida pelo fio condutor ao fluxo de cargas é insignificante se comparada à do material resistivo.

Quando as cargas entram no resistor, colidem com os átomos dentro dele. As colisões transferem energia potencial elétrica proveniente das cargas e aumentam a energia cinética dos átomos no interior do resistor, o que é expresso como calor (conservação de energia). As cargas, portanto, realizam trabalho sobre o resistor, transferindo energia para ele. Ao fazer isso, as cargas experimentam uma queda de potencial entre B e A, como dada por $V_{ba} = iR$. As cargas mais uma vez chegam ao terminal negativo com baixo potencial. Para manter um fluxo constante de corrente (i), a taxa na qual a bateria realiza trabalho sobre as cargas para aumentar sua energia potencial através dos terminais deve igualar a taxa em que as cargas realizam trabalho sobre o resistor e perdem energia potencial. Onde $W_{ba} = qV_{ba}$ e $i = dq/dt$, uma expressão geral para a taxa de transferência de energia potencial elétrica é

$$\frac{dW_{ba}}{dt} = \frac{dqV_{ba}}{dt}$$

$$\frac{dW_{ba}}{dt} = iV_{ba}$$

Uma vez que a taxa de trabalho é chamada de potência, a taxa na qual a energia elétrica é entregue ao circuito pela fonte (bateria) é chamada de **potência elétrica**: $P = iV_{ba}$. A unidade de potência é joules por segundo ou watts (W):

$$i\left(\frac{coulomb}{segundo}\right) \times V_{ba}\left(\frac{joules}{coulomb}\right) = P\left(\frac{joules}{segundo}\right)$$

Outra expressão muito útil para potência elétrica que tem muitas aplicações práticas em EMG é obtida pela substituição por V_{ba}:

$P = i(iR) = i^2R$

Uma vez que

$$i = \frac{V_{ba}}{R}$$

$$P = \left(\frac{V_{ba}}{R}\right)^2 R$$

$$P = \frac{V_{ba}^2}{R}$$

Qualquer dispositivo incluído no circuito elétrico oferece resistência ao fluxo de cargas e pode ser considerado apenas como outro tipo de resistor. Quando as cargas elétricas fluem através de uma lâmpada, por exemplo, elas excitam os átomos do filamento, o que gera luz e calor. Todos os dispositivos elétricos incluem um grau de potência em watts para uma fonte de 120 V. Essa classificação reflete o consumo de energia do dispositivo em joules por segundo, também denominado perdas i^2R.

Na seção anterior, mostramos que sempre que uma carga passa por um resistor experimenta uma queda de potencial dada por $V_{ba} = iR$. Se vários resistores são ligados em série, as cargas experimentam uma queda de potencial em cada resistor (figura 2.11a). A soma de cada queda de potencial ($V_1+V_2+V_3+...+V_n$) deve ser igual à voltagem total (V_{ba}) conduzindo as cargas através do resistor (conservação de energia). Assim, pode-se resolver problemas envolvendo resistores dentro de um circuito elétrico encontrando-se o resistor equivalente, de forma semelhante à descrita para capacitores. Para dois resistores conectados em série, $V_{ba} = V_1 + V_2$. Dado que a mesma quantidade de corrente (i) deve passar por cada resistor em sucessão, $iR_e = iR_1 + iR_2$ onde R_e é o resistor equivalente.

Quando resistores são conectados em paralelo, a mesma diferença de potencial é aplicada em cada resistor (figura 2.11b). A diferença de potencial nos resistores em paralelo é, portanto, a mesma aplicada pela bateria: $V_{ba} = V_1+V_2$. Contudo, a corrente da fonte se divide em diferentes ramos. A divisão resulta em menos corrente (i) entrando em cada resistor individual do que deixando a bateria. Como a carga deve ser conservada, a corrente que entra no ramo deve ser a mesma que deixa o ramo: $i = i_1 + i_2$. A relação para corrente ($i = V/R$) pode ser usada para substituir por i:

$$\frac{V_{ba}}{R_e} = \frac{V_1}{R_1} + \frac{V_2}{R_2}$$

Dividindo os dois membros por V, porque as diferenças de potencial são equivalentes,

$$\frac{1}{R_e} = \frac{1}{R_1} + \frac{1}{R_2}$$

A diferença entre resistores em série e em paralelo é ilustrada pela formulação original para resistência:

$$R = \rho\left(\frac{l}{A}\right)$$

Quando resistores são conectados em série, têm o mesmo efeito sobre o fluxo de corrente que o aumento do comprimento do condutor. Resistores em série permitem menos fluxo de corrente do que qualquer resistor individualmente. Resistores conectados em paralelo têm o mesmo efeito que o aumento da área de seção transversal do condutor. Eles permitem que mais corrente flua pelo circuito do que qualquer resistor sozinho. Uma situação análoga é beber um *milk shake* por meio de dois canudos ligados terminal a terminal (em série) *versus* dois canudos lado a lado (em paralelo). Nesse sentido, um exemplo prático para resistores num circuito elétrico é fornecido no apêndice 2.3.

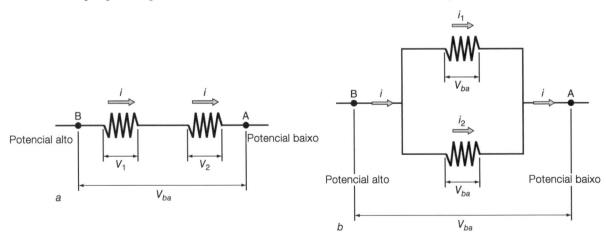

FIGURA 2.11 Resistores (a) em série e (b) em paralelo.

🗝 PONTOS-CHAVE

Para manter um fluxo de corrente constante (*i*), a taxa na qual a bateria executa trabalho sobre as cargas para aumentar sua energia potencial por meio dos terminais deve se igualar a taxa à qual as cargas realizam trabalho sobre o resistor e perdem energia potencial. A taxa de trabalho é chamada potência e a taxa na qual a energia elétrica é entregue ao circuito pela fonte (bateria) também é chamada de potência. A unidade de potência é watts (W).

- Se vários resistores são conectados em série, as cargas experimentam uma queda de potencial em cada resistor. A soma de cada queda de potencial deve ser igual à voltagem total conduzindo as cargas através do resistor (conservação de energia).
- Uma vez que a mesma quantidade de corrente deve passar por cada resistor em sucessão, quando resistores são conectados em paralelo, a mesma diferença de potencial é aplicada em cada resistor.
- A diferença de potencial através de resistores em paralelo é a mesma aplicada pela bateria. Contudo, a corrente da fonte se divide em diferentes ramos. A divisão resulta em menos corrente entrando em cada resistor individual do que a que deixa a bateria. Como a carga deve ser conservada, a corrente que entra no ramo deve ser a mesma que deixa o ramo.

Resistores e Capacitores num Circuito

A incorporação de um resistor e capacitor no mesmo circuito tem aplicações fisiológicas e físicas importantes para a EMG. Por exemplo, a relação entre a força eletromotriz, o fluxo de corrente por meio do resistor para o capacitor e o potencial resultante através das placas é a base para a compreensão das propriedades físicas das fibras musculares. Um resistor e um capacitor num circuito também são importantes para conceitos em processamento de sinal relacionados à filtragem do sinal eletromiográfico.

Carregando um Capacitor por meio de um Resistor

Um circuito elétrico que inclui um resistor e um capacitor é chamado de **circuito RC** (figura 2.12*a*, inserção). Quando o interruptor é fechado num circuito RC (posição A), a força eletromotriz (ε) estabelece uma diferença de potencial através do circuito que conduz elétrons pelo resistor (R) em direção ao terminal positivo da bateria. Uma carga positiva (q) é deixada para trás na placa superior do capacitor. Ao mesmo tempo, elétrons são conduzidos a partir do terminal negativo da bateria para a placa inferior do capacitor. O acúmulo de cargas em cada placa estabelece uma diferença de potencial através do capacitor (V_c). O fluxo de corrente, então, diminui quando a diferença de potencial através do capacitor aumenta. Quando a diferença de potencial através do capacitor iguala a força eletromotriz ($\varepsilon = V_c$), o fluxo de corrente diminui em direção a zero. Isso é lógico, uma vez que as cargas estão agora em equilíbrio estático: a diferença de potencial criada pela bateria para conduzir a carga dentro do circuito é acompanhada pela diferença de potencial no capacitor (no circuito), que pode conduzir carga na direção oposta.

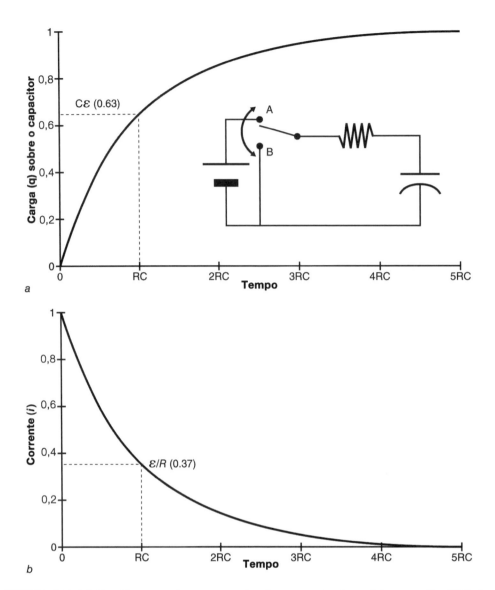

FIGURA 2.12 (a) O gráfico carga-tempo normalizado para o circuito resistor-capacitor (RC), juntamente com (b) o gráfico tempo-corrente normalizado.

O apêndice 2.4 detalha a derivação das equações que descrevem a quantidade de carga $q(t)$ e a corrente $i(t)$ sobre as placas do capacitor como uma função do tempo quando o interruptor está fechado na posição A. Dessa forma, a próxima equação está baseada na obtenção de equilíbrio estático entre a diferença de potencial através da bateria e do capacitor ($\varepsilon = V_c$):

$$q(t) = C\varepsilon\left(1 - e^{-\frac{t}{RC}}\right)$$

A função exponencial significa que a carga (q) sobre o capacitor leva um longo tempo para atingir seu valor máximo ($C\varepsilon$), no qual o equilíbrio estático é alcançado. As unidades para a quantidade RC revelam que ela é uma constante de tempo:

$$\Omega\left(\frac{V}{A}\right) \times F\left(\frac{C}{V}\right) = \frac{C}{A}$$

$$\frac{C}{A} = \frac{C}{\frac{C}{S}} = C\frac{C}{S} = \text{segundos}$$

Quando $t/RC = 1$, a quantidade dentro dos parênteses representa um múltiplo do tempo ao qual o capacitor é carregado a uma porcentagem do valor máximo:

$$q = C\mathcal{E}\left(1 - e^{-1}\right)$$
$$q = C\mathcal{E}(0,63)$$

Esse resultado significa que o capacitor atinge 63% de sua carga máxima dentro do primeiro múltiplo de tempo (figura 2.12a). O capacitor é carregado a 86% e 95% do máximo quando t/RC é igual a 2 e 3, respectivamente. O múltiplo de tempo é denominado constante de tempo RC (t) e é dado por t = RC.

O curso de tempo da corrente $i(t)$ pode ser obtido por meio da diferenciação em relação à carga:

$$i(t) = \frac{\mathcal{E}}{R} e^{-\frac{t}{RC}}$$

As condições iniciais ($t = 0$) ocorrem no instante em que o interruptor fecha na posição A (figura 2.12b). A corrente é máxima nesse momento porque $e^0 = 1$ e $i = \varepsilon/R$. Quando a carga se acumula nas placas do capacitor e a diferença de potencial aumenta (V_c), a corrente diminui exponencialmente com uma constante de tempo $\tau = RC$. No primeiro múltiplo de tempo, o fluxo de corrente diminuiu a 37% de seu valor máximo:

$$i = \frac{\mathcal{E}}{R} e^{-1}$$
$$i = \frac{\mathcal{E}}{R}(0,37)$$

Descarregando um Capacitor por meio de um Resistor

Com o interruptor na posição A e o capacitor completamente carregado, não existe fluxo de corrente porque o sistema está em equilíbrio. Se o interruptor é movido para a posição B, o circuito consiste num capacitor (Q) e num resistor totalmente carregados (figura 2.12a, inserção). Nessa situação o capacitor serve como uma fonte *não renovável*. Ou seja, o capacitor completamente carregado é similar a uma bateria, mas não tem uma força eletromotriz para manter uma diferença de potencial e fluxo de corrente através do circuito. Quando o interruptor fecha em ($t = 0$), cargas positivas deslocam-se da placa superior (alto potencial) por meio do resistor em direção à placa inferior (baixo potencial) do capacitor. A queda de potencial pelo capacitor é adquirida pelo resistor quando colisões transferem a energia potencial elétrica das cargas e aumentam a energia cinética dos átomos dentro do resistor, o que é expresso como calor (conservação de energia). As cargas, portanto, realizam trabalhos sobre o resistor, transferindo energia a ele. Contudo, quando o capacitor está totalmente descarregado, o fluxo de corrente cessa.

O apêndice 2.4 também detalha a derivação das equações que descrevem carga $q(t)$ e corrente $i(t)$ sobre as placas do capacitor como uma função do tempo quando o interruptor é fechado à posição B. A equação a seguir baseia-se na ausência de uma bateria ($\varepsilon = 0$):

$$q(t) = Qe^{-\frac{t}{RC}}$$

Observe que a equação $q(t)$ para um capacitor descarregando é similar à $i(t)$ para um capacitor carregando. Em ambos os casos, existe uma diminuição exponencial numa quantidade que ocorre a uma constante de tempo $\tau = RC$. O mesmo também é verdadeiro para $i(t)$ durante o carregamento do capacitor. Como antes, a relação para $i(t)$ pode ser obtida por meio da diferenciação com relação a $q(t)$:

$$i(t) = -\frac{Q}{RC}e^{-\frac{t}{RC}}$$

onde a quantidade Q/RC é realmente a corrente inicial no momento em que o interruptor fecha na posição B. O sinal negativo $(-Q/RC)$ indica que a direção do fluxo de corrente associado a um capacitor descarregando agora é revertido.

A Fibra Muscular como um Circuito Resistor-Capacitor

Em eletrofisiologia e biofísica, fibras musculares são representadas como cabos elétricos com isolamento poroso, de modo que a corrente é capaz de vazar para a área circundante. Assim, a fibra muscular é basicamente um longo tubo cilíndrico de fluido de condução (mioplasma) rodeado por uma membrana. A corrente viaja axialmente ao longo do comprimento da fibra muscular através do mioplasma, mas uma porção também vaza através da membrana celular (figura 2.13). O potencial elétrico depende da resistência ao fluxo de corrente nas direções axial e radial ao longo da fibra muscular. A resistência (R) ao fluxo de corrente axial (i_{fibra}) depende da resistividade do mioplasma (ρ_m). A resistência ao fluxo radial de corrente de fuga depende (i_{fuga}) da resistência por área unitária da membrana (R_m).

A membrana também tem uma função capacitiva porque cargas de sinal contrário existem em seus dois lados – negativo dentro e positivo fora. Análoga à situação com a placa do capacitor, a carga por área unitária dividida pela diferença de potencial é a capacitância da membrana por área unitária (C_m). O apêndice 2.5 apresenta um exemplo prático no qual as resistências axial e radial para a fibra muscular são calculadas. O apêndice também ilustra como as duas resistências se relacionam à velocidade de condução da fibra muscular.

PONTOS-CHAVE

- Quando o interruptor é fechado num circuito RC, a quantidade de carga $q(t)$ e corrente $i(t)$ sobre as placas do capacitor em função do tempo é baseada na obtenção de equilíbrio estático entre a diferença de potencial por meio da bateria e do capacitor ($\varepsilon = V_c$).
- Se um capacitor completamente carregado é, então, descarregado por meio de um resistor, o capacitor serve como uma fonte não renovável. As equações que descrevem carga $q(t)$ e corrente $i(t)$ sobre as placas de um capacitor em função do tempo são baseadas na ausência de uma bateria ($\varepsilon = 0$).

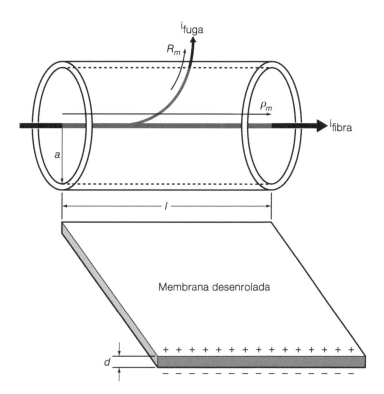

FIGURA 2.13 A fibra muscular é modelada como um cabo simples com raio (a), resistência axial ao fluxo da corrente (ρ_m) através do mioplasma e resistência radial ao fluxo de corrente através da membrana (Rm). Se a membrana da fibra muscular fosse desenrolada, teria uma espessura (d) que separa as duas cargas, de forma análoga às duas placas de um capacitor.

- A fibra muscular é basicamente um longo tubo cilíndrico de fluido condutor (mioplasma) envolvido por uma membrana. O potencial elétrico depende da resistência ao fluxo de corrente nas direções axial e radial ao longo da fibra muscular.
- A resistência (R) ao fluxo de corrente axial (i_{fibra}) depende da resistividade do mioplasma (ρ_m). Já a resistência ao fluxo radial da corrente de fuga (i_{fuga}) depende da resistência por área unitária da membrana (R_m).
- A membrana também tem uma função capacitiva porque cargas de sinal oposto saem dos dois lados da membrana, negativo no interior e positivo no exterior. Análoga à situação com o capacitor de placa, a carga por área unitária dividida pela diferença de potencial é a capacitância da membrana por área unitária (C_m).

Fundamentos da Corrente Alternada

Diz-se que a força eletromotriz (ε) fornecida por uma bateria resulta em **corrente contínua** (**CC**) porque é não oscilante. O fio espiralado girando dentro de um campo magnético resulta numa força eletromotriz (ε) que oscila de forma sinusoidal. Uma onda sinusoidal é a forma mais simples de voltagem alternada e de **corrente alternada** (**CA**). O sinal eletromiográfico também é constituído de uma voltagem alternada e muitas das convenções associadas com a função sinusoidal são aplicadas a ele.

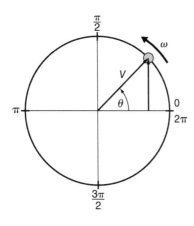 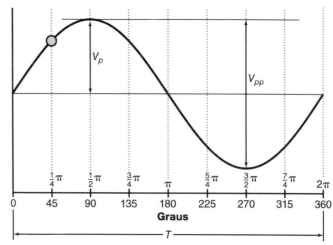

FIGURA 2.14 O vetor gira a uma velocidade angular constante (ω) e o componente vertical dá a amplitude do sinusoide nesse ponto específico no tempo, quando ele rotaciona através de um ciclo completo (360° ou 2πrad). Mostradas sobre o sinusoide estão as amplitudes de pico (V_p) e de pico a pico (V_{pp}).

Convenções de um Sinal Alternado

A altura de uma forma de onda sinusoidal em qualquer ponto no tempo está relacionada ao componente vertical de um vetor (V) rotacionando em sentido anti-horário a uma velocidade angular constante dentro de um círculo unitário. Uma revolução do círculo é 2π radianos completada num período de tempo (T) (figura 2.14). Um ciclo do sinusoide também é completado no mesmo período de tempo (T). O número de ciclos por segundo é a frequência (f) do sinusoide, onde f = 1/T e a unidade é o hertz (Hz). Como o sinusoide foi mapeado sobre a unidade do círculo, ele pode também ter uma frequência angular (ω) como o número de revoluções por segundo em radianos:

$$\omega = \frac{2\pi}{T} = 2\pi f$$

O comprimento do vetor (V) representa a magnitude da voltagem máxima (V_p). O pico da voltagem (V_p) é medida da linha de base isoelétrica zero ao pico da forma de onda. O valor da voltagem a qualquer momento (t) é, então, dado pelo componente y (vertical) do vetor (V) obtido da trigonometria básica: $V = V_p \sin(\omega t)$. O componente vertical oscila entre $+V_p$ e $-V_p$ com uma frequência angular (ω). A diferença absoluta entre $+V_p$ e $-V_p$ é definida como a amplitude pico a pico (V_{pp}). A expressão $V = V_p \sin(\theta)$ é mais familiar, mas as duas expressões (ou equações) para V são equivalentes porque (ω× t = 0).

Se duas sinusoides têm a mesma frequência, mas uma está atrasada no tempo em relação a outra, elas passam pelo zero em momentos diferentes e são consideradas defasadas (figura 2.15). O ângulo entre os dois vetores em rotação é chamado **ângulo de fase** (φ). A voltagem V_1 "leva" V_2 porque alcança seu pico primeiro. Outra maneira de expressar a relação temporal é dizer que V_2 "se atrasa" atrás de V_1. A figura 2.15 mostra que o ângulo de fase entre os dois picos é φ = 45° ou 1/4π rad. Os dois picos podem ser alinhados da seguinte maneira: primeiro, imagine que V_1 está indo para frente da direita para a esquerda, na direção do eixo-y. Subtrair φ = 45° da posição de corrente de V_1 vai movê-la para trás, para longe do eixo y, a fim de se sobrepor a V_2. A equação que desloca V_1 para a direita ao longo do eixo x é $V_1 = V_p \sin(\omega t - 45°)$. Em contraste, acrescentar φ = 45° à posição de corrente de V_2 irá transferi-la para a esquerda em direção ao eixo y, a fim de se sobrepor a V_1. A equação que desloca V_2 de modo que se sobreponha a V_1 é $V_2 = V_p \text{sen}(\omega t + 45°)$.

Uma expressão mais geral para as formas de onda de voltagem é $V = V_p \sin(\omega t \pm \phi)$, onde o termo $\pm\phi$ desloca a forma de onda direita ou esquerda ao longo do eixo x.

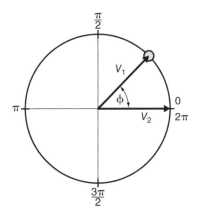
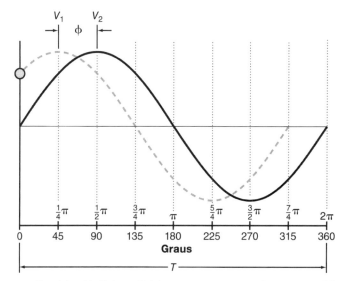

FIGURA 2.15 Duas sinusoides de voltagem V_1 (linha pontilhada) e V_2 (linha sólida) com um atraso de fase de 45° (ϕ). Seus vetores associados são representados num círculo unitário no painel esquerdo. As magnitudes dos dois vetores são iguais à voltagem máxima (V_p).

PONTOS-CHAVE

- Uma revolução do círculo é 2π radianos completada em um período de tempo (T). Um ciclo do sinusoide também é completado no mesmo período de tempo (T). O número de ciclos por segundo é a frequência (f) da sinusoide, onde f = 1/T e a unidade é hertz (Hz). Como a sinusoide foi mapeada no círculo unitário, também pode ter uma frequência angular (ω) como o numero de revoluções por segundo em radianos: $\omega = 2\pi/T = 2\pi f$.
- O comprimento do vetor (V) rotacionando dentro de um círculo representa a magnitude da voltagem máxima (V_p). A voltagem máxima (V_p) é medida da linha de base isoelétrica zero ao pico em forma de onda. O valor da voltagem a qualquer momento (t) é então dado pelo componente y (vertical) do vetor (V) obtido da trigonometria básica: $V = V_p \text{sen}(\omega t \pm \phi)$, onde $\omega t = \theta$ e ϕ é a compensação por atraso ou avanço.

Voltagem e Corrente Efetivas

Esta seção fornece o pano de fundo para uma das medidas mais usadas em EMG, a raiz quadrada da média da voltagem da atividade muscular. Essa medida tem realmente um significado funcional, originalmente associado com o cálculo da potência (P) entregue ao sistema por uma força eletromotriz (ε). O "sistema" a que estamos nos referindo é qualquer coisa que impeça o fluxo da corrente. Pode ser um pedaço de material resistente ou um dispositivo elétrico colocado dentro do circuito; ambos têm o mesmo efeito.

Se um circuito elétrico contém uma fonte de voltagem alternada e um resistor, a voltagem e a corrente através do resistor estarão em fase e variarão de modo sinusoidal. A amplitude máxima da voltagem através do resistor (V_p) também terá a mesma magnitude da força eletromotriz (ε). A voltagem através do resistor pode então ser expressa como

$V = V_p \operatorname{sen}(\omega t)$.

Tendo em mente que R é um valor constante e substituindo V/R por i para se obter uma expressão para corrente em função do tempo, temos:

$$i = \frac{V}{R} = \frac{V_p \operatorname{sen}(\omega t)}{R}$$
$$i = i_p \operatorname{sen}(\omega t)$$

Elétrons fluem em uma direção quando a corrente é positiva e na direção oposta quando esta é negativa. Se todos os valores positivos e negativos são somados para determinar a corrente média ao longo do tempo, deve ser aparente que o valor médio é zero. Contudo, os elétrons ainda recuam e avançam dentro do resistor, gerando calor (perdas I^2R), de modo que a potência ainda é fornecida ao circuito. Para determinar a potência média fornecida ao circuito, substitui-se a quantidade de corrente variando no tempo:

$$P = i^2 R$$
$$P = \left(i_p^2 \operatorname{sen}^2(\omega t)\right) R$$

Se a potência média é baseada na média dos valores quadráticos para sin (ωt), então a média será um número diferente de zero:

$$\overline{i^2} = i_p^2 \overline{\operatorname{sen}^2(\omega t)}$$

Ondas de seno e cosseno que têm a mesma amplitude e frequência ainda somam zero sobre um ciclo completo. Da mesma forma, a média dos valores quadráticos também será a mesma. Se o valor quadrático médio para a seguinte identidade trigonométrica é

$$\overline{\operatorname{sen}^2(\omega t)} + \overline{\cos^2(\omega t)} = 1$$

e os valores quadráticos médios das funções seno e cosseno são os mesmos, então,

$$\overline{\operatorname{sen}^2(\omega t)} = \frac{1}{2}.$$

Voltando a substituir pelo valor quadrático médio na expressão para corrente,

$$\overline{i^2} = i_p^2 \overline{\operatorname{sen}^2(\omega t)} = i_p^2 \frac{1}{2}$$

a potência média para CA é

$$\overline{P} = \overline{i^2} R = \frac{1}{2} i_p^2 R$$

Uma força eletromotriz (ε) constante (CC) resulta em valores constantes para voltagem, corrente e potência. Isso é o mesmo que o valor médio das quantidades de CA durante um período de tempo. Os valores quadráticos médios para quantidades de CA devem ser devolvidos à escala, tirando-se a raiz quadrada:

$$\overline{i_2} = i_p^2 \frac{1}{2}$$

$$i_{rqm} = \frac{i_p}{\sqrt{2}} = (0.7071)i_p$$

A raiz quadrada da média da corrente (i_{rqm}) é também denominada corrente efetiva. Um ampère efetivo é a quantidade de CA que desenvolverá a mesma potência que um ampère de CC. Assim, a relação equivalente entre potência de CA e de CC é:

$$\overline{P} = i_{rqm}^2 R$$

Se passos idênticos são dados para voltagem alternada, um resultado similar é obtido:

$$\overline{V^2} = V_p^2 \frac{1}{2}$$

$$V_{rqm} = \frac{V_p}{\sqrt{2}} = (0,7071)V_p$$

A voltagem da raiz quadrada média (V_{rqm}) é chamada de voltagem efetiva. Um volt efetivo é a voltagem alternada que irá produzir uma corrente efetiva (I_{rqm}) de um ampère através de uma resistência de um ohm. Uma expressão alternativa e frequentemente utilizada para potência média é obtida por meio da substituição pela corrente efetiva:

$$\overline{P} = i_{rqm}^2 R$$

$$\overline{P} = \left(\frac{V_{rqm}}{R}\right)^2 R$$

$$\overline{P} = \frac{V_{rqm}^2}{R}$$

🗝 PONTOS-CHAVE

- O valor médio da voltagem e da corrente alternada é zero, porém, elas têm um efeito dentro do circuito. A voltagem e a corrente efetiva baseiam-se no valor quadrático médio da sinusoide. Cada valor é primeiro ajustado para gerar uma média diferente de zero. A operação de raiz quadrada é então realizada para se voltar à escala original.
- O valor quadrático médio da corrente é $I_{rqm} = (0,7071) i_p$, onde (i_p) é a corrente máxima. Se os mesmos passos são dados para voltagem alternada, um resultado similar é obtido: $V_{rqm} = (0,7071) V_p$, onde (V_p) é a voltagem máxima. Um volt efetivo é a voltagem alternada que irá produzir uma corrente efetiva (i_{rqm}) de um ampère por meio de uma resistência de um ohm.

Capacitância em um Circuito de CA

A função dos filtros analógicos não pode ser compreendida, a não ser que a capacitância num circuito de CA já esteja entendida. O próximo capítulo, sobre instrumentação, descreve filtros analógicos em detalhes. Quando o interruptor é fechado num circuito de

CC que contém apenas um capacitor, cargas se acumulam sobre as placas do capacitor e começam a se opor às cargas adicionais de mesmo sinal. O fluxo da corrente então começa a diminuir. Esse aumento na carga continua até que o capacitor esteja completamente carregado e a diferença de potencial através de suas placas se iguale à força eletromotriz ($V_c = \varepsilon$). O sistema fica em equilíbrio eletrostático e o fluxo de corrente cessa.

Em contraste, um capacitor num circuito de CA é alternadamente carregado e descarregado quando a voltagem e a corrente invertem a direção a cada meio ciclo (figura 2.16). Por necessidade, um ponto de partida arbitrário deve ser adotado para compreender-se a evolução temporal de uma sequência de eventos cíclicos. Nesse caso, $t = 0$ é o instante em que um interruptor se fecha sobre o circuito de CA. A voltagem através do capacitor é zero e o fluxo de corrente está num máximo (0°). A razão é que as placas estão vazias de carga e não existe nada para se opor ao fluxo. Cargas positivas e negativas então se acumulam sobre as placas superior e inferior do capacitor, respectivamente. O acúmulo de cargas resulta numa concomitante diminuição no fluxo de corrente. A corrente vai em direção a zero quando as placas se tornam totalmente carregadas a 90° ($\pi/2$ rad), um quarto através do ciclo.

Nesse ponto, a força eletromotriz (ε) começa a diminuir, o capacitor descarrega, e a corrente flui no sentido oposto. O sinal negativo indica uma reversão na direção do fluxo da corrente. A voltagem através do capacitor é zero e a corrente atinge um máximo em 180° (π rad), no meio do ciclo. A corrente é mais uma vez máxima nesse instante, porque não existem cargas sobre o capacitor para se opor ao fluxo. Esse é o mesmo momento em que a força eletromotriz (ε) muda de direção e começa a carregar o capacitor novamente. Nesse caso, as polaridades das cargas acumuladas sobre as placas do capacitor são opostas às da primeira metade do ciclo: a placa superior é negativa e a inferior é positiva. A voltagem através do capacitor atinge uma segunda máxima na direção oposta a 270° ($3\pi/2$ rad). A voltagem máxima impede o fluxo de cargas adicionais, e a corrente cessa por uma segunda vez, três quartos através do ciclo. O ciclo é completo quando a força eletromotriz decrescente (ε) descarrega o capacitor em direção a zero e o fluxo de corrente atinge um máximo em 360° (2π rad). Nesse momento, o sistema está no mesmo estado em que estava em ($t = 0$), e o ciclo pode recomeçar. Observe que, em toda a sequência de eventos, a corrente realmente *conduz* a voltagem por 90° (figura 2.16).

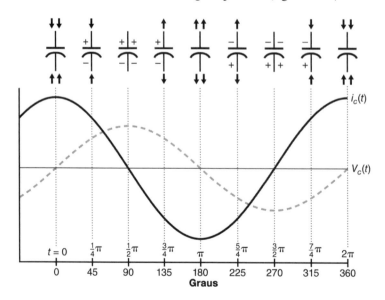

FIGURA 2.16 Um circuito que consiste de uma fonte de corrente alternada e um capacitor. A série de capacitores ilustra a alternância de carga e descarga do capacitor. A corrente (linha cheia) e a voltagem (linha tracejada) são dadas abaixo. Corrente e voltagem estão defasadas ($\phi = 90°$ ou $\pi/2$ rad).

A diferença de potencial sobre o capacitor deve ter a mesma amplitude máxima (V_p) e frequência que a força eletromotriz alternada (ε). Prosseguindo como antes, a diferença de potencial através do capacitor é $V = V_p \sin(\omega t)$. O objetivo aqui é obter uma expressão para a corrente que envolva também voltagem. Realizamos isso usando a relação $V = q/C$ e resolvendo para carga: $q = CV_p \sin(\omega t)$. O fluxo de corrente em função do tempo pode ser obtido diferenciando-se a carga (q) em relação ao tempo:

$$i = \frac{d(CV_p \operatorname{sen}(\omega t))}{dt} = \omega C V_p \cos(\omega t)$$

O fato de a fórmula resultante conter $\cos(\omega t)$ confirma a observação anterior de que a corrente leva voltagem sobre o capacitor por 90° porque $\cos(\omega t) = \sin(\omega t + 90°)$. Além disso, a corrente máxima (i_p) é alcançada quando $\cos(\omega t) = 1$, de modo que a expressão reduz-se a

$$i_p = \omega C V_p$$

Sabendo que $V = iR$ e rearranjando para isolar V_p:

$$V_p = \frac{i_p}{\omega C}$$

Por razões de simetria de notação:

$$R = \frac{1}{\omega C}$$

Um resistor impede o fluxo de corrente e, no processo, dissipa energia (perdas i^2R) na forma de calor. Um capacitor também impede o fluxo de corrente quando cargas se acumulam sobre suas placas, porém não dissipa energia. Pelo contrário, ele *reage* contra mudanças na voltagem por absorver e liberar cargas (energia) dentro do circuito alternadamente. Um novo termo, **capacidade reativa** (X_c), é, portanto, introduzido porque o capacitor não só resiste ao fluxo da corrente como também regula o fluxo de cargas:

$$X_c = \frac{1}{\omega C}$$

A capacitância reativa tem as mesmas unidades da resistência (Ω) e é inversamente proporcional tanto à frequência (ω) da fonte de voltagem quanto à magnitude da capacitância (C). Quando a frequência (ω) da fonte de voltagem aumenta, existe menos tempo por ciclo para a carga se acumular em cima das placas e se opor ao fluxo de corrente. Assim, um capacitor tende a deixar passar altas frequências através do circuito. Em contraste, quando a frequência diminui para $\omega = 0$, ela começa a se assemelhar a uma fonte de CC em que as cargas têm tempo suficiente para acumular-se sobre as placas do capacitor até que o fluxo de corrente finalmente cesse. Nesse caso, baixas frequências são cortadas de um circuito. Um incremento em capacitância (C) permite que um maior número de cargas se acumule nas placas. Mais corrente flui através do circuito antes de ser oposta pelas cargas sobre as placas.

Substituindo-se capacitância reativa (X_c) por resistência (R), a lei de Ohm para CA pode ser reescrita:

$$V = iX_c$$

onde V e i podem ser valores máximos ou quadráticos médios. Essa relação só é válida para as amplitudes máxima e quadrática média, porque voltagem (V) e corrente (i) são quantidades variáveis no tempo em um circuito de CA quando defasadas em algum instante.

PONTOS-CHAVE

Um capacitor impede o fluxo da CA circulante quando cargas se acumulam em suas placas, mas não dissipa energia. Pelo contrário, ele *reage* contra mudanças em voltagem por absorver e liberar cargas (energia) dentro do circuito alternativamente. O termo capacitância reativa (X_c) é introduzido porque não só o capacitor resiste ao fluxo da corrente, mas existe também uma regulação dependente da frequência do fluxo de cargas: $X_c = 1/\omega C$. A capacitância reativa tem as mesmas unidades que a resistência (Ω) e é inversamente proporcional tanto à frequência (ω) da fonte de voltagem quanto à magnitude da capacitância (C).

Impedância

Tanto os resistores quanto os capacitores impedem o fluxo de corrente, mas de maneiras diferentes. Isso significa que resistência é um tipo de impedância e capacitância reativa é outra. Juntas, representam a oposição total ou líquida ao fluxo de corrente denominada **impedância** (**Z**). Quando o interruptor fecha sobre um circuito CA que inclui um resistor e um capacitor, o fluxo de corrente será associado a quedas de voltagem por meio dos dois elementos (figura 2.17a). Quando voltagem e corrente máximas através do resistor têm o mesmo perfil variando no tempo como a força eletromotriz (ε), temos:

$V_R = iR;$

$V_R = Ri_p \text{sen}(\omega t).$

A lei de Ohm para a queda de voltagem através do capacitor é mais complicada, porque voltagem e corrente estão defasadas por $\phi = 90°$. Portanto, a fórmula original é aplicável somente a valores máximos e quadráticos médios. Felizmente, uma vez que o ângulo de fase entre corrente e voltagem é conhecido, as quantidades variando no tempo podem ser alinhadas do modo como segue. A corrente conduz voltagem por 90°, então o avanço pode ser subtraído do perfil de corrente variando no tempo para alinhá-lo com a voltagem:

$$V_c = \frac{1}{\omega C} i_p \, \text{sen}(\omega t - 90°)$$

$$V_c = X_c i_p \, \text{sen}(\omega t - 90°)$$

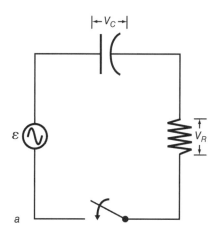
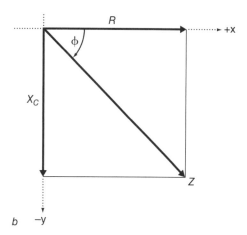

FIGURA 2.17 *(a)* Um circuito que consiste de uma fonte de corrente alternada, um resistor e um capacitor. *(b)* A impedância do circuito (Z) é a soma vetorial da resistência (R) e da capacitância reativa (X_c).

A queda de voltagem total através do circuito é de:

$$V = V_R + V_C = R i_p \sin(\omega t) + X_C i_p \sin(\omega t - 90°)$$

Existe uma maneira geométrica para determinar a oposição total ou líquida ao fluxo de corrente. Resistência e reatância capacitiva podem ser representadas como vetores num sistema de coordenadas x-y (figura 2.17b). A magnitude determina o comprimento do vetor, e o ângulo de fase em relação à corrente determina a direção. Voltagem e corrente estão em fase através de um resistor, assim, o ângulo de fase é 0°. O vetor para resistência, portanto, fica ao longo do eixo x. Contudo, a voltagem fica atrás (atrasa-se 90°) da corrente nas placas do capacitor, então o ângulo de fase é -90°. Utilizando a mesma convenção de sinais que uma rotação negativa no sentido horário, a capacitância reativa é plotada diretamente ao longo do eixo y negativo. A impedância efetiva de um resistor em série com um capacitor é dada, então, pelo Teorema de Pitágoras:

$$Z = \sqrt{R^2 + X_C^2}$$

O ângulo (ϕ) é a constante de fase entre a voltagem aplicada (ε) e a corrente dentro do circuito:

$$\phi = \tan^{-1}\left(\frac{X_C}{R}\right)$$

Frequência de Corte para um Circuito de Corrente Alternada

A oposição líquida ao fluxo de corrente (ou impedância) é um parâmetro consolidado e por vezes referido como resistência CA. Os valores máximos ou quadráticos médios podem ser usados para reescrever a lei de Ohm ($V = iR$) para circuitos CA, como

$$V_p = i_p Z$$

Contudo, a relação só é válida para valores máximos ou quadráticos médios porque as quantidades de voltagem e corrente que variam no tempo em um circuito CA estão defasadas. Essas quantidades podem, contudo, ser ajustadas para a diferença em fase, de modo a obter uma relação variando no tempo. A corrente conduz a voltagem no circuito por 90° devido ao capacitor. O avanço de fase pode ser subtraído da expressão para a corrente a fim de se obter a voltagem através do circuito:

$$V = Zi_p \text{sen}(\omega t - 90°)$$

A expressão para voltagem através do resistor é

$$V_R = Ri_p \text{sen}(\omega t)$$

Substituindo-se por $i_p = V_p / Z$ na voltagem através do resistor,

$$\phi = \tan^{-1}\left(\frac{X_C}{R}\right)$$

Se a impedância do capacitor é pequena em comparação à do resistor, quase toda voltagem no circuito está ao longo do resistor e a mudança de fase é insignificante. Contudo, à medida que a capacitância aumenta, existe menos voltagem através do resistor e o atraso de fase aumenta. Existe uma frequência característica na qual a capacitância reativa e a resistência são iguais. Para determinar a voltagem nessa frequência, simplifique a expressão para V_R dividindo os termos por R, sabendo que $X_c = R$:

$$V_R = \frac{R}{\sqrt{R^2 + X_C^2}} V_p \text{sen}(\omega t)$$

$$V_R = \frac{1}{\sqrt{2}} V_p \text{sen}(\omega t)$$

A voltagem através do resistor diminuiu para

$$V_R = 0{,}707 \times V_p \text{sen}(\omega t)$$

O atraso de fase aumentou para

$$\phi = \tan^{-1}\left(\frac{X_c}{R}\right) = \tan^{-1}(1) = 45°$$

A frequência na qual $X_c = R$ é chamada frequência de corte (f_c), e é dada por:

$$R = X_c = \frac{1}{2\pi f_c C}$$

$$f_c = \frac{1}{2\pi RC}$$

Observe que a frequência foi convertida em hertz. A importância da redução de 0,707 na amplitude da voltagem está baseada na frequência de corte, e reaparecerá em discussões posteriores sobre processamento de sinal.

PONTOS-CHAVE

A frequência de corte para um circuito de CA é a frequência característica na qual a capacitância reativa e a resistência são iguais ($X_C = R$). A voltagem através do resistor a essa frequência foi reduzida a $V_R = 0,707 \times V_p \text{sen}(\omega t)$. A frequência de corte (f_c) é dada por $fc = 1/2\pi RC$, onde a frequência (f_c) foi convertida de radianos para hertz.

Para Ler Mais

Brown, W.F. 1984. *The physiological and technical basis of electromyography*. Boston: Butterworths.

Dumitru, D. 2000. Physiologic basis of potentials recorded in electromyography. *Muscle & Nerve* 23: 1667-1685.

Geddes, L.A., and L.E. Baker. 1968. *Principles of biomedical instrumentation*. New York: Wiley.

Katz, B. 1966. *Nerve, muscle, and synapse*. New York: McGraw-Hill.

Loeb, G.E., and C. Gans. 1986. *Electromyography for experimentalists*. Chicago: University of Chicago Press.

capítulo 3

Instrumentação EMG

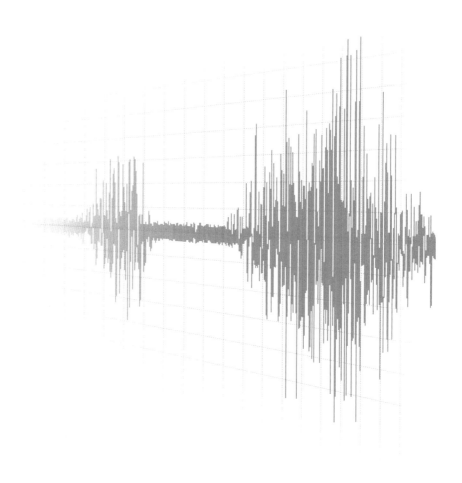

O tempo significativo investido em se obter uma forte fundamentação em eletricidade será recompensado por uma compreensão mais profunda da instrumentação de EMG, que é mais bem compreendida da perspectiva dos circuitos elétricos. Uma típica instalação experimental de EMG é ilustrada na figura 3.1. Além disso, os sinais de EMG dos eletrodos de superfície são enviados a um amplificador que aumenta a magnitude do sinal, de modo que este possa ser digitalizado com alta fidelidade pela placa de conversão analógico-digital instalada em um computador. Mensurações mecânicas adicionais podem ou não ser obtidas simultaneamente. Neste capítulo, será possível rever os princípios básicos de cada um desses componentes de instrumentação EMG.

Eletrodos

Existem dois tipos básicos de eletrodos: os de superfície e os invasivos. Os eletrodos de superfície são colocados em cima da pele, diretamente sobre o músculo, ao passo que os eletrodos invasivos são inseridos através da pele diretamente no músculo. Ambos os tipos são feitos de metais condutores e executam a mesma função.

Os eletrodos convertem o potencial elétrico gerado pelo músculo num sinal elétrico que é conduzido por meio de fios ao amplificador, em um processo denominado **transdução de sinal**. A maioria dos eletrodos de superfície requer o uso de um gel eletrolítico antes ser aplicado à pele. O potencial de ação da fibra muscular gera correntes extracelulares que se estendem da membrana ao eletrodo na superfície da pele. À medida que o dipolo se propaga ao longo da fibra muscular, correntes fluem pelos fluidos extracelulares e dão origem a gradientes de potencial (esse conceito foi introduzido no capítulo anterior).

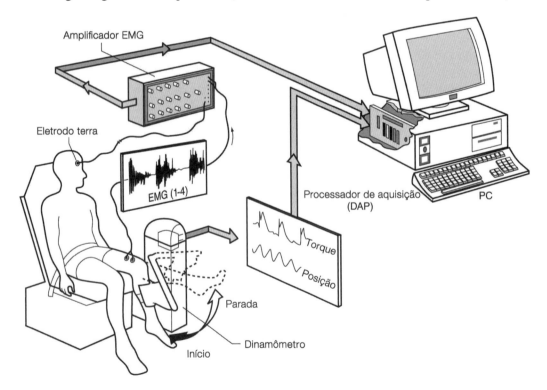

FIGURA 3.1 Componentes essenciais de um sistema de aquisição de dados analógico-digital em EMG. Eletrodos são colocados tanto na superfície quanto no interior do músculo para registros invasivos. O sinal EMG é enviado a um amplificador, que filtra e aumenta a magnitude do sinal antes de ele ser enviado à placa de conversão analógico-digital instalada num computador. Um sinal mecânico, como força ou posição, muitas vezes é registrado simultaneamente.

Reproduzido de *Journal of Electromyography and Kinesiology* 4 (3), S. Karlsson. B.E. Erlandson e B. Gerdle, "A personal computer-based system for real-time analysis of surface EMG signals during static and dynamic contractions", p. 11, © 1994, com permissão da editora Elsevier.

As mudanças do gradiente de potencial associadas ao dipolo de propagação resultam em correntes elétricas nos cabos-eletrodo (*electrode leads*) pela condutância capacitiva através da *interface metal-eletrólito* nos contatos do eletrodo. As minúsculas correntes nos cabos-eletrodo são, dessa forma, detectadas pelo amplificador e aumentadas a uma magnitude grande o suficiente para ser registrada. Portanto, o eletrodo é um dispositivo que converte potenciais iônicos gerados pelos músculos em potenciais eletrônicos que podem ser medidos por um amplificador (Loeb e Gans, 1986).

Interface Eletrodo-Eletrólito

Eletrodos de superfície são feitos de materiais condutores que podem variar de banhados de metais preciosos (isto é, ouro ou prata) ao simples aço inoxidável. Antes de o eletrodo ser aplicado à pele, ela é ligeiramente friccionada para remover óleos e camadas de pele morta, que contêm somente níveis baixos dos eletrólitos necessários à condução. Um gel eletrolítico é aplicado à superfície do eletrodo e esfregado na pele para que seja absorvido pelo estrato mucoso e faça contato com a derme, onde pode servir para diminuir a resistência de registro (R_s) através da pele (Tam e Webster, 1977) (figura 3.2). Isso é denominado *interface eletrodo-eletrólito*.

Quando o metal entra em contato com o gel eletrolítico, existem dois eventos eletroquímicos críticos que determinam as propriedades de registro dos eletrodos de superfície. Primeiro, o próprio metal atrai íons do gel eletrolítico. O tipo de íon (positivo ou negativo) que é atraído depende da eletroquímica específica ao metal e ao gel eletrolítico. O resultado é um aumento localizado da concentração de um tipo de íon na superfície do eletrodo. Íons opostamente carregados se alinham em relação à superfície do eletrodo, mas ligeiramente mais distantes, de modo que exista um pequeno espaço dentro do gel eletrolítico, perto da superfície do eletrodo, que possua uma carga neutra. Há uma tendência de o metal descarregar íons no gel eletrolítico, deixando para trás um excesso de elétrons livres no metal. Esse é o mesmo processo da corrosão. O tipo de íon que é descarregado no eletrólito é a fonte da atração original do eletrólito para a superfície do metal. Juntas, as duas interações eletroquímicas dão origem a uma *camada dipolar* de carga na interface eletrodo-eletrólito, que se comporta como um capacitor (*C*). A camada dipolar é a fonte de impedância de entrada para o sinal EMG do músculo para o eletrodo. É importante compreender que esses mesmos eventos ocorrem com eletrodos invasivos. No caso destes, a solução eletrolítica é o fluido do tecido (Cooper, 1963; Misulis, 1989).

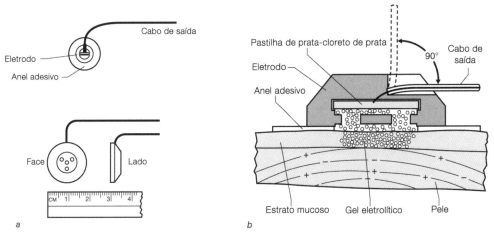

FIGURA 3.2 Superfície (flutuante) do eletrodo. (*a*) As dimensões de um típico eletrodo de superfície circular e (*b*) a interface pele-eletrodo.

Ilustrações por cortesia da Beckman Coulter. Todos os direitos reservados.

As interfaces pele, gel e eletrodo funcionam como um sistema físico complexo que altera o sinal EMG de formas deterministas. As propriedades de registro para um único eletrodo podem ser modeladas de forma bastante adequada, como um circuito equivalente (figura 3.3). A maior parte da resistência do gel eletrolítico (R_s) está em série com os efeitos capacitivos da superfície dipolar do eletrólito na superfície do eletrodo (C_e). Existe um resistor adicional em paralelo para denotar a resistência da reação química (energias de ativação) que move a carga à interface (R_f) (Cooper, 1963; Misulis, 1989). A aplicação mais simples do circuito equivalente pode ser vista por meio das mudanças na área de superfície do eletrodo. Uma diminuição em sua área de superfície resultará num aumento em resistência (R_s), e também em uma diminuição na sua capacitância (C_e). O resultado global é um aumento na impedância do eletrodo. O oposto é verdadeiro para um aumento na área de superfície do eletrodo.

As propriedades físicas dos eletrodos têm sérias consequências para a detecção da atividade muscular, visto que podem induzir uma queda de voltagem dependente da frequência, o que significa que podem mudar o conteúdo de amplitude e a frequência do sinal EMG. Dessa forma, os eletrodos podem também atuar como um filtro (Geddes et al., 1967). Pode-se apreciar melhor as propriedades de filtragem dos eletrodos compreendendo que seu equivalente de circuito é muito semelhante aos filtros analógicos descritos no tópico "Características do Amplificador" (p. 72). Por causa do grande número de eletrodos de superfície disponíveis comercialmente, não existe geometria de superfície de registro padronizada. É uma boa prática informar a geometria do eletrodo, a partir da qual o leitor pode calcular a área de superfície de registro, já que ela tem um impacto sobre o sinal EMG observado. Desde que a área de superfície seja equivalente, não existe diferença funcional nas características de registro elétrico entre eletrodos quadrados e circulares (Jonas et al., 1999).

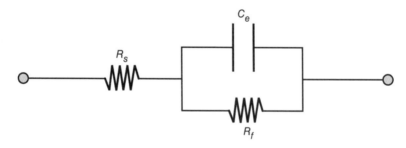

FIGURA 3.3 Circuito equivalente para um único eletrodo. O circuito equivalente é composto da maior parte da resistência do gel eletrolítico (R_s), dos efeitos capacitivos da superfície dipolar do eletrólito na superfície do eletrodo (C_e) e da resistência da reação química (energias de ativação) que move a carga à interface (R_f). Quanto maior a energia de ativação necessária para que a reação química ocorra, maior a resistência à transdução de sinal.

PONTOS-CHAVE

Eletrodos convertem o potencial elétrico gerado pelo músculo num sinal elétrico que é conduzido por meio de fios ao amplificador, em um processo denominado transdução de sinal. As mudanças do gradiente de potencial associadas ao dipolo de propagação resultam em correntes elétricas nos cabos-eletrodo, via condutância capacitiva, por meio da interface metal-eletrólito com os contatos do eletrodo.

Potencial de Meia-Célula

Quando a reação eletroquímica entre o metal e o eletrólito se estabiliza (isto é, atinge o equilíbrio), uma diferença de potencial é estabelecida pela camada dipolar. O gel eletrolítico do lado de fora da superfície do eletrodo logo atinge um potencial diferente do resto do meio circundante. A diferença de potencial entre o eletrólito na superfície do eletrodo e o meio circundante é chamada de **potencial de meia-célula** (Cooper, 1963; Misulis, 1989).

O potencial de meia-célula de um único eletrodo resulta num *offset* de corrente contínua (CC) no sinal biológico. Entretanto, esse *offset* de CC deve ser parte do **sinal de modo comum**, e será cancelado se dois eletrodos forem usados. Qualquer coisa que desestabilize a reação eletroquímica entre o metal e o eletrólito pode resultar em mudanças irregulares no potencial de meia-célula (Huigen et al. 2002). Isso seria observado como mudanças de potencial provenientes do próprio eletrodo (ruído) na ausência de qualquer sinal biológico. Eletrodos de superfície utilizados em EMG são frequentemente revestidos com prata-cloreto de prata (Ag-AgCl). Esses eletrodos são tipicamente usados com um gel eletrolítico que contém cloreto de sódio ou cloreto de potássio (NaCl ou KCl, respectivamente). A eletroquímica entre a superfície metálica Ag-AgCl e o eletrólito é altamente estável (Cooper, 1963; Misulis 1989), mas existem exceções: (1) contrações musculares repetidas podem mudar as concentrações iônicas do gel eletrolítico devido à transpiração, e (2) a temperatura do gel eletrolítico pode aumentar por causa da produção de calor metabólico do músculo. A eletroquímica entre o Ag-AgCl e o gel eletrolítico torna-se, então, instável. Esses são fatores importantes a serem considerados quando se interpreta mudanças no sinal EMG associadas com contrações repetidas (Bell, 1993).

PONTOS-CHAVE

A reação eletroquímica entre o gel eletrolítico e a superfície de metal do eletrodo cria uma camada dipolar, na qual o gel sobre a superfície do eletrodo atinge uma diferença de potencial com relação ao meio circundante.

Tipos de Eletrodo

Registros de superfície e invasivos são as duas maneiras básicas de registrar a atividade elétrica muscular (figura 3.4). As duas metodologias são associadas com diferentes tipos de eletrodos de registro, cada um com suas vantagens e desvantagens. A atividade elétrica muscular pode ser registrada usando-se uma configuração monopolar ou bipolar de eletrodo tanto para os métodos de superfície como para os invasivos.

Eletrodos de Superfície

Antigamente, os eletrodos de superfície eram constituídos de uma simples placa de metal condutivo quadrada ou circular (figura 3.4*a*). Uma fina camada de gel eletrolítico era aplicada sobre a placa e ela era fixada à pele com fita adesiva. Eletrodos de placa eram suscetíveis a *artefato de movimento*. Artefato de movimento é uma perturbação mecânica que muda a espessura da fina película do eletrólito entre a placa de metal e a pele durante a contração muscular. A distribuição da carga dentro do gel eletrolítico é momentaneamente alterada até o potencial de meia-célula e a impedância de entrada recuperarem o equilíbrio (Ödman e Öberg, 1982). Eletrodos de placa simples podem ser mais problemáticos do que outros *designs*, mas ainda podem ser utilizados efetivamente se o gel eletrolítico for aplicado moderadamente e, em seguida, o eletrodo for bem preso à superfície da pele com fita adesiva.

Uma maneira mais efetiva de minimizar o artefato de movimento é por meio da eliminação do contato direto entre a superfície do metal e a pele. Assim, uma característica de projeto comum dos eletrodos de superfície mais comerciais inclui uma superfície de registro que é embutida, afastada da pele. A segunda função importante do gel eletrolítico é, então, manter um caminho condutivo entre a superfície do metal e a pele, formando uma *ponte eletrolítica*. Uma mudança na orientação da superfície do metal relativa à pele não é um problema, desde que a ponte eletrolítica seja mantida. Esse tipo de eletrodo também é referido como **eletrodo flutuante**. A superfície de registro do metal é geralmente encaixada dentro de uma caixa de plástico, e a unidade toda está ligada à superfície da pele por anéis adesivos dupla-face (Geddes e Baker, 1968) (figura 3.2, p. 57). O eletrodo flutuante pertence à classe geral dos chamados **eletrodos passivos**, pois não existem eletrônicos adicionais associados com a unidade em si. O gel eletrolítico é o único mecanismo de transdução de sinal.

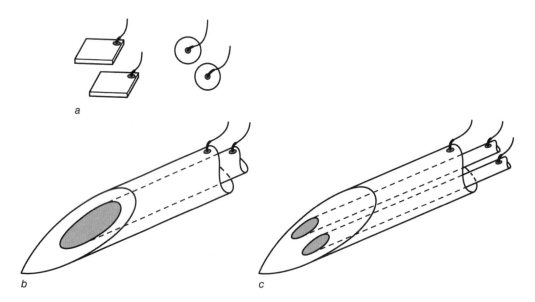

FIGURA 3.4 *(a)* Eletrodos de superfície metálica em forma quadrada e circular, *(b)* concêntricos, e *(c)* eletrodos bipolares tipo agulha. Os fios para os eletrodos de superfície correspondem a G1 e G2, com o fio terra não mostrado. Por sua vez, o fio central para o eletrodo concêntrico corresponde a G1, e o fio ligado à cânula é G2, com o fio terra não mostrado. O eletrodo bipolar tipo agulha tem conexões G1 e G2 diretas, com o fio terra conectado à cânula.

Reproduzido de J. Goodgold e Eberstein A., 1978, *Electrodiagnosis of neuromuscular disease*, 2. ed. (Baltimore: Williams & Wilkins), p. 55. Usado com permissão do Dr. Goodgold.

Os **eletrodos ativos** incorporam um pré-amplificador dentro da pequena caixa que abriga a superfície metálica de gravação. Esta, então, faz contato direto com a pele. A magnitude do sinal EMG é aumentada "na" superfície da pele por um fator de 10 ou mais antes que seja transmitido por meio dos cabos-eletrodo à principal unidade amplificadora. Como a pele é completamente limpa, de modo que os eletrólitos naturais presentes na derme possam conduzir o sinal, o gel eletrolítico não é necessário para facilitar a transdução de sinal. A complexa interação eletroquímica entre a superfície metálica de registro e o gel eletrolítico é eliminada (Roy et al., 2007). Contudo, a vantagem adicional dos eletrodos ativos é que a força do sinal EMG resultante é grande em comparação ao ruído ambiental do entorno (Johnson et al., 1977). Tamanho e configuração dos eletrodos ativos são, por necessidade, fixos para acomodar as dimensões físicas da unidade pré-amplificadora. Eletrodos ativos são, portanto, mais restritivos do que eletrodos passivos no que diz respeito ao tamanho e à localização do músculo que pode ser registrado.

A vantagem geral de todos os eletrodos de superfície é que eles são não invasivos e fáceis de aplicar. Seu uso é, contudo, limitado aos músculos superficiais, que são grandes o suficiente para suportar a montagem do eletrodo sobre a superfície da pele. É difícil isolar a atividade de apenas um músculo utilizando a detecção EMG de superfície. Todo o membro pode ser visto como um volume de tecido condutivo. A atividade elétrica dos músculos em qualquer lugar dentro do volume do membro pode ser conduzida pelo tecido interveniente para alcançar o eletrodo a alguma distância sobre a superfície da pele (Dumitru e King, 1992). Potenciais conduzidos por volume de músculos não relacionados que são "misturados" ao sinal de interesse são chamados de **diafonia** (Farina et al. 2002). A diafonia é particularmente problemática para os músculos menores dentro de um arranjo mecânico complexo, como o antebraço (Mogk e Keir, 2003).

Eletrodos Invasivos

A atividade elétrica pode ser registrada usando uma única agulha ou dois fios implantados dentro do músculo. O eletrodo tipo agulha é usado em ambientes clínicos e de pesquisa em que os pacientes ou participantes realizam contrações musculares estáticas e a atividade de unidades motoras individuais é o foco do estudo eletrofisiológico. Eletrodos de fio também são seletivos o suficiente para registrar a atividade de unidades motoras individuais. Contudo, uma vez que os fios podem ser ancorados dentro do músculo, eles são geralmente utilizados para gravar o padrão de interferência de músculos profundos, normalmente não acessíveis por eletrodos de superfície durante contrações dinâmicas.

É importante usar luvas estéreis e garantir que o local de inserção tenha sido cuidadosamente esterilizado com algodão embebido em álcool ou iodo, de modo a minimizar uma potencial infecção. Também é prática comum recomendar aos participantes do estudo que se abstenham da ingestão de aspirina 48h antes de um estudo eletromiográfico invasivo para minimizar a formação de um hematoma no local da inserção. Já estão disponíveis comercialmente agulha estéril e eletrodos de fio fino descartáveis. Se agulhas reutilizáveis ou eletrodos de fio fino "caseiros" forem utilizados, os métodos de esterilização devem obedecer a todos os regulamentos de saúde e segurança regionais. Também pode haver regulamentos locais concernentes às qualificações de indivíduos que realizem qualquer procedimento com agulhas. É importante tornar-se familiarizado com as diretrizes institucionais para exposição a patógenos do sangue por meio de perfuração inadvertida de agulha e com o descarte seguro das agulhas usadas. Uma discussão dessas questões está além do escopo deste livro.

Eletrodos de agulha Os eletrodos de agulha são usados para detectar potenciais de ação de unidade motora (PAUMs). O tamanho de agulha usado (23-28 gauges) depende do número de fios de registro que passam pelo centro da cânula. O fio (geralmente de aço inoxidável, platina, nicromo ou prata) é tipicamente de 25 e 100 μm de diâmetro e emerge da ponta da agulha fluindo com o bisel (15-20°). A superfície de registro é isolada a partir do centro da cânula. Eletrodos concêntricos são frequentemente utilizados para registros de neurodiagnósticos clínicos (Daube, 1991). O termo *agulha concêntrica* é usado porque uma vista superior da ponta do fio (superfície de registro) e do bisel da agulha mostra anéis concêntricos (figura 3.4*b*). Se um único fio é usado para uma configuração monopolar, ele é a superfície de registro ativa (G1), e a cânula é a referência (G2). Um eletrodo de terra separado deve ser colocado sobre a pele e conectado ao amplificador. Dois fios colocados lado a lado são usados para uma **configuração bipolar**, e assim a cânula funciona como o terra (figura 3.4*c*). Uma agulha mais especializada existe: ela incorpora uma pequena abertura lateral sobre a cânula da qual quatro fios (*quadrifilar*) são expostos (figura 3.5). Os fios são conectados para produzir três conjuntos de registros bipolares com a cânula como o terra. Cada registro bipolar corresponde a uma visão única do mesmo PAUM para aumentar a precisão de identificação dos PAUMs individuais. Potenciais de ação de unidade motora tendem a parecer semelhantes em um canal bipolar, mas não existem dois PAUMs semelhantes em todos os três canais. O eletrodo quadrifilar é um importante avanço tecnológico, já que PAUMs indevidamente identificados contribuem para resultados errôneos em relação às características do comportamento de descarga da unidade motora (Mambrito e De Luca, 1984; Kamen et al., 1995; Akaboshi et al., 2000).

A pequena área de superfície e a curta distância intereletrodos (50-200 μm) torna os eletrodos de agulha ideais para detectar potenciais de um volume de tecido muito limitado (Andreassen e Rosenfalck, 1978; Nandedkar et al., 1985). Contudo, a agulha deve ser deslocada ou retirada e reintroduzida várias vezes em outros compartimentos para se obter mais atividade representativa de todo o músculo (Podnar, 2004; Podnar e Mrkaić, 2003).

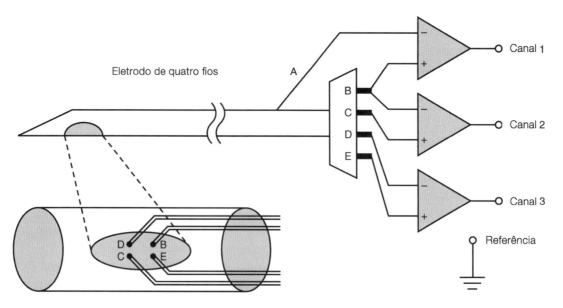

FIGURA 3.5 Eletrodo de agulha quadrifilar. Quatro fios passam pelo centro da cânula emergem de uma abertura lateral e são dispostos num arranjo quadrado. Os quatro fios produzem três canais de detecção bipolares. A cânula também serve como fio terra.

A agulha é geralmente segurada com as mãos para manter sua posição, embora isso possa ser assegurado fixando a agulha na pele. Em ambos os casos, os eletrodos de agulha são suscetíveis ao movimento, e deve-se tomar cuidado quando são usados para contrações dinâmicas.

Mais treinamento é significativamente necessário para o uso proficiente de eletrodos de agulha *versus* os de superfície. Embora sejam ideais para registrar a atividade da musculatura profunda, a correta colocação exige conhecimento detalhado da anatomia musculoesquelética. O eletrodo de agulha pode ser acoplado a um monitor de áudio para que o investigador possa ouvir os sons associados às gravações do eletrodo. À medida que a agulha se move pela fáscia, existe pouco ou nenhum som, pois as superfícies de registro estão muito distantes de qualquer fibra muscular ativa. A agulha, então, depara-se com uma ligeira resistência até que um "estalo" é sentido quando ela passa através da fáscia para dentro do músculo. Uma contração leve do músculo-alvo em cerca de 10% do esforço máximo é útil para deterrninar a localização da agulha em relação a uma unidade motora (UM). O disparo de unidades motoras distantes produzirá um som baixo "abafado". A progressão da agulha mais perto de uma unidade motora resultará num ruído de tique-taque agudo. Se a força da contração é aumentada enquanto a agulha permanece na mesma posição, a taxa de tique-taque irá aumentar e padrões rítmicos distintos evoluem indicando o recrutamento de unidades motoras adicionais. A vantagem do eletrodo de agulha é que ele pode ser reposicionado mais perto da unidade motora para obter registros com a mais alta qualidade a partir da ajuda do *feedback* de áudio (Daube, 1991; Barkhaus e Nandedkar, 1996; Okajima et al., 2000).

Eletrodos de Fio Os eletrodos de fio, às vezes chamados *eletrodos de arame fino*, são tipicamente usados numa configuração bipolar. Um fio isolado (50 µm) é rosqueado através de uma agulha hipodérmica de 27 gauges de modo que um pequeno laço seja formado quando ele emergir do bisel (figura 3.6). Cerca de 4 mm de isolamento no meio do fio são removidos por decapagem com uma faca afiada antes de sua inserção dentro da agulha, ou ele pode também ser cauterizado com uma chama de álcool ou um fósforo após o laço ter sido formado. O isolamento também deve ser removido das pontas do fio que saem do concentrador (*hub*), para que elas possam ser conectadas ao amplificador. Um sistema de molas é bastante útil para esse fim (Basmajian et al., 1966).

O laço é, então, cortado, e os fios são aparados para deixar uma superfície de registro de 2 mm no extremo distal. Na sequência, os fios são espaçados igualmente e rebatidos para formar ganchos, que descansam no bisel. Esses ganchos ancoram os fios ao músculo quando a agulha é recolhida. É necessário espaçar igualmente os fios para uma margem de segurança maior do que o comprimento da superfície de registro exposta, a fim de evitar contato entre as pontas expostas, o que causaria um curto-circuito no eletrodo (Basmajian e Stecko, 1963). Existe o risco de que os fios possam ainda causar um curto depois de inseridos no músculo. Consequentemente, cada fio pode ser inserido de forma separada, para que eles não entrem em curto tocando um no outro. Uma agulha de registro também pode ser acoplada a um monitor de áudio para facilitar a inserção de cada fio na profundidade correta (Gabriel et al., 2004). Depois da implantação, os fios são fixados à superfície da pele, permitindo o alívio da tensão para que não sejam retirados acidentalmente durante a sessão de teste.

Se comparados aos eletrodos de agulha, os eletrodos de fio fino de EMG têm vantagens e desvantagens. Uma vez que os fios tenham sido implantados, não podem ser reinseridos numa área diferente do músculo. Os fios podem apenas ser recolhidos até certo ponto, de modo a obter um local de melhor registro. Caso contrário, um novo eletrodo de fio fino deve ser inserido. Por outro lado, como o fio preso está incorporado ao músculo, ele é menos suscetível ao movimento do que o eletrodo de agulha, o que torna mais fácil detectar atividade muscular durante contrações dinâmicas. Eletrodos de fio fino são capazes de detectar PAUMs individuais, mas não no mesmo grau que eletrodos com uma área de registro menor. A área de superfície e a distância intereletrodo maiores entre os fios resultam em menos registros seletivos.

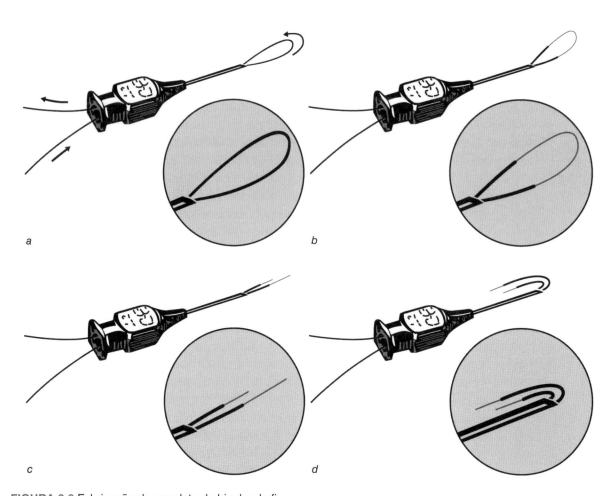

FIGURA 3.6 Fabricação de um eletrodo bipolar de fio.

Reproduzido com permissão, de J.V. Basmajian e G. Stecko, 1963, "A new bipolar electrode for electromiography", *Journal of Applied Physiology* 17: 849.

Registros muito seletivos que permitem a identificação acurada de PAUMs individuais podem ser obtidos com eletrodos de fio que têm uma pequena área de registro. Pode-se fazer esses eletrodos seletivos usando uma faca afiada para cortar o fio num ângulo de 90° à superfície. Assim, a área de registro é reduzida para a área de secção transversal do fio (Rich e Cafarelli, 2000; Forsman et al., 2001; Westad et al., 2003). Contudo, o uso mais frequente e apropriado da EMG de fio fino é para registrar o padrão de interferência da musculatura profunda (An et al., 1983; Funk et al., 1987; Kaufman et al., 1991; Jacobsen et al., 1995). Para os registros de fio fino e de agulha, é importante situar o eletrodo em direção ao meio do compartimento, quando registros próximos da borda podem ser contaminados por diafonia (English e Weeks, 1989). A invasividade de se inserir uma agulha no músculo, bem como a dor associada, é muitas vezes citada como uma grande desvantagem dos eletrodos invasivos. Se a agulha é colocada próxima a uma área densa de placas motoras terminais, o sujeito certamente reclamará de uma dolorosa sensação dentro do músculo. Todavia, é fácil aliviar a dor redirecionando a agulha para outra área do músculo. O desconforto pode ser minimizado com pequenos (0,5-1,0 mm) movimentos da agulha nos momentos em que ela é redirecionada para obter os melhores registros da unidade motora (Strommen e Daube, 2001).

PONTOS-CHAVE

Existem dois tipos de eletrodos de superfície: (1) os eletrodos passivos que não contêm eletrônicos adicionais associados à unidade, com o gel eletrolítico como único mecanismo de transdução de sinal, e (2) os eletrodos ativos que também incorporam um pré-amplificador dentro da pequena caixa que abriga a superfície metálica de registro. Os eletrodos invasivos registram a atividade elétrica muscular usando uma única agulha ou dois fios implantados dentro do músculo.

Filtragem de Tecido

A propagação de correntes elétricas pelo tecido muscular depende da frequência. Quando a frequência do sinal aumenta, um rápido declínio na amplitude é detectado na superfície de registro do eletrodo. Como existe atenuação progressiva da amplitude de sinais de alta frequência, o tecido muscular é categorizado como um **filtro passa-baixas**, isto é, o tecido muscular permite que sinais EMG de baixa frequência passem por ele "relativamente" inalterados, mas distorce os sinais de alta frequência. A relação entre a frequência de sinal e a quantidade de atenuação também depende da distância. Um eletrodo colocado mais afastado de fibras ativas tem uma amplitude de sinal inicial mais baixa e uma maior atenuação de alta frequência. O tecido muscular também é anisotrópico: a impedância ao fluxo radial de corrente é aproximadamente cinco vezes maior do que para o fluxo axial de corrente na direção das fibras musculares. A anisotropia muscular decorre primariamente de um arranjo paralelo das fibras musculares (Lindström e Magnusson, 1977; Andreassen e Rosenfalck, 1978; Nandedkar et al., 1984; Gielen et al., 1984).

A filtragem de tecido tem significância prática porque a amplitude e o conteúdo de frequência dos sinais EMG de superfície são extremamente reduzidos se comparados àqueles com sinais invasivos. Contudo, a anisotropia do tecido significa que a amplitude do EMG invasiva é altamente dependente do fato de o eletrodo estar orientado paralela ou perpendicularmente às fibras musculares. Em geral, o único fator maior que rege a amplitude da EMG invasiva é a distância das fibras ativas (Andreassen e Rosenfalck, 1978).

PONTOS-CHAVE

O sinal registrado na superfície da pele é mais baixo em amplitude e frequência do que o registrado com eletrodos invasivos porque o tecido muscular tem propriedades filtrantes passa-baixas.

Configuração do Eletrodo

A configuração do eletrodo para EMG de superfície refere-se ao número de superfícies de registro e sua disposição em relação ao músculo, ao tendão e às superfícies ósseas. As duas configurações de eletrodo mais comuns para os eletrodos de superfície e de agulha são os arranjos mono e bipolar. Em ambos os casos, existem duas superfícies de detecção e um eletrodo de terra. Configurações de eletrodo mais complicadas podem ser vistas como uma extensão natural do caso bipolar.

Registros Monopolares

Os três eletrodos seguintes são usados para uma **configuração monopolar**: o primeiro eletrodo é a superfície de registro ativa (G1), o segundo é a referência (G2) – que é usada para determinar uma diferença de potencial – e o terceiro é o **terra**. O eletrodo ativo (G1) é colocado sobre o músculo, o referência (G2) é colocado sobre uma locação eletricamente neutra como um tendão, e o terra é colocado sobre uma superfície óssea distante de G1 e G2. Se potenciais evocados estão sendo registrados, o terra está usualmente entre o estimulador e o G1. Eletrodos nessa configuração são referidos como monopolares, porque somente um é usado para registrar a atividade muscular. Os termos G1 e G2 são um remanescente dos primórdios da eletrofisiologia, quando se referiam aos *grids* 1 e 2 dos amplificadores de tubo a vácuo que resultavam em saídas positivas e negativas, respectivamente (Lagerlund, 1996). Contudo, os termos G1 e G2 ainda são utilizados em laboratórios clínicos de EMG e servem como ponto de referência padrão para descrever a colocação e a polaridade do eletrodo (Calder et al. 2005).

O músculo contém áreas com densas coleções de placas motoras terminais. Essas áreas podem ser identificadas como pontos focais na superfície da pele em que a mais baixa estimulação elétrica possível produzirá uma contração muscular mínima. Assim cada área identificada é definida como um **ponto motor** (Walthard e Tchicaloff, 1971). O ponto motor é frequentemente confundido com a *zona de inervação* que surge pela ramificação das placas motoras terminais dentro de uma área bem definida. A zona de inervação é uma pequena região ou faixa de tecido muscular onde os PAUMs se originam e, então, se propagam bidirecionalmente para cada tendão. O mesmo é verdadeiro para os pontos motores, que podem também estar situados dentro da zona de inervação (Masuda e Sadoyama, 1987). Idealmente, as zonas de inervação devem ser eletricamente identificadas antes dos eletrodos serem aplicados. Uma alternativa é usar um quadro de referência anatômica que descreve a localização dos pontos motores (Walthard e Tchicaloff, 1971).

O potencial de ação muscular composto (PAMC) é preferencialmente registrado usando-se uma configuração monopolar com o eletrodo ativo diretamente sobre o ponto motor eletricamente identificado. Isso se dá por duas razões. Se a latência do PAMC é necessária para calcular a velocidade de condução nervosa motora, então o ponto motor será o primeiro sítio de despolarização. A latência do PAMC registrada em qualquer outra posição que o ponto motor irá incluir o tempo para os potenciais de ação viajarem ao longo das fibras musculares a fim de alcançarem o eletrodo. Medidas de área PAMC, amplitude e duração são também utilizadas para traçar a progressão de desordens neuromusculares; e o verdadeiro perfil da forma do sinal é alterado quando trafega pelas fibras musculares para alcançar o eletrodo. Existem dois mecanismos prováveis: (1) uma membrana muscular normalmente vazada e (2) uma diminuição no diâmetro da fibra muscular em direção ao tendão (Kleinpenning et al., 1990). Registros monopolares com o eletrodo G1 colocado sobre o ponto motor permitem potenciais evocados de alta qualidade e livres de distorções. A principal desvantagem da configuração monopolar é que ela não tira pleno partido do projeto do amplificador diferencial para reduzir ruídos indesejados nas gravações de EMG. Portanto, deve-se tomar muito cuidado para assegurar que a sala de teste seja isolada e relativamente livre de interferências elétricas indesejáveis.

É importante ter em mente, ao ler a literatura, que a polaridade das fases registradas do PAMC depende do fato de o eletrodo G1 ou G2 ser colocado sobre a zona de inervação. Se G1 é colocado sobre a zona de inervação, a fase negativa (despolarização) aparecerá abaixo da linha de base (zero) isoelétrica. A polaridade será revertida se G2 for colocado na zona de inervação. Para aumentar a confusão, a maneira convencional de exibir formas de onda em eletrofisiologia clínica é a parte negativa do sinal sendo mostrada acima da linha isoelétrica.

Registros Bipolares

Registros bipolares são definidos de forma semelhante para EMG de superfície e invasiva. Uma configuração bipolar possui dois eletrodos G1 e G2 colocados sobre o músculo. Os sinais desses eletrodos são transmitidos a um amplificador que inverte a entrada G2. O terra é colocado em um local neutro, como uma proeminência óssea, geralmente perto de G1 e G2. Essa configuração básica tira o máximo partido do circuito amplificador que é projetado para minimizar sinais de interferência indesejada dos campos eletromagnéticos no ambiente circundante. O amplificador alcança isso subtraindo G2 de G1. Os detalhes são apresentados na seção sobre amplificadores. Nela, analisaremos as características de registro fundamentais dos eletrodos bipolares.

PONTOS-CHAVE

Ambos os eletrodos de superfície e invasivos podem ser arranjados em configuração monopolar ou bipolar. Existe uma superfície de detecção ativa para uma configuração monopolar e duas superfícies de detecção ativa para uma configuração bipolar.

Distância Intereletrodo

A discussão a seguir supõe que G1 e G2 são definidos similarmente para eletrodos invasivos e de superfície. Presume-se também que o potencial de ação da fibra muscular (PAFM) e o PAUM registrados por um eletrodo invasivo possuam a mesma forma básica que o PAMC registrado por um eletrodo de superfície, exceto que o último é maior em amplitude e mais longo em duração. A distância intereletrodos para eletrodos bipolares invasivos e de superfície é uma consideração importante, pois afeta tanto a amplitude quanto o conteúdo de frequência do sinal EMG.

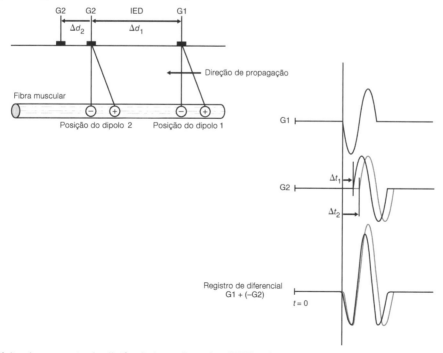

FIGURA 3.7 Efeito do aumento da distância intereletrodos (DIE) sobre o potencial de ação da fibra muscular (PAFM) gravado por eletrodos bipolares, G1 e G2. Quando a distância intereletrodos aumenta, o tempo para o PAFM viajar de G1 a G2 aumenta. O registro de diferencial resultante [G1 + (−G2)] é um PAFM mais longo em duração e maior em amplitude.

A figura 3.7 ilustra duas diferentes distâncias intereletrodos e os sinais EMG resultantes. Recorde que o PAFM, o PAUM ou o PAMC podem ser representados como um dipolo viajante. O dipolo passa debaixo de G1 primeiro e a fase negativa (despolarização) está abaixo da linha de base. Em seguida, ele se propaga pelas fibras musculares até G2, onde o sinal é invertido. O sinal que passa por baixo dos dois eletrodos é bifásico, mas a sua somatória [G1 + (-G2)] é trifásica. Registros bipolares introduzem fases adicionais que se traduzem em componentes de maior frequência no sinal EMG que seria obtido com registro monopolar. Reposicionar G2 mais afastado em relação a G1 forçará o dipolo a percorrer uma distância maior ($\Delta d_2 > \Delta d_1$). A velocidade de condução permanece constante, por isso demora mais para o dipolo chegar a G2 ($\Delta t_2 > \Delta t_1$). A soma de potenciais a G1 e G2 ainda tem três fases, mas agora o sinal EMG é mais longo em duração e maior em amplitude. Potenciais de maior duração resultam em componentes de baixa frequência no sinal EMG. Deveria ser evidente que o oposto é verdadeiro para distâncias intereletrodos mais curtas: elas resultam em menor amplitude dos sinais EMG com componentes de frequência mais alta. Como a amplitude e o conteúdo de frequência dos sinais EMG são alterados pela distância intereletrodos, eletrodos bipolares funcionam como um **filtro espacial** (Lynn et al., 1978). Potenciais evocados são preferencialmente registrados utilizando-se uma configuração monopolar sobre o ponto motor para evitar distorções associadas à filtragem espacial por causa de eletrodos bipolares (Tucker e Türker, 2007).

Considere novamente um dipolo de propagação (figura 3.8). Deveria ser compreendido, nesse ponto, que o dipolo de propagação aplica-se a PAFM, PAUM e PAMC, mas o espaçamento de dipolo é mais amplo para os dois últimos. A uma certa velocidade de condução (v), duas cristas sucessivas do potencial de ação, igual a um comprimento de onda (λ), estarão sob ambos os eletrodos simultaneamente (fibra superior). A soma entre G1 e G2 resultará em cancelamento de onda. Quando o comprimento de onda é igual à distância intereletrodos ($\lambda = d$), a frequência (f), que é cancelada no sinal EMG, é $f = v/d$. Frequências que envolvem múltiplos simples ($n = 1, 2$ e 3) da velocidade de produção também são canceladas. Quando o espaçamento entre os dipolos é igual à distância intereletrodos, as fases (λd) negativa e positiva estão centradas sob G1 e G2, respectivamente (fibra inferior). O resultado é a perfeita adição das duas fases. Neste caso, o comprimento de onda é igual a duas vezes a distância intereletrodos ($\lambda = 2d$). A frequência passada pelos eletrodos é $f = v / 2d$. Frequências que envolvem um múltiplo ímpar ($n = 1, 3, 5...$) da velocidade de condução estão presentes no sinal EMG. A relação $f = v / 2d$ sempre se simplifica algebricamente para $\lambda = d$ para frequências que são um múltiplo par ($n = 2, 4, 6...$) da velocidade de condução, o que resulta em cancelamento. Valores não inteiros experimentam somente atenuação parcial.

O impacto prático é que um sistema de detecção bipolar age como um **filtro comb**, permitindo passar algumas frequências do sinal EMG, mas não outras. Se a distância intereletrodos e a velocidade de condução muscular são conhecidas, as frequências presentes no sinal EMG podem ser calculadas (Lindström e Magnusson, 1977). Dada a importante relação entre a distância intereletrodos e a amplitude e conteúdo de frequência do sinal EMG de superfície, deve-se ter cautela em sua interpretação: "A interpretação bem-sucedida das propriedades fisiológicas do sinal EMG depende da separação das propriedades fisiológicas e influências de filtragem/contaminação sobre o sinal EMG" (Sinderby et al., 1996, p. 290).

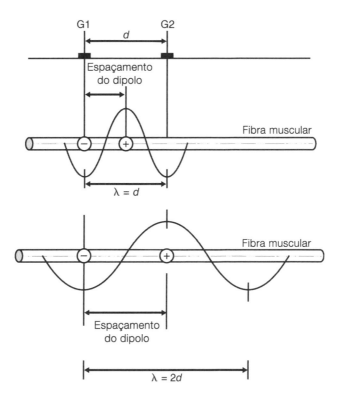

FIGURA 3.8 Relação espacial entre a distância intereletrodos (*d*), o espaçamento entre dipolos e o comprimento de onda (λ) do potencial de ação da fibra muscular.

Seletividade

A **seletividade** refere-se à capacidade de gravar a atividade muscular significativa de um volume de tecido local em vez de diafonia de fibras musculares vizinhas. Eletrodos de superfície levam uma desvantagem inicial, mas a situação pode ser melhorada. O espaçamento entre dipolos para fibras musculares é constante. Contudo, o *efetivo* espaçamento entre dipolos depende da geometria da distância radial entre a fibra muscular e a superfície de detecção. O espaçamento entre dipolos para fibras mais distantes *parece* ser maior do que para fibras mais próximas (ver figura 2.4, p. 24). Se a distância intereletrodo é mantida tão curta quanto possível, irá adequar o espaçamento entre os dipolos das fibras musculares mais próximas às superfícies de detecção, e a contribuição de amplitude e frequência das fibras mais distantes será atenuada. Lembre-se de que o PAMC registrado a partir da superfície da pele é maior em magnitude e mais longo em duração. A duração do PAMC também está relacionada ao comprimento de onda (λ) e pode ser usada para determinar a distância intereletrodos ideal para eletrodos de superfície, pois varia de acordo com o tamanho do músculo. A distância intereletrodo pode ser de 0,5 cm para a palma da mão a 1 cm para o bíceps braquial. Uma maneira de verificar se a distância intereletrodos é suficiente é evocar um PAMC. Se o formato clássico trifásico do PAMC parecer livre de distorção – além da filtragem espacial normal associada a gravações bipolares –, então a distância intereletrodos é suficiente.

No outro extremo, a distância intereletrodos típica para eletrodos invasivos (50-200 µm) garante que a seletividade não seja um problema para a técnica de registro invasivo, pois ela é apropriada a um comprimento de onda muito mais curto (λ) dos PAUMs (Andreassen e Rosenfalck, 1978). É muito difícil controlar a distância intereletrodos dos eletrodos de arame, o que é a principal razão de eles não oferecerem o mesmo grau de seletividade que os eletrodos de agulha. Existem métodos de fabricação mais elaborados, que envolvem trançar os fios e fixá-los com epóxi de uso clínico, de modo que a distância intereletrodos seja fixada no raio do fio (25-50 μm). Contudo, não é fácil cortar os fios dessa forma, com uma navalha para expor uma superfície de detecção de formato regular.

A distância intereletrodo é o principal fator a influenciar a seletividade local para registros EMG de superfície. A seletividade não pode ser melhorada pela diminuição da área de superfície do eletrodo, o que só aumenta a impedância e resulta numa maior contaminação de ruído no sinal. Um princípio básico é que eletrodos podem detectar atividade elétrica "significativa" de um volume esférico de tecido muscular tendo um raio igual à distância intereletrodos (Lynn et al., 1978). Isso é conhecido como **área de detecção do eletrodo** ou **volume de detecção**. Para uma distância intereletrodos fixa, o volume de detecção é o mesmo, independentemente de o músculo ser grande ou pequeno. Contudo, para um músculo menor, um dado volume de detecção é uma percentagem maior do volume muscular total. Dessa forma, os registros EMG de superfície são mais representativos para músculos menores do que para os maiores.

É tentador aumentar a distância intereletrodos para aumentar o volume de detecção para um músculo maior. Um aumento na distância intereletrodos de 2 a 4 cm pode aumentar a amplitude e diminuir o conteúdo de frequência do sinal EMG de superfície (Beck et al., 2005). Entretanto, a diferença observada no sinal EMG produzida por um aumento na distância intereletrodos é consistente com a função de filtragem dos eletrodos bipolares. Aumentar a distância intereletrodos não significa necessariamente que os eletrodos registrarão a atividade elétrica de músculos mais profundos (Fuglevand et al., 1992; Elfving et al., 2002). O volume de detecção dos eletrodos de superfície inclui somente as fibras mais superficiais do músculo. Estas pertencem a unidades motoras maiores, de mais alto valor de limiar (Knight e Kamen, 2005). O sinal EMG de superfície pode, portanto, representar uma visão distorcida da atividade muscular global.

PONTOS-CHAVE

A distância intereletrodos é um problema tanto para os eletrodos de superfície quanto para os invasivos, já que afeta a selectividade dos registros, bem como a amplitude e o conteúdo de frequência do sinal. Quanto menor a distância intereletrodos, mais seletivos os registros, pois os eletrodos registram a partir de um volume de tecido menor.

Considerações sobre a Colocação do Eletrodo

A distância intereletrodos para registros de superfície geralmente varia entre 5 e 20 mm, dependendo do tamanho do músculo. Distâncias intereletrodos mais curtas são possíveis, mas existe um limite prático associado a um risco maior de que o gel eletrolítico venha a formar uma **ponte de sal** entre as duas superfícies de gravação pela pele. Isso reduzirá a diferença de potencial entre os dois eletrodos e a amplitude EMG observada será muito mais baixa do que a esperada. Por esse motivo é importante remover o excesso de gel eletrolítico.

Em contraste à colocação com a configuração monopolar, eletrodos bipolares de superfície *não* devem ser colocados dentro da zona de inervação. Os potenciais de ação da fibra muscular originários da zona de inervação viajam bidirecionalmente, em direção ao tendão, em qualquer extremidade do músculo. Se G1 e G2 fossem encavalados sobre a zona de inervação, ambos os eletrodos "veriam" o mesmo potencial e ocorreria um cancelamento similar ao anteriormente descrito. Realisticamente, o cancelamento não seria perfeito. O sinal seria mais baixo em amplitude e conteria componentes de frequência mais alta porque a somatória entre G1 e G2 resultaria em picos mais irregulares.

Para contrações estáticas, os eletrodos seriam colocados a 20 mm de distância da zona de inervação, de modo a minimizar os efeitos da **dispersão temporal**. Esta é uma função da (1) velocidade de condução, que é dependente do diâmetro da fibra; (2) da dispersão das placas motoras terminais; e (3) da variabilidade no tempo de ativação entre fibras dentro de uma unidade motora. Essas diferenças espaciais entre fibras dentro da mesma unidade motora resultam na dispersão de seus potenciais individuais quando se propagam em direção ao tendão. Considerando que a dispersão aumenta com o tempo de condução, o efeito é chamado de dispersão temporal. A situação é análoga à corrida de 100 m, na qual os corredores aparentam estar inicialmente equilibrados, logo reagem e, então, se espalham durante a progressão da corrida, quando os atletas mais rápidos saltam à frente.

Colocar os eletrodos próximos – *mas não sobre* – à zona de inervação somará os PAFMs quando a dispersão temporal é mínima e produzirá uma maior magnitude EMG. A soma dos potenciais mais temporalmente dispersos resultará num sinal mais baixo em amplitude e mais longo em duração, contendo mais componentes de baixa frequência. A dispersão temporal tem efeitos de filtragem passa-baixas sobre o PAUM. Em contrapartida, se os eletrodos são colocados próximos demais do tendão, os efeitos terminais dos potenciais próximos do tendão contribuirão com componentes de alta frequência para o sinal EMG (ver apêndice 3.1) (Lateva et al., 1996; Dimitrova et al., 2001).

A recomendação de manter os eletrodos a 20 mm da zona de inervação baseia-se na observação de que essa distância corresponde ao ponto em que a estimativa da velocidade de condução da fibra muscular e do conteúdo de frequência do sinal EMG torna-se mais estável (Li e Sakamoto, 1996a, 1996b; Sakamoto e Li, 1997). Para contrações dinâmicas, os eletrodos devem ser colocados a meio caminho entre a zona de inervação e o tendão. A localização do ponto médio representa um equilíbrio entre dois fatores concorrentes: (1) a necessidade de compensar o encurtamento muscular, que pode trazer a zona de inervação mais próxima ao eletrodo, e (2) a necessidade de evitar a contribuição aumentada para potenciais gerados pelos efeitos terminais da fibra muscular-tendão (ver apêndice 3.1) (Schulte et al., 2004; Martin e MacIsaac, 2006).

Zipp (1982) detalhou as localizações de eletrodo recomendadas para vários músculos baseado em pontos de referência anatômicos. Deve-se empregar esse método a fim de padronizar as posições de eletrodo nos sujeitos participantes do mesmo estudo. Cram et al. (1998) apresentaram informações detalhadas sobre a colocação de eletrodos de superfície, bem como tarefas funcionais (provas de função) usadas para verificar sua localização. As colocações de eletrodo são dadas para músculos comumente estudados e para aqueles de interesse clínico. Os autores também incluem fontes potenciais de diafonia e artefatos – uma informação extremamente valiosa. Recomendações mais recentes para as melhores práticas em metodologia EMG são fornecidas pelo projeto Seniam (EMG de Superfície para Avaliação Não Invasiva de Músculos). Os principais resultados do projeto Seniam foram publicados por Hermens et al. (2000) no *Journal of Electromyography and Kinesiology*. O relatório completo inclui posicionamentos de eletrodos para 27 músculos e pode ser obtido em CD-ROM no *site* do Seniam (www.seniam.org). Perotto et al. (2005) apresentaram um texto específico para o registro invasivo, e o material aponta a vantagem de apresentar pontos de referência anatômicos detalhados e referenciar a distância para a colocação precisa do eletrodo.

PONTOS-CHAVE

- Um ponto motor é anatomicamente definido como uma área do músculo com uma densa coleção de placas motoras terminais e pode ser determinado eletricamente com a mínima estimulação elétrica. Zonas de inervação são áreas mais amplas do músculo associadas com a ramificação de placas terminais além do ponto motor.

- Potenciais de ação muscular compostos são preferencialmente registrados com uma configuração monopolar de eletrodo diretamente sobre o ponto motor. Para aplicações cinesiológicas, eletrodos bipolares devem ser colocados a cerca de 2 cm do ponto motor.

Características do Amplificador

A variação de valores EMG relatados na literatura pode variar muito dependendo do tipo de contração, do tamanho do músculo e de outras diferenças metodológicas e técnicas entre estudos. Contrações isométricas máximas podem gerar amplitudes pico a pico (P-P) de 5 mV para EMG de superfície. O EMG invasivo não é atenuado por filtragem de tecido no mesmo grau que registros de superfície e pode atingir um máximo de 10 mV. As amplitudes P-P maiores (30 mV) são associadas com potenciais evocados porque não têm o cancelamento de onda associado a contrações voluntárias. O ponto principal é que essas voltagens ainda são relativamente pequenas e é necessária uma instrumentação especial para registrá-las (Winter 2005). Os componentes essenciais de um amplificador que é preciso conhecer a fim de compreender sua função são (1) ganho diferencial, (2) impedância de entrada (3), taxa de rejeição de modo comum e (4) resposta de frequência do amplificador relativa aos sinais adquiridos.

Ganho Diferencial

A função básica do amplificador é aumentar a magnitude do sinal, para que possa ser exibido num osciloscópio ou enviado a um computador para conversão analógico-digital (A/D) com um alto nível de fidelidade. Amplificadores são mais conhecidos formalmente como *amplificadores operacionais*. Esse termo se origina de uma época em que circuitos analógicos foram utilizados para realizar operações matemáticas. De particular interesse é a *unidade somadora* descrita na figura 3.9a. Nela, as entradas de sinal G1 e G2 estão sendo somadas. A entrada 1 (+) é denominada *entrada não inversora*, e a entrada 2 (-) é chamada de *entrada inversora*. A entrada não inversora está em fase com sua saída e uma mudança de fase de 180° existe para a entrada inversora. A saída de voltagem é, portanto, proporcional à diferença entre as duas voltagens de entrada:

$$V_0 = A(G1 - G2)$$

onde o multiplicador (*A*) varia de 10 a 10^6 vezes, dependendo da magnitude original.

A ideia de um *amplificador diferencial* pode parecer absurda à primeira vista. Se ambos os eletrodos (G1 e G2) são colocados sobre o músculo e recebem os mesmos sinais, a soma das entradas deve ser zero. Contudo, é importante lembrar que potenciais de ação devem se propagar ao longo das fibras musculares. Se G1 e G2 são colocados numa configuração bipolar sobre o músculo, o sinal que passa sob G1 aparecerá cerca de 2 ms mais tarde em G2. A latência exata depende da velocidade de condução da fibra muscular e da distância intereletrodos (DIE). O ponto é que G1 e G2 não detectam o mesmo sinal biológico no mesmo momento. Um sinal presente em ambos os eletrodos simultaneamente é denominado *modo comum*. Se um sinal de modo comum está presente, é considerado ruído.

Por exemplo, o corpo humano serve como uma "antena" para a radiação eletromagnética presente no meio ambiente. Isso se dá em razão do *acoplamento capacitivo* entre o amplificador e os cabos de energia e de qualquer radiação eletromagnética nas imediações.

A *indução eletrostática* da energia de linha de força no corpo dos fios ou equipamento de teste próximos é a fonte mais prevalente de radiação eletromagnética. Esse é o mesmo fenômeno de aumento na força do sinal de rádio quando você aproxima o sintonizador. Um ruído da linha de energia está presente em ambos os eletrodos de forma simultânea e é facilmente observado como o componente de frequência em linha (*line frequency*) na linha de base do sinal eletromiográfico de superfície (EMGs) quando o músculo é relaxado. Na América do Norte, isso seria gravado como ruído de 60 Hz (Clancy et al., 2002).

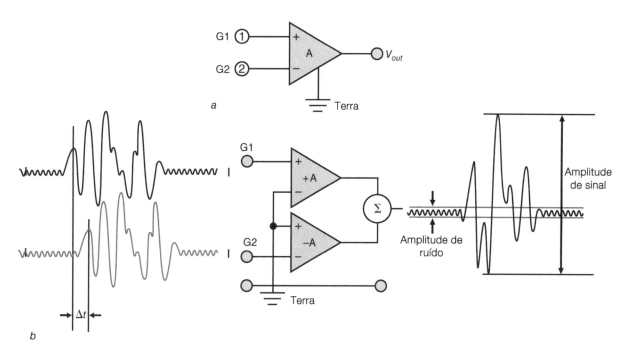

FIGURA 3.9 (*a*) Os fios G1 e G2 são transmitidos a uma unidade somadora. A entrada 1 (+) é denominada unidade não inversora e a entrada 2 (-) é a unidade inversora. A letra A indica a unidade básica do amplificador. (*b*) O amplificador básico é, na verdade, duas unidades somadoras separadas ligadas a um terra e a uma saída (*output*) comum.

O objetivo principal do amplificador diferencial é subtrair o modo comum (sinal de ruído) e amplificar a diferença (sinal biológico). O amplificador diferencial pode ser concebido como dois amplificadores separados ligados a um terra e a um saída comum (figura 3.9*b*). Primeiro, perceba que ruído de 60 Hz (modo comum) está presente na linha de base de ambos, G1 e G2, e ele tem a mesma magnitude e fase. O sinal EMG em G2 está atrasado em relação a G1 pelo tempo (Δt) gasto para que ele se propague ao longo do músculo entre as duas superfícies de registro. A entrada G2 é invertida, o que permite que os componentes positivos e negativos do modo comum cancelem um ao outro, deixando para trás somente o sinal de diferença, que é biológico na origem. O sinal de diferença é, então, multiplicado por qualquer magnitude definida pelo amplificador:

$V_0 = A\ [(G1 + \text{ruído}) - (G2 + \text{ruído})]$

$V_0 = A\ (G1 - G2)$

Existe, ainda, 60 Hz de ruído na alimentação elétrica deixado na linha de base da saída (*output*), mas sua amplitude é muito reduzida. Por causa das diferenças naturais em impedâncias de entrada eletrodo-pele entre G1 e G2, o sinal de modo comum não será idêntico nos dois terminais de entrada do amplificador. Assim, diferenças no modo comum também existem porque é impossível construir amplificadores idênticos.

A subtração resultante nunca é perfeita na realidade. Um critério de desempenho-chave usado para amplificadores diferenciais é o quão bem eles podem realmente subtrair o sinal de modo comum, o que é referido como *taxa de rejeição de modo comum* (TRMC). Para determinar a TRMC, um sinal de teste é passado por apenas um dos dois terminais de entrada. O sinal de teste será amplificado por algum ganho, mas sem qualquer subtração. O aumento na amplitude do sinal é chamado de *ganho diferencial*. Se o mesmo sinal de teste é passado pelas duas entradas do amplificador, ele deve ser reduzido na saída. A diferença em amplitude é chamada de *ganho de modo comum*. A TRMC é a taxa entre ganho diferencial e ganho de modo comum. As especificações mínimas para amplificadores de EMG variam de 10.000:1 para 100.000:1 (80-100 dB).

PONTOS-CHAVE

- As voltagens envolvidas em EMG são relativamente pequenas, e uma instrumentação especial, o amplificador, é requerida para registrá-las. A função básica do amplificador é aumentar a magnitude do sinal de modo que ele possa ser exibido num osciloscópio ou enviado a um computador para conversão A/D com um alto nível de fidelidade.

- Um único amplificador receberá as entradas de dois eletrodos de gravação, numa configuração monopolar ou bipolar, além de um eletrodo terra. Como o potencial de ação muscular viaja entre eletrodos, o amplificador aumenta a diferença entre as duas superfícies de gravação.

- A interferência elétrica geralmente se apresenta simultaneamente em ambos os eletrodos, sendo denominada como sinal de modo comum. O amplificador é projetado para rejeitar ou minimizar sinais de modo comum, de modo a diminuir a interferência de ruído.

Impedância de Entrada

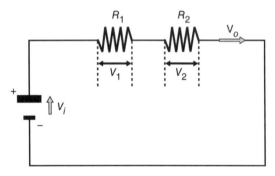

FIGURA 3.10 Um circuito consistindo de dois resistores (R) em série ilustra a relação entre a voltagem de entrada (V_i) e a voltagem de saída (V_o), utilizando a Lei das Malhas de Kirchhoff.

Lembre-se de que a impedância (Z) é uma forma de resistência dependente de frequência ao fluxo da corrente alternada. A magnitude total depende dos elementos resistivos e capacitivos dentro do circuito. Uma vez que o circuito em análise nesta seção contém apenas resistores, R ainda é usado para denotar a resistência pura à corrente alternada.

A alta *impedância de entrada* é outra característica importante de um amplificador. Isso também parece um fato contraditório, pois se o amplificador é projetado para medir sinais muito pequenos, faria sentido que a resistência às suas entradas fosse tão pequena quanto possível. O circuito em série é fundamental para compreender por que o oposto é verdadeiro (figura 3.10). A Lei das Malhas de Kirchhoff determina que as quedas de voltagem em torno de qualquer circuito de percurso fechado seja zero. A queda de voltagem em qualquer circuito fechado é, portanto, igual ao aumento de voltagem no mesmo circuito. Então, o que é realmente medido é a queda de voltagem.

$$V = V_1 + V_2$$

$$V = iR_1 + iR_2$$

Uma vez que a mesma corrente flui por R_1 e R_2

$$V = i(R_1 + R_2)$$
$$i = \frac{V}{R_1 + R_2}$$

Substituindo por *i* na fórmula $V_2 = iR_2$,

$$V_2 = R_2 \left(\frac{V}{R_1 + R_2} \right)$$
$$V_2 = V \left(\frac{R_2}{R_1 + R_2} \right)$$

As mesmas manipulações algébricas podem ser feitas para V_1. A voltagem V_2 foi, contudo, derivada para ilustrar que *V* representa a voltagem entrando no circuito (V_i) e V_2 é a voltagem deixando o circuito (V_o). A equação a seguir mostra que a diminuição na voltagem de saída é proporcional à queda de voltagem por cada resistor:

$$V_o = V_i \left(\frac{R_2}{R_1 + R_2} \right)$$

Revimos essa teoria de circuito porque amplificador e músculo formam um circuito quando conectados por eletrodos e seus conectores de fio associados. O amplificador infelizmente atrai corrente dentro do circuito por estar conectado aos dois pontos através dos quais a voltagem está sendo medida. Isso diminui a diferença de potencial entre eletrodos de registro, e, finalmente, a voltagem registrada pelo amplificador é menor do que a magnitude real. O efeito é formalmente conhecido como *reduzir a carga (loading down)* do circuito. A impedância de entrada, portanto, refere-se à resistência nos terminais de entrada, que determina quanta corrente o amplificador extrairá da fonte de voltagem. Considere um amplificador que tem uma impedância de entrada (resistência) de 10 kΩ conectada a uma fonte 1 mV. Usando *a relação de Ohm*, o amplificador extrai

$$i = \frac{V}{R} = \frac{1 \times 10^{-3}\,\text{V}}{1 \times 10^4\,\Omega} = 1 \times 10^{-7}\,\text{A}$$

Se a impedância de entrada é aumentada a 10 MΩ (10^6 Ω), o amplificador irá extrair somente 1×10^{-9} A. Portanto, a alta impedância de entrada é fundamental, pois o músculo como fonte de voltagem tem muito pouca capacidade de corrente.

Para complicar ainda mais, *uma certa quantidade de voltagem é perdida por meio do eletrodo por causa de suas propriedades intrínsecas de impedância*. A magnitude original da atividade elétrica gerada pelo músculo é, dessa forma, reduzida ainda antes de alcançar o amplificador. Juntas, a impedância de entrada do eletrodo (R_e) e a impedância de entrada do amplificador (R_i) formam um circuito em série simples, regido pela Lei de Kirchhoff. O circuito equivalente está representado na figura 3.11 para permitir o estudo da situação. Lembre-se de que cada eletrodo é essencialmente ligado à sua própria subunidade amplificadora, por isso existem dois circuitos em série, um para G1 (caixa pontilhada) e um para G2.

Considere uma fonte de *V* = 2 mV da atividade elétrica muscular e uma *impedância de entrada pele-eletrodo* de R_1 = 10 kΩ em série com um amplificador com uma impedância de entrada de R_2 = 10 kΩ. A partir da teoria de circuito que apresentamos anteriormente, o amplificador vai atrair uma corrente de

$$i = \frac{xV}{R_1 + R_2}$$

$$i = \frac{2 \times 10^{-3}\,V}{(1 \times 10^4\,\Omega) + (1 \times 10^4\,\Omega)} = 1 \times 10^{-7}\,A$$

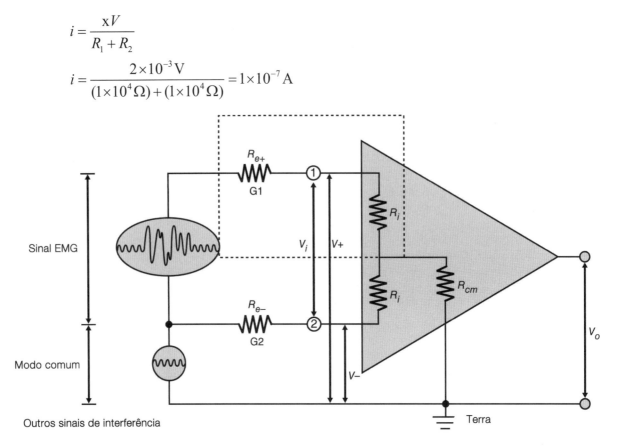

FIGURA 3.11 Um circuito esquemático do amplificador diferencial é representado como dois amplificadores com entradas separadas (G1 e G2). Os eletrodos G1 e G2 estão associados com impedâncias de entrada pele-eletrodo R_{e+} e R_{e-}, respectivamente. A impedância de entrada dos amplificadores (R_i) é a resistência interna a cada entrada. Existe, então, a resistência de modo comum (R_{cm}) em contato com o solo. A caixa pontilhada destaca um dos dois circuitos que incluem R_e e R_i em série para ilustrar como a Lei de Kirchhoff funciona no controle da impedância.

A queda de voltagem através do amplificador é

$$V = iR_2$$

$$V = (1 \times 10^{-7}\,A) \times (1 \times 10^4\,\Omega) = 1 \times 10^{-3}\,V$$

Uma vez que o sinal original é de 2 mV (2 · 10^{-3} V) e a queda de voltagem através do amplificador é de 1mV (1 · 10^{-3} V), a queda de voltagem remanescente através dos eletrodos é de 2 mV - 1 mv = 1 mV. O erro causado pela utilização de um amplificador e de eletrodos com igual impedância de entrada é

$$\frac{2\,mV - 1\,mV}{2\,mV} \times 100 = 50\%$$

Considerando que os eletrodos e o amplificador formam um circuito em série, suas impedâncias de entrada devem ser consideradas *relativas uma a outra*. O objetivo é ter a maioria da queda de voltagem ocorrendo pelo amplificador (onde ela é medida) e relativa aos eletrodos. Podemos fazer isso diminuindo a impedância de entrada do eletrodo com uma melhor preparação da pele. Medidores de impedância comercialmente disponíveis criam um circuito usando fios de eletrodo. Uma voltagem sinusoidal é, então, passada através da interface pele-eletrodo para testar o nível de impedância. O padrão aceitável é 10 kΩ em 100 Hz. Se a impedância de entrada pele-eletrodo é reduzida a

$R_1 = 1$ kΩ, a queda de voltagem através do amplificador é aumentada para 1,82 mV e o erro é de apenas 9%. Se a impedância de entrada do amplificador, então, é aumentada para $R_2 = 100$ kΩ, a queda de voltagem através do amplificador aumenta para 1,98 mV e o erro é de apenas 1%. O controle da impedância é uma questão de adequar as resistências de fonte (eletrodos) e o detector (amplificador). Uma alta fonte de impedância deve ser monitorada por um detector que tenha uma impedância de entrada muito maior. Isso é referido como *adaptação de impedâncias*. A regra prática é a de que a impedância de entrada do detector seja pelo menos 100 vezes maior do que a da fonte.

Estamos agora em posição de compreender um aspecto mais sutil dos amplificadores. O modo diferencial e o modo comum são realmente duas funções diferentes. Pode-se compreender melhor isso lembrando que o amplificador contém três entradas: duas conexões de sinal de entrada de alta impedância e um sinal terra (figura 3.11). O amplificador aumenta a magnitude da diferença de voltagem entre as conexões de entrada de sinal, mas atenua a diferença de voltagem entre essas duas entradas e a conexão de referência terra. As duas funções do amplificador são ainda reforçadas pelo fato de que têm impedâncias diferentes. Se uma diferença de voltagem é aplicada *entre* as entradas 1 e 2, a impedância de entrada diferencial (R_i) é medida com respeito a essas duas entradas. Se a mesma voltagem é aplicada às entradas 1 e 2, a impedância ao modo comum (R_{cm}) é medida em relação ao terra. Isso pode ser intuitivo, uma vez que cada eletrodo é uma "antena" para o ruído ambiental, e ela é referenciada ao terra (0 V).

Se as impedâncias dos eletrodos (R_{e+} e R_{e-}) não são idênticas ou se existem diferenças nas subunidades do amplificador, o modo comum e outros sinais de interferência nas entradas não inversora (1) e inversora (2) serão distintos. Assim, ocorre um cancelamento inferior ao ideal. Se a impedância de entrada do amplificador é muito alta, diferenças no sinal entre as entradas 1 e 2 – em razão de tais imperfeições – serão mínimas por comparação. Portanto, uma alta TRMC só pode ser realizada se a impedância de entrada for significativamente maior do que a da fonte. A impedância de entrada para eletrodos invasivos é pelo menos cinco vezes maior (50×10^3 Ω) do que para os eletrodos de superfície por causa da menor área de gravação. Uma impedância de entrada de 10^9 Ω é mais do que suficiente para acomodar eletrodos de superfície e invasivos.

Corrente de Polarização

Corrente de polarização é a corrente de base que deve fluir o tempo todo para manter o sistema eletrônico ligado dentro do amplificador. Nenhuma corrente abaixo do nível de polarização do amplificador pode ser detectada. Essa corrente efetivamente sai do amplificador e é injetada nos cabos. O resultado é uma queda de voltagem através dos eletrodos na proporção da impedância ($V = iR_e$). Considere a impedância de entrada típica para um eletrodo de superfície com gel eletrolítico ($R_e = 50$ kΩ) e uma corrente de polarização ($i = 50$ nA). A queda de voltagem através dos eletrodos é de 2,5 mV na ausência de qualquer atividade muscular. Na realidade, a corrente de polarização é normalmente tão pequena (1-2 pA) que não representa um perigo para a segurança, mas pode ser suficiente para alterar as propriedades de gravação dos eletrodos por mudar a eletroquímica da interface metal-eletrólito com o uso repetido.

Se eletrodos padrão prata-cloreto de prata (Ag-AgCl) estiverem sendo utilizados, será necessário recloretrar periodicamente a superfície do eletrodo de acordo com os passos a seguir. Limpe completamente os eletrodos de superfície usando um leve pó saponáceo ou limpador de prata para remover manchas e sujeira. Coloque os eletrodos em um recipiente não metálico com solução salina a 5% (NaCl). Conecte o eletrodo que requer cloreto ao terminal positivo (+) de uma bateria de 1,5 V e o outro eletrodo, ao terminal negativo (-). Conecte um resistor 100 Ω em série com os eletrodos. O eletrodo de cloreto escurece, enquanto o outro borbulha. Continue até que a superfície escurecida seja coberta por igual. Repita o processo para o outro eletrodo.

A corrente de polarização também contribui para o artefato de movimento dos eletrodos de superfície. O movimento do cabo induz a pressão mecânica nos eletrodos, conhecida por produzir mudanças variando com o tempo na impedância do eletrodo na ordem de ±50 kΩ. A queda de voltagem através dos eletrodos é de ±2,5 mV. Ou seja, a magnitude do artefato de movimento incorporada dentro do sinal biológico será ± 2,5 mV. Uma pequena corrente de polarização (1-2 pA) pode ajudar, mas não eliminar esse problema. Controles metodológicos complementares devem ser empregados para minimizar o movimento do cabo.

Ruído de Amplificador

A eletrônica do amplificador gera vários tipos de ruído. Estes estão detalhados no próximo capítulo, mas destacamos aqui que o amplificador é incapaz de detectar um sinal se este for menor do que a soma dos ruídos. A amplitude da raiz quadrada da média do ruído na linha de base do amplificador deve ser inferior a 5 µV dentro da área de frequência de interesse. Uma maneira de determinar o valor exato é causar um curto-circuito nos terminais de entrada e medir o resultado.

Cabeamento

Lembre-se de que o objetivo é ter a maior parte da ocorrência de queda de voltagem no amplificador. É importante considerar os cabos de entrada dos eletrodos para o amplificador. A corrente deve fluir por esses cabos para o amplificador. Infelizmente, os cabos de entrada têm uma resistência finita e haverá certo grau de voltagem entre os eletrodos e o amplificador:

$$V_{queda} = i_{cabo} \times R_{cabo}$$

Resistência é uma função entre condutividade do material (σ), comprimento (l) e área de superfície (A):

$$R = \frac{l}{\sigma A}$$

Desses três fatores, o comprimento é o mais crítico, pois pode ser alterado no mais alto grau e está sob nosso controle. Manter o comprimento dos cabos de entrada e de todos os cabos tão curto quanto possível minimizará a queda de voltagem. Pode-se observar um aumento dramático na força do sinal diminuindo o comprimento dos cabos de entrada pela metade de seu comprimento original.

PONTOS-CHAVE

O cabo do amplificador e do eletrodo ligados a um indivíduo formam um circuito. O amplificador atrai a corrente para dentro dos cabos de eletrodos, o que é chamado de reduzir a carga do circuito. A corrente que flui no circuito reduz a diferença de potencial entre eletrodos registrada no amplificador. Um amplificador de alta qualidade deve, portanto, ser extremamente resistente a terminais de entrada para esse fluxo de corrente.

Resposta de Frequência

Amplificadores contêm circuitos analógicos que são capazes de mudar o conteúdo de frequência do sinal de entrada antes que ele seja digitalizado pelo computador. Alterar o conteúdo de frequência é sinônimo de filtragem do sinal. Como o amplificador pode filtrar o sinal antes que este seja digitalizado pelo computador, ele é chamado de *filtro anti-aliasing*. A importância dos filtros *anti-aliasing* será discutida no próximo capítulo. A implementação amplificadora exata dos circuitos específicos é ligeiramente diferente da descrita nas seções seguintes; contudo, os princípios básicos permanecem os mesmos e são analisados aqui.

Diagramas de Bode

A maneira mais efetiva para comunicar como o amplificador altera o conteúdo de frequência do sinal é por meio do uso de *Diagramas de Bode*. Diagramas de Bode (pronuncia-se "bo-dee") representam em gráfico as características físicas de qualquer sistema em termos de estímulo de entrada e resposta de saída. Em um processo similar à análise de regressão linear, os dados usados para construir o Diagrama de Bode podem, então, ser ajustados com uma equação diferencial de primeira ou segunda ordem, cujos valores de parâmetro quantificam as características físicas específicas.

Por exemplo, imagine que você está de pé na base de uma árvore delgada que tem pelo menos três vezes a sua altura. A árvore é tão fina que você é capaz de agarrar completamente sua circunferência com uma mão. Se você move o braço lentamente para trás em uma forma sinusoidal ao segurar a árvore, irá perceber que o topo dela se move para trás e para frente com a mesma amplitude de seu braço. O deslocamento do braço e o deslocamento da árvore também ocorrem ao mesmo tempo. Se você mover o braço para trás e para frente com maior frequência, a porção superior da árvore não pode mais manter o ritmo. As propriedades de inércia dessa porção da árvore fazem-na ficar atrasada em relação ao movimento do braço. As propriedades materiais da árvore também resultam numa diminuição na amplitude do movimento relativo ao braço. Portanto, a árvore se comporta como um sistema *passa-baixas*. Ou seja, a árvore permite que baixas frequências passem sem ser atenuadas. Assim, quando o movimento do braço é lento, a árvore pode manter a mesma frequência e amplitude de movimento que o braço. Com o movimento mais rápido do membro, o movimento da árvore fica atrasado e sua amplitude é diminuída. Dessa forma, a árvore como um sistema físico atenua altas frequências.

Se o movimento do braço é o estímulo de entrada ao sistema, a frequência (ω) e a amplitude (A) de seu deslocamento podem ser representadas por $x(t) = A\sin(\omega t)$. A resposta de saída da árvore pode então ser representada por $y(t) = B\sin(\omega t - \phi)$. Perceba que ($\omega t - \phi$) é usada para denotar o deslocamento de fase (atraso) entre o estímulo e a resposta. O exemplo estímulo-resposta é representado graficamente na figura 3.12. Nele, presume-se que o braço possa realizar deslocamentos sinusoidais de 0 a 6 Hz em incrementos de 0,25 Hz. A cada incremento de frequência, a taxa de amplitude da resposta de saída ao estímulo de entrada é calculada (B_{out} / A_{in}) e plotada. A taxa (B_{out} / A_{in}) é chamada de ganho (G) do sistema. Esse ganho não deve ser confundido com a multiplicação simples do sinal de entrada para aumentar sua magnitude, como discutido na seção anterior. Dois gráficos definem os diagramas de Bode. O primeiro é o *ganho de sistema* (eixo y) *versus* frequência de estímulo (eixo x). O segundo é a *diferença de fase* entre o estímulo de entrada e a resposta de saída (eixo y) *versus* a frequência do estímulo (eixo x). As relações de ganho e de fase, juntas, compõem os diagramas de Bode que descrevem o sistema físico.

Decibéis

Originalmente, engenheiros elétricos preocupavam-se sobre como amplificadores mudavam a potência de um sinal. A taxa da potência do sinal de saída à potência do sinal de entrada foi formada para determinar o *ganho* (G) do amplificador: $G = P_{out}/P_{in}$, cuja unidade de potência é watts (W). A *taxa de potência* é, por convenção, expressa numa escala logarítmica de decibéis (dB). A escala de decibéis é $10 \log_{10} X$, onde X é qualquer número. O ganho do sistema em decibéis é:

$$G = 10 \log_{10}\left(\frac{P_{out}}{P_{in}}\right)$$

FIGURA 3.12 (*a*) A entrada de estímulo para o sistema é o braço, que move a árvore para frente e para trás numa forma sinusoidal (*A*). O sistema é uma árvore alta e delgada, a resposta é a amplitude do deslocamento da copa da árvore e sua frequência de movimento (*B*). (*b*) A taxa da frequência de entrada à frequência de resposta é o ganho (*G*) do sistema. (*c*) A fase entre o estímulo de entrada e a saída de resposta é o desvio de fase. Juntos, o ganho e a resposta de fase do sistema são usados para construir os diagramas de Bode do sistema.

Recorde que, num sinal de *corrente alternada* (CA), a potência média do sinal é

$$\overline{P} = \frac{V_{rqm}^2}{R}$$

onde V_{rqm}^2 é o quadrado da *raiz quadrada da média* (RQM) da amplitude de voltagem. Substituindo por potência média, o ganho do sistema é

$$G = 10 \log_{10} \left(\frac{V_{out}^2}{R_{out}} \times \frac{R_{in}}{V_{in}^2} \right)$$

A amplitude de voltagem RQM ainda é usada. Contudo, após alguma álgebra básica para remover o quadrado da unidade, o ganho do sistema em decibéis reduz-se a

$$G = 20 \log_{10} \left(\frac{V_{out}}{V_{in}} \right)$$

A taxa agora é baseada somente na amplitude RQM da voltagem de entrada e de saída. Como será detalhado na próxima seção, amplificadores contêm circuitos analógicos, que consistem de capacitores e resistores para filtrar o sinal. Recorde que a *capacitância reativa* é dependente da frequência. Quando a frequência do sinal CA aumenta, as cargas não têm tempo de se acumular sobre o capacitor e resistir ao fluxo da corrente. A frequência característica em que a capacitância reativa (X_c) impede o fluxo de corrente ao mesmo grau que o resistor é chamada de **frequência de corte** (f_c). Foi demonstrado no capítulo anterior que a amplitude da voltagem é 0,707 de seu valor completo na frequência de corte.

A taxa 0,707 é um importante ponto de referência quando se descreve como um filtro altera o sinal, pela seguinte razão: se a taxa de amplitude da voltagem de saída à voltagem de entrada (V_{out} / V_{in}) aumentou ou diminuiu para 0,707, então a notação em decibéis é

$$20 \log_{10}(0{,}707) = -3 \text{dB}$$

Se a taxa de amplitude é calculada usando a unidade ao quadrado (V_{rqm}^2), os resultados se traduzem mais facilmente no conteúdo de potência do sinal. Por exemplo, uma taxa de amplitude de 0,50 à frequência de corte corresponde a uma potência de sinal de 50%. A notação em decibéis é

$$10 \log_{10}(0{,}50) = -3 \text{dB}$$

Tendo em mente que a fórmula de ganho baseia-se na taxa de duas potências, um decréscimo na taxa de amplitude RQM para 0,707 à frequência de corte significa que a potência do sinal é metade de seu valor cheio.

Filtros

Existem circuitos eletrônicos dentro do amplificador que alteram o conteúdo de frequência do sinal. Como esses circuitos permitem passar certas frequências enquanto atenuam outras, eles são chamados de *filtros analógicos*. Uma analogia é feita frequentemente entre filtros analógicos e o filtro de café simples. O filtro de café bloqueia a passagem da borra do café por ele (frequências de sinal que não queremos), e permite que o líquido (as frequências de sinal de interesse) passe.

Filtro Passa-Altas As bases foram estabelecidas para a compreensão do circuito subjacente ao **filtro passa-altas** do resistor-capacitor. Nesse caso, o capacitor está em série com o sinal e o resistor está paralelo ao sinal e é aterrado (figura 3.13). Considere o caso em que voltagens sinusoidais de mesma amplitude, mas frequências diferentes de 0 (corrente contínua) a 1 kHz, são aplicadas à entrada. A taxa da amplitude RQM da voltagem de saída à voltagem de entrada é então calculada para determinar o ganho (*G*) em decibéis.

Em baixas frequências, a capacitância reativa (X_c) será alta e o sinal será diretamente inibido pelo capacitor. O resistor, a essa altura, tem pouca influência sobre o sinal. À medida que a frequência aumenta, a capacitância reativa diminui (X_c), e uma quantidade maior de sinal passa através do capacitor para o terminal de saída. O resistor agora pode ter um impacto maior sobre o sinal, atraindo a voltagem para fora do terminal de saída, de modo a estabilizar o ganho. As magnitudes da resistência (*R*) e da capacitância (*C*) em conjunto determinam, então, a inclinação da curva de ganho ao ponto de corte (f_c):

$$f_c = \frac{1}{2\pi RC}$$

Se seguirmos as orientações para a filtragem passa-altas da atividade de EMGs estabelecidas pela Sociedade Internacional de Eletrofisiologia e Cinesiologia (ISEK), a frequência de corte deve ser definida em 10 Hz, para remover o artefato de baixa frequência associado ao movimento dos fios e eletrodos relativos à pele quando o músculo se contrai. Isso ocorre mesmo durante as contrações isométricas. Um resistor 16 kΩ e um capacitor 1 μf colocado no circuito passa-altas representado na figura 3.13 produzirá um corte de 10 Hz:

$$f_c = \frac{1}{2\pi(1,6\times 10^4\,\Omega)(1\times 10^{-6}\,F)} = 10\text{ Hz}$$

O gráfico resultante mostra que o ganho aumenta monotonicamente até atingir -3 dB a 10 Hz (figura 3.13). A *faixa de transição* se estende de -40 dB a -3 dB. A potência de sinal abaixo de -40 dB é tão pequena que a região à esquerda desse ponto é chamada *rejeita-faixa* (*stop-band*). O filtro tem o sinal abaixo desse ponto de rejeita-faixa funcionalmente bloqueado. Uma vez que o ganho atingiu o ponto -3 dB, existe um aumento de 50% na potência de sinal. O círculo do diagrama de ganho na figura 3.13 mostra por que a frequência de corte no ponto -3 dB também é chamada de *frequência de canto* (*corner frequency*). Perceba que a frequência em hertz é plotada sobre o eixo x. Uma escala logarítmica é usada de modo que altas frequências possam ser representadas convenientemente num gráfico. Se a faixa de frequência é muito grande, a unidade do eixo x pode ser designada em radianos (ω) ou em radianos normalizados para a frequência de corte, que é também especificada em radianos (ω/ω_c). A normalização é útil também para comparar diferentes tipos de filtros.

A taxa de aumento no ganho (inclinação ou *slope*) na faixa de transição é uma medida de quão estritamente o filtro reforça a frequência de corte, e é chamada de *roll rate*. Idealmente, deve ser totalmente vertical, de modo que o ganho pareça uma "parede de tijolo" sem componentes de frequência abaixo do corte. Contudo, não é possível projetar um filtro ideal. Como mostrado na literatura de processamento de sinal, o filtro ideal *não é fisicamente realizável*. O *roll rate* padrão é de 20 dB/década. Como será detalhado mais adiante, existem filtros com um *roll rate* mais inclinado, mas o resultado é uma permuta com outras características do filtro. À direita da frequência de corte na figura 3.13 está a *faixa de passagem*. O filtro ideal é *maximamente plano* na faixa de passagem. Isto é, o ganho de voltagem é constante para cada frequência além do corte.

Essa característica é fisicamente realizável para filtros de *Butterworth* e de *Bessel*. Os nomes desses tipos de filtro aparecem frequentemente na literatura sobre EMGs porque o ganho de voltagem para cada frequência na faixa de passagem é constante, o que é essencial para a correta interpretação fisiológica do sinal.

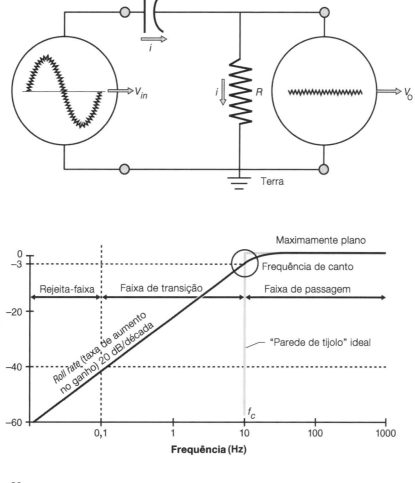

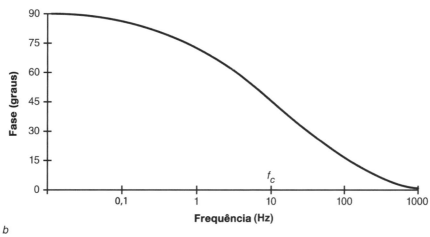

FIGURA 3.13 (*a*) O circuito filtro analógico passa-altas ilustra a relação entre entrada de voltagem (V_{in}) e saída de voltagem (V_o) em função do arranjo específico entre o capacitor (*C*), o resistor (*R*) e o fluxo de corrente (*i*). (*b*) Diagrama de Bode para um circuito filtro analógico passa-altas.

A segunda parte do diagrama de Bode é o *atraso de fase* entre voltagens de entrada e saída (figura 3.13). A maneira pela qual o filtro altera a fase é uma consideração importante quando se está tentando alinhar a atividade EMG aos eventos mecânicos gerados pelo músculo. Idealmente, o filtro resultaria numa fase zero, mas isso não ocorre. Para um filtro passa-altas, a voltagem de saída *conduz* a voltagem de entrada entre 90° e 0°. A magnitude da diferença de fase depende da frequência. A maior alteração na fase ocorre durante a faixa de transição e é altamente não linear. A diferença de fase começa a se estabilizar dentro de uma década em ambos os lados da frequência de corte.

Filtro Passa-Baixas As posições do resistor e do capacitor são intercambiadas para construir um filtro passa-baixas (figura 3.14). Em frequências muito baixas, a capacitância reativa (X_c) é tão alta que nenhum sinal vai passar através do capacitor para o terra. A maioria dos sinais de baixa frequência passará através do resistor para a saída. Em baixas frequências, o circuito se comporta como se existisse somente um resistor em série entre os terminais de entrada e saída. Quando as frequências aumentam, a reatância capacitiva (X_c) diminui, e uma quantidade maior do sinal passa através do capacitor para o terra, enquanto uma quantidade menor está presente na saída. Em essência, o capacitor é um *curto*, que atrai corrente para fora dos terminais de saída.

Deve estar claro, neste momento, que o arranjo das unidades resistor e capacitor dentro do circuito determina a relação entre voltagens de entrada e saída. No entanto, suas magnitudes ainda determinam a frequência de corte real. Se suas magnitudes permanecem inalteradas em relação ao exemplo anterior, o filtro passa-baixas ainda terá um ponto 10 Hz (-3 dB), mas a forma geral é totalmente diferente. O mesmo é verdadeiro para o atraso de fase dependente da frequência entre as voltagens de entrada e saída. Nesse caso, a voltagem de saída *atrasa-se* após a voltagem de entrada entre 0° e 90°.

Filtro Passa-Faixa A implementação de uma série de filtros passa-altas e baixas no mesmo circuito é projetada para transmitir sinais na faixa média de frequência, sendo denominado **filtro passa-faixa**. A figura 3.15 mostra que o diagrama de Bode para um filtro passa-faixa é, basicamente, um filtro passa-altas e baixas unido às frequências de corte apropriadas. Sinais eletromiográficos são mais frequentemente filtrados assim. Contudo, a seleção das frequências altas e baixas apropriadas depende da natureza do sinal. A atividade eletromiográfica de superfície é tipicamente passada pelo filtro passa-faixa entre 10 e 500 Hz. Isso significa que a frequência de corte passa-altas é estabelecida em 10 Hz para remover artefatos de baixa frequência associados com movimento de eletrodo e cabo. A frequência de corte passa-baixa é, então, fixada em 500 Hz para minimizar os componentes de frequência mais alta, por causa dos sinais no meio ambiente captados pelo eletrodo.

Esses números são apenas uma orientação aproximada. A frequência de corte passa-alta para EMG varia de 3 a 20 Hz (-3 dB) na literatura. Especula-se que exista informação importante sobre padrões de disparo de unidade motora entre 3 e 40 Hz no sinal EMG (Dimitrova e Dimitrov, 2003). A instalação cuidadosa do eletrodo e o uso de contrações isométricas são necessários para definir a frequência de corte passa-altas caindo a 3 Hz. Inversamente, uma frequência de corte passa-altas de 20 Hz é usada para contrações mais dinâmicas. Existe muito pouca potência de sinal acima de 500 Hz no sinal EMGs, assim, a frequência de corte passa-baixas é definida neste ponto -3 dB. Outras frequências de corte passa-baixas podem ser usadas, e o limite superior da frequência depende em certa medida do tamanho e da função do músculo. Métodos para determinar o conteúdo de frequência do sinal serão apresentados em um momento posterior. Eletrodos invasivos registram diretamente a atividade muscular que não é atenuada por fáscia, gordura e pele. Assim, pode haver uma potência significativa no sinal padrão de interferência até 1000 Hz, de modo que a frequência de corte passa-baixas é geralmente fixada a este ponto -3 dB. Para facilitar a identificação da unidade motora dos registros invasivos, a passa-faixa é normalmente definida de 1 kHz a 10 kHz.

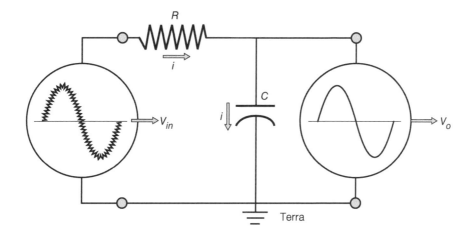

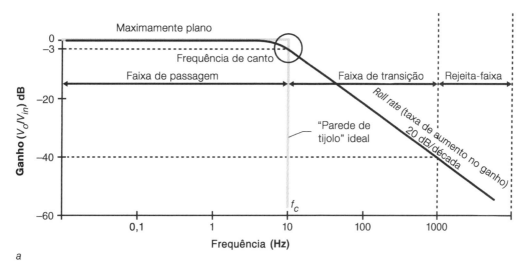

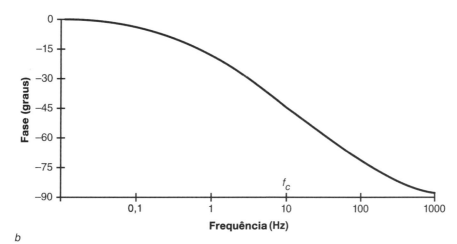

FIGURA 3.14 (a) O circuito filtro analógico passa-baixas ilustra a relação entre a voltagem de entrada (V_{in}) e a voltagem de saída (V_o), em função do arranjo específico entre o capacitor (C), o resistor (R) e o fluxo de corrente (i). (b) Diagrama de Bode para um circuito filtro analógico passa-baixas.

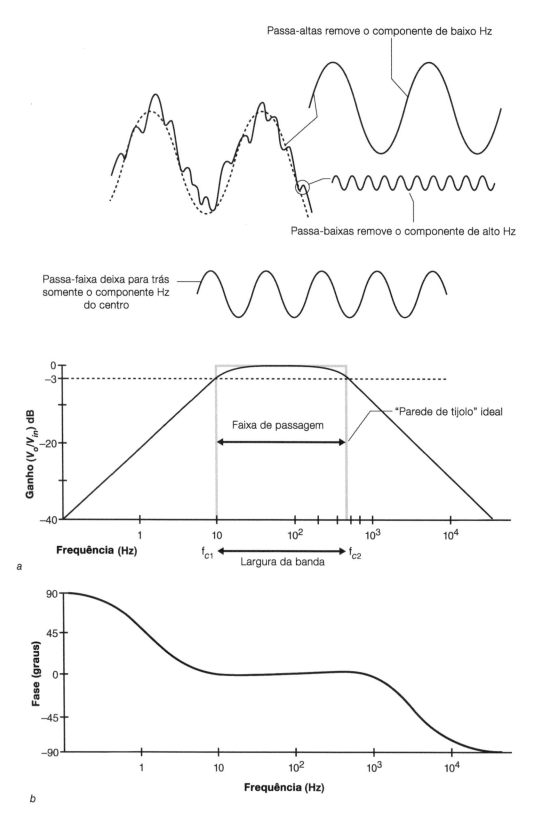

FIGURA 3.15 O circuito filtro analógico passa-faixa. (a) Sinais eletromiográficos têm componentes de baixa, média e alta frequências. (b) Diagrama de Bode para um circuito filtro analógico passa-faixa.

Aplicações Práticas

Com a introdução do diagrama de Bode e da unidade decibel, estamos em melhor posição para apreciar os efeitos de filtragem sobre o sinal EMG, exceto aqueles impostos pelo amplificador. Já mencionamos antes no capítulo que o sinal EMG é alterado quando percorre o tecido muscular. A figura 3.16 ilustra a resposta de frequência do tecido muscular no que diz respeito ao sinal EMG. Quando o conteúdo de frequência do sinal EMG aumenta, existe uma atenuação progressiva. A magnitude da atenuação é também dependente da distância, aumentando quando a fonte se afasta da superfície de detecção, de $h = 0,2$ a 50 mm. Embora as linhas no conjunto difiram na magnitude da curvatura, todas descrevem uma função de filtragem passa-baixas. A distância intereletrodo também afeta o conteúdo de frequência do sinal EMG. Recorde que eletrodos bipolares de superfície funcionam como um filtro comb, permitindo passar algumas frequências enquanto atenua outras. A figura 3.17 mostra a função de filtragem para eletrodos de superfície bipolares com uma DIE de 2 cm e uma velocidade de condução da fibra muscular de 4 m/s. Observe que a função de filtragem do eletrodo bipolar se assemelha a uma série de regiões passa-faixa progressivamente restritivas. A locação de cada lobo depende tanto da velocidade de condução da fibra muscular quanto da DIE. Em contraste, eletrodos de agulha têm uma função passa-altas muito simples.

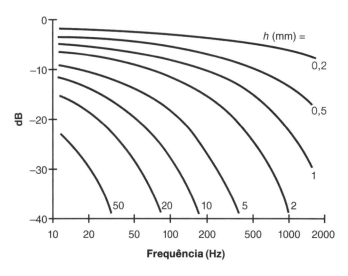

FIGURA 3.16 Filtragem de tecido passa-baixas do sinal eletromiográfico em função da distância das fibras ativas (h).

Reproduzido, com permissão, de L.H. Lindström e R.I. Magnusson, 1977, "Interpretation of myoelectric power spectra: a model and its applications", *Proceedings of the IEEE* 65: 654 © 1977. IEEE.

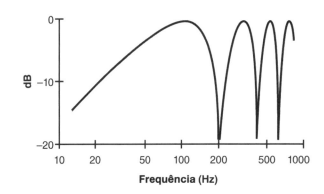

FIGURA 3.17 Função de filtragem de eletrodo de superfície bipolar para uma distância intereletrodos de 2 cm e velocidade de condução de fibra muscular de 4 m/s.

Reproduzido, com permissão, de L.H. Lindström e R.I. Magnusson, 1977, "Interpretation of myoelectric power spectra: a model and its applications", *Proceedings of the IEEE* 65: 655 © 1977. IEEE.

Arranjos de Eletrodo

Existem duas outras configurações básicas de eletrodo: *ganho diferencial duplo* e *arranjos de eletrodo*. Os arranjos de eletrodo são discutidos aqui por exigirem um arranjo de amplificadores diferenciais mais complexo. Considere três superfícies de eletrodo consecutivas na caixa pontilhada na figura 3.18. Dois sinais bipolares (E_1 e E_2) podem ser criados se os dois eletrodos externos funcionarem como superfícies ativas (G_1) e o eletrodo central for sua referência (G_2). Os dois sinais bipolares E_1 e E_2 são denominados o primeiro ganho diferencial; eles são transmitidos a um terceiro amplificador para produzir um segundo nível de ganho diferencial:

$$S_1 = E_1 + (-E_2)$$

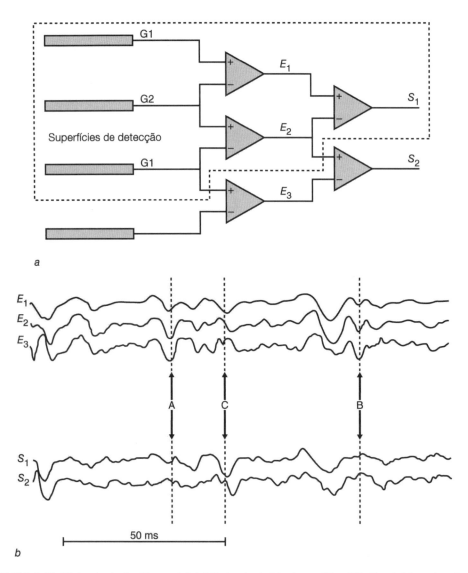

FIGURA 3.18 Eletrodo duplo diferencial. (a) Dois sinais bipolares (E_1 e E_2) são obtidos através do primeiro ganho diferencial. Os dois sinais bipolares são então transmitidos a um segundo ganho diferencial para produzir o sinal "duplo diferencial" (S_1). (b) Três possíveis sinais bipolares, E_1, E_2 e E_3, são plotados. Os três sinais bipolares são usados para criar dois sinais diferenciais duplos: $S_1 = [E_1 + (-E_2)]$ e $S_2 = [E_2 + (-E_3)]$.

Reproduzido, com permissão, de H. Broman, G. Bilotto e C. J. DeLuca. 1985. "A note on the noninvasive estimation of muscle fiber conduction velocity", *IEEE Transactions on Biomedical Engineering* 32: 343. © 1985 IEEE.

O ganho diferencial duplo reduz ainda mais qualquer sinal de modo comum residual, resultando num sinal muito mais "limpo". A seletividade dessas gravações de superfície é aumentada porque o sinal de modo comum associado à diafonia dos músculos adjacentes ou distantes é minimizado (van Vugt e van Dijk, 2001). Os dois sinais bipolares podem ser usados separadamente para avaliar a velocidade de condução da fibra muscular. Se a DIE é conhecida, o tempo que leva para o mesmo potencial viajar entre as duas superfícies bipolares (E_1 e E_2) pode ser determinado com base na taxa de amostragem conhecida.

Arranjos lineares de eletrodo contêm "pilhas" de eletrodos bipolares. O comprimento do arranjo linear é projetado para abarcar uma parte significativa de um músculo específico, de modo a acompanhar a propagação dos potenciais de ação através da membrana (Merletti et al., 2003). O arranjo menor consiste de quatro eletrodos dispostos sobre a superfície da pele para obter dois conjuntos de sinais de ganho diferencial duplo (S_1 e

S_2) (Fiorito et al., 1994). Abaixo do esquema, na figura 3.18b, estão três sinais bipolares (E_1, E_2 e E_3) que produzem dois sinais diferenciais duplos (S_1 e S_2). As linhas de base S_1 e S_2 flutuam muito menos do que E_1, E_2 e E_3 por causa da rejeição de modo comum adicional. A capacidade de observar a propagação de PAFMs entre S_1 e S_2 é consideravelmente reforçada pela redução das fontes de modo comum. Observe que S_2 é o tempo deslocado relativo a S_1.

As superfícies de detecção na figura 3.18 têm uma forma retangular, mas outras geometrias podem ser utilizadas. Eletrodos separados podem ser usados para construir um arranjo, mas é muito mais fácil obter DIEs constantes se os eletrodos forem montados dentro de uma estrutura fixa. Um arranjo fixo de eletrodos diminui consideravelmente o tempo de aplicação. Em ambos os casos, a configuração do eletrodo para ganho diferencial duplo é limitada a grupos musculares grandes o suficiente para suportar a aplicação de um arranjo de eletrodos.

PONTOS-CHAVE

O amplificador tem circuitos que alteram o conteúdo de frequência do sinal. Baixas frequências podem passar não atenuadas através do sistema, enquanto frequências mais altas são removidas (passa-baixas). Se frequências mais altas podem passar não atenuadas e as mais baixas são removidas, o sistema é definido por um filtro passa-altas. Um filtro passa-faixa remove frequências altas e baixas, permitindo passar somente as intermediárias.

- A resposta de frequência do sistema caracteriza o quão bem o amplificador funciona em termos de filtragem passa-baixas, passa-altas e passa-faixa, ou seja, ela caracteriza o quão bem o amplificador remove as frequências indesejadas.
- Um diagrama de Bode é um gráfico que descreve a resposta de frequência do sistema plotando a relação entre entrada e saída de sinal para sinusoides sobre uma ampla faixa de frequências.
- A taxa de amplitude entre saída e entrada do sinal numa determinada frequência é o ganho de sistema. O ganho de sistema é expresso em decibéis. O eixo y do diagrama de Bode é o ganho de sistema, e o eixo x é a faixa de frequências de interesse.

Aterramento

Medições elétricas são baseadas numa diferença de potencial (voltagem) que requer um ponto de referência. O ponto de referência mais conveniente para fazer medições padronizadas é o potencial de terra, ao qual atribuímos o valor de voltagem zero, embora potenciais de terra não zero sejam possíveis. A terra pode realmente conduzir eletricidade, de modo que o potencial de terra possa variar entre diferentes locais. Esse fato tem implicações importantes que serão discutidas nas seções posteriores. Em qualquer caso, o potencial de referência é literalmente obtido por meio de uma conexão de fios a uma estaca metálica enterrada no solo. A resistência do caminho de condução à terra é geralmente muito baixa. O eletrodo de referência em EMG também é referido como o *terra* porque o potencial de terra serve como valor de referência. Existe uma ligação entre o solo real e a tomada elétrica de três fios. O primeiro fio (preto) é *quente*, pois fornece a corrente ao aparelho. O segundo fio (branco) é considerado neutro, pois carrega o retorno da corrente do aparelho para o solo. O terceiro fio (verde) não carrega nenhuma corrente e está ligado diretamente à terra para fins de segurança.

Aterramento de Segurança

O equipamento de laboratório é construído de forma que o chassi que abriga o circuito é eletricamente isolado dos fios que conduzem energia aos circuitos. Isso é realizado por meio da utilização de fios isolados, de modo que o chassi não se torne eletricamente "quente". O desgaste (ou o abuso geral) dos fios pode causar a perda do isolamento. Uma seção do fio pode ficar exposta e realmente tocar o chassi. Este, por sua vez, terá a mesma voltagem do fio exposto. Se uma pessoa toca o chassi enquanto ele estiver em contato com a terra, o corpo irá funcionar como um resistor entre o chassi e a terra e formará um circuito completo. A corrente fluirá através do corpo enquanto ele experimenta uma queda de voltagem desconfortável.

Para se proteger desse perigo de choque, o chassi inclui uma conexão de muito baixa resistência à terra por meio do terceiro fio (verde). Esse caminho de baixa resistência oferece menos impedância ao fluxo de corrente do que qualquer outro caminho condutor através do aparelho. Quando o fio exposto toca o chassi, a corrente fluirá para o solo em vez de fluir pela pessoa (figura 3.19). Existe sempre certa quantidade de **corrente de fuga** fluindo pelo equipamento de laboratório. Isso se deve ao acoplamento capacitivo entre o chassi e a linha de força "fio quente", os circuitos internos e outro cabeamento externo. É importante assegurar que as correntes de fuga sejam sempre mantida sem um patamar mínimo. A Comissão Eletrotécnica Internacional (IEC) publicou orientações escritas sob o código IEC 60950 (antiga IEC 950). Uma corrente de não mais que 3,5 mA é permitida para equipamento estacionário não clínico (permanentemente conectado). Limites de corrente de fuga de equipamentos clínicos são muito mais baixos. A tabela 3.1 mostra os efeitos de várias correntes de fuga no corpo humano.

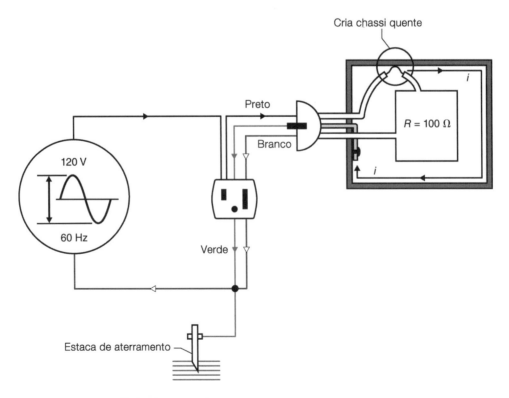

FIGURA 3.19 Aterramento de equipamento de segurança.

WOLF, STANLEY, *Guide to electronic measurements and laboratory practice*, 2. ed, © 1983, p. 50. Adaptado com permissão da Pearson Education Inc., Upper Saddle River, Nova Jersey.

TABELA 3.1 Efeitos do Tamanho da Corrente

Corrente	Efeito
1 mA	Apenas perceptível
Até 10mA	Sensação de formigamento
15mA	Contração muscular – incapacidade para "relaxar"
15-100mA	Dor, desmaios, dificuldade de respirar
100-500mA	Fibrilação ventricular
> 500 mA	Reiniciar do coração quando a corrente para
6A	Contração muscular sustentada do coração
> 6A	Paralisia respiratória temporária e queimaduras graves

Lembre-se de que o potencial de terra pode variar substancialmente entre diferentes locais. Se o amplificador é ligado a uma tomada diferente daquela de outros equipamentos em uso, existe a possibilidade de os dois instrumentos estarem com diferentes potenciais. Pode ocorrer uma queda de voltagem através do cabo, estendendo-se do amplificador ao computador, o que resulta num constante contrabalanço no sinal digitalizado. Pior ainda, o amplificador e o computador analógico-digital (A/D) podem formar um *loop* completo de corrente, que é mediado pelo cabo interveniente e o plano terra entre as tomadas separadas (figura 3.20). Como o *loop* está associado com o solo, que, por projeto, é supostamente um caminho condutor de baixa impedância, mesmo a menor diferença de voltagem resultará num grande fluxo de corrente. Existe uma forte possibilidade de que 60 Hz de correntes de terra, associados a outros sistemas de alimentação por perto, poderiam facilmente fluir para o **loop de terra**. Sempre que um *loop* condutor fechado abrange uma grande área, esse é também altamente suscetível à captação indutiva de campos eletromagnéticos. A blindagem não reduz a interferência por estar ligada ao terra, e tanto a blindagem quanto o terra são parte do *loop*. A única maneira de minimizar o *loop* de terra é ligar o amplificador e o equipamento acessório na mesma tomada e colocá-los próximos um do outro. Se não houver receptáculos suficientes para ligar todo esse equipamento na mesma tomada, um transformador de isolamento pode ser usado para conectar uma barra de energia com várias tomadas.

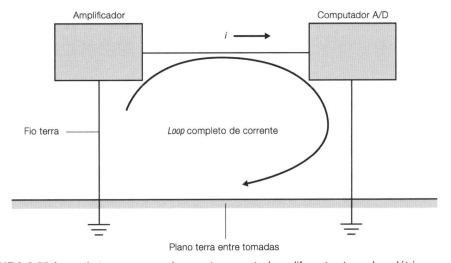

FIGURA 3.20 *Loop* de terra para equipamento conectado a diferentes tomadas elétricas.
WOLF, STANLEY, *Guide to electronic measurements and laboratory practice*, 2. ed, © 1983, p. 399. Adaptado com permissão da Pearson Education, Inc., Upper Saddle River, Nova Jersey.

🗝 PONTOS-CHAVE

O terceiro conector numa tomada elétrica de três pinos está ligado a uma estaca de metal enterrada no solo, referida como um terra. O terra tem várias finalidades. Inicialmente, ele serve como segurança caso o chassi do equipamento de laboratório se torne eletricamente quente por causa de um fio exposto ou de uma corrente de fuga excessiva. O terra apresenta um trajeto altamente condutor para que essas correntes fluam por ele em vez de fluirem pelo sujeito ou paciente.

Aterramento de Sinal

Existem duas formas básicas de ruído: elétrico e magnético. Um campo elétrico circunda um condutor que transporta uma carga líquida. O fluxo de corrente dentro do condutor, então, gera um campo magnético. Se a carga ou a corrente muda de forma cíclica como uma função do tempo (ou seja, 60 Hz), a força dos campos elétricos e magnéticos seguirá o mesmo ciclo. Dois fios na proximidade um do outro podem tornar-se *capacitivamente acoplados*, embora não exista uma conexão física entre eles (figura 3.21). É importante lembrar que as placas do capacitor são separadas por um espaço, por isso nenhuma conexão física é necessária. Um fio (linha de força) comporta-se como uma placa, e o cabo-eletrodo (*electrode lead*) é a outra placa. Lembre-se de que a voltagem principal da energia norte-americana alterna entre ±120 V a 60 Hz. Quando a linha de força cicla a valores positivos, como um lado da placa do capacitor, atrairá elétrons em direção a ele da placa oposta. O lado da linha de força da placa irá, então, repelir elétrons da placa oposta quando ela cicla a valores negativos. O resultado é que variações de voltagem nos cabos-eletrodos seguirão o mesmo ciclo de 60 Hz que a linha de força. Esse tipo de ruído elétrico externo é tão penetrante que tem seu próprio nome, "*ronco*". Presumivelmente, esse é o som que o ruído faria se os cabos fossem conectados também a um alto-falante.

Campos elétricos têm um longo alcance e não é possível reduzi-los simplesmente movendo os equipamentos para longe da fonte. O problema do acoplamento capacitivo associado com campos elétricos pode ser reduzido apenas pela utilização de *cabos blindados*. Estes são compostos de três camadas. Um condutor de sinal no centro é coberto por uma camada isolante flexível que é, então, rodeada por uma bainha metálica entrançada. Campos elétricos estáticos não podem penetrar essa bainha. Se a blindagem também é aterrada por meio do amplificador, a corrente capacitiva fluirá através dele para o terra em vez de fluir para os terminais de entrada. Uma blindagem aterrada pode não eliminar a captação de sinais de interferência pelo condutor de sinal, mas pode reduzi-la por um fator de 100 a 1.000. *Cabos coaxiais* geralmente são usados para todas as outras conexões no laboratório, como aquela entre o amplificador e a placa de conversão A/D no computador. Cabos coaxiais também são blindados, mas consistem de dois condutores. Tais tipos de cabos têm um condutor externo que circunda um condutor interno. Correntes nos dois condutores fluem em direções opostas, para que seus respectivos campos eletromagnéticos se anulem. Assim, os sinais podem ser transmitidos em cabos coaxiais sem causar interferência em outros aparelhos eletrônicos do laboratório.

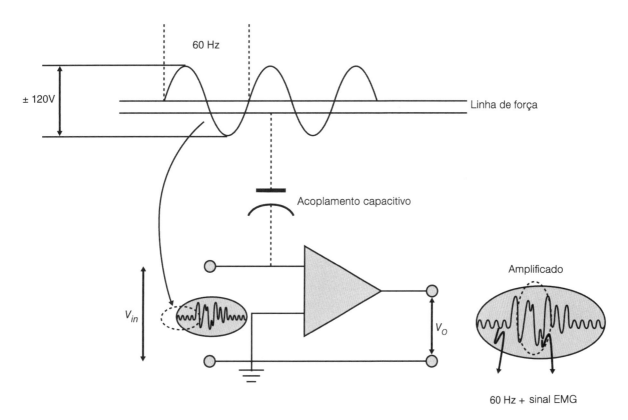

FIGURA 3.21 Interferência na alimentação elétrica através de acoplamento capacitivo entre a linha de força e os fios do equipamento.

A *interferência capacitiva* envolve o campo eletrostático que existe entre condutores em diferentes potenciais. A interferência indutiva surge de campos magnéticos que são associados com condutores de corrente. Se a corrente mudar com o tempo, assim também mudará o campo magnético. A circulação de corrente nos cabos de energia em instrumentos de laboratório e nas paredes e tetos em torno é a fonte predominante de ruído. Motores elétricos são os piores para gerar campos magnéticos. Eles são realmente muito abundantes em alguns edifícios (bombas elétricas, máquinas de refrigerantes e esteiras).

Campos magnéticos, infelizmente, não podem ser reduzidos por blindagem, mas são muito afetados pela distância da fonte. O campo magnético gerado por um fio condutor de corrente tem pouco impacto além de 0,5 a 0,7 m. Assim, a primeira linha de defesa é manter os cabos de força o mais longe possível de outros equipamentos. O comprimento e o arranjo do fio são as próximas considerações para a redução do ruído. Uma *indução magnética* do fluxo de corrente em cabos-eletrodo (*electrode leads*) pode ser considerável, e quanto maior o cabo, maior a corrente induzida. Diminuir o comprimento do cabo-eletrodo é importante não apenas para reduzir as quedas de voltagem, mas também para minimizar a área de *loop* indutiva. Trançar os fios diminui mais a área de *loop* e muda sua orientação com relação ao campo magnético. As correntes positivas e negativas induzidas pelas mudanças periódicas em orientação devem se anular mutuamente.

Suponha agora que cabos-eletrodo trançados são usados e que ambos são blindados. Aqui, um novo problema surge. O paciente age como a outra placa do capacitor para a linha de força (figura 3.22). Felizmente, o amplificador diferencial presume que o corpo todo seja uma placa de capacitor e que qualquer linha de força nas proximidades constitua a outra placa. O corpo é um excelente condutor e propagará uma voltagem à frequência da linha de força; não haverá diferença entre quaisquer dois pontos no corpo com relação à amplitude da voltagem específica para a frequência da linha de força. Desse modo, o corpo inteiro tem um sinal de modo comum. A única diferença entre dois pontos se deve à geração de potenciais de ação musculares. Os sinais em G1 e G2 são referenciados contra o potencial zero do terra. Individualmente, a situação para cada eletrodo representado na figura 3.22 assemelha-se àquela mostrada na figura 3.21. A entrada em G1 e G2 inclui um modo comum e sinais biológicos. O TRMC do amplificador é, então, usado para atenuar o sinal de modo comum. A partir daí, o amplificador obtém a diferença entre G1 e G2 e aumenta a magnitude do sinal, que agora é predominantemente biológico.

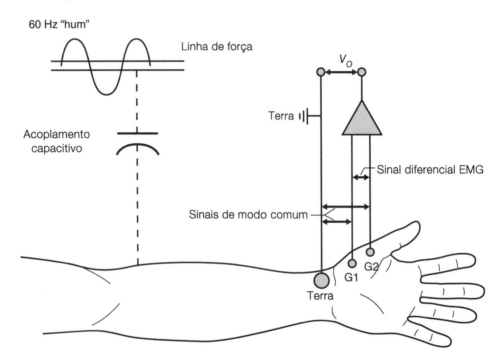

FIGURA 3.22 Interferência na linha de força por meio de acoplamento capacitivo entre a linha de força e o corpo humano.

O uso de amplificadores à bateria é uma maneira de reduzir o acoplamento eletrostático (ronco). Esses amplificadores também são benéficos para evitar *loops* de aterramento por reduzir a indução eletromagnética. Contudo, essas formas de interferência são tão penetrantes que amplificadores à bateria podem não resultar numa diminuição significativa do ruído. A análise custo-benefício é deixada ao consumidor individual.

PONTOS-CHAVE

- O potencial de terra é tomado como ponto de referência zero contra o qual a atividade elétrica muscular é avaliada. Portanto, existe uma conexão direta entre o eletrodo terra e a função terra real do amplificador.
- Cabos e pessoas podem se tornar capacitivamente acoplados com fios e equipamentos eletrônicos ao ficarem próximos uns dos outros. O resultado é a presença de variações de voltagem de 60 Hz ("ronco") na linha de base da

atividade eletromiográfica. O eletrodo terra e os cabos aterrados fornecem um caminho condutivo para essas correntes induzidas, de modo a minimizar seu impacto sobre as medições registradas.

Interface de Computador

A interface de computador envolve converter o sinal EMG analógico numa forma de onda digital. Um programa de computador pode ser escrito para processar o sinal digital numa forma significativa que permita sua mensuração. É evidente que a amplitude básica e a sincronização podem ser extraídas diretamente de um osciloscópio, mas medidas mais sofisticadas requerem um programa de computador. A interface de computador pode afetar a mensuração de EMG e a interpretação correta do sinal no mesmo grau que a filtragem, que é mais importante. A razão é que, se os dados foram coletados corretamente, erros no pós-processamento podem ser potencialmente corrigidos. Contudo, se o sinal EMG não for digitalmente provado na taxa correta ou se sua resolução vertical não for estabelecida corretamente, os erros não serão tão facilmente corrigidos e os dados poderão ter de ser coletados novamente.

Amostragem

O sinal EMG analógico é enviado do amplificador ao computador, onde é digitalizado. Por sua vez, o computador usa seu relógio interno para enviar um sinal que abre um interruptor eletrônico a um circuito *sample-and-hold* (amostragem e retenção) (figura 3.23). Um capacitor no circuito é usado para manter o sinal analógico quando o computador atribui a ele um valor digital enquanto o interruptor estiver aberto (tempo de abertura). O tempo de abertura é normalmente muito pequeno (ou seja, 3 ns). Um *software* comercialmente disponível é utilizado para controlar o computador e especificar a frequência de amostragem do sinal analógico. A taxa de amostragem é dada em hertz (amostras por segundo). Um sinal analógico de 2 segundos amostrado a 8 Hz resultará em 16 valores discretos. O gráfico amplitude-tempo do sinal digital segue o padrão geral da entrada analógica. Não é difícil ver que uma versão digital mais representativa do sinal analógico pode ser obtida com uma maior taxa de amostragem.

Resolução Horizontal

Considere formas de onda de frequência baixa, moderada e alta (figura 3.24). As três formas de onda são amostradas na mesma taxa. Os círculos representam os tempos exatos de amostragem quando o interruptor eletrônico abre e o computador cria uma representação digital da amplitude. Imediatamente depois de cada sinal analógico, há a representação digital da amplitude de cada tempo de amostra. Obviamente, a taxa de amostragem é mais apropriada para a onda de frequência mais baixa. Tanto a amplitude quanto a forma são bem preservadas. A taxa de amostragem fica quase no limite para a frequência moderada. A amplitude e a forma ainda estão preservadas, mas não tão bem quanto a forma de onda de frequência mais baixa. Em contraste, a forma de onda de alta frequência foi completamente distorcida. Primeiro, há uma redução da amplitude inicial, e a frequência da forma de onda foi submetida ao efeito de subamostragem (*aliased*) de 15 Hz, descendo até 5 Hz. **Aliasing** (ou subamostragem) é o erro que ocorre quando a taxa de amostragem é baixa demais para capturar a frequência da forma de onda de interesse.

Aliasing é uma observação comum nos filmes cinematográficos. Por exemplo, os propulsores sobre um aeroplano aumentam em velocidade, então, parecem desacelerar, parar e realmente reverter a direção. Esse fenômeno resulta de um descompasso entre a taxa de amostragem (velocidade do obturador) da câmera e a frequência de rotação do propulsor. A alta frequência é reduzida pelo efeito de subamostragem (*aliased down*) a uma frequência baixa.

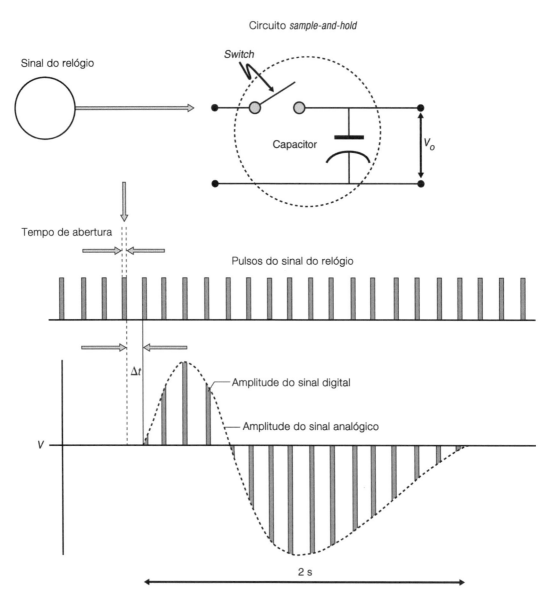

FIGURA 3.23 Amostragem do sinal analógico. Um sinal do relógio interno do computador é enviado a um circuito *sample-and-hold*. Os pulsos verticais mostrados abaixo do circuito representam a taxa na qual o sinal abaixo é amostrado. O resultado é um valor de amplitude do sinal analógico original num ponto discreto no tempo.

Adaptado, com permissão, de S. Wolf, 1988, "Computer application in electromyography". Em *Practical electromyography*, 2. ed., editado por E.W. Johnson (Baltimore: Williams & Wilkins), p. 467.

Sendo o sinusoide uma forma de onda simétrica, é necessário um mínimo de dois pontos por ciclo para definir sua frequência. Se o intervalo de tempo entre esses dois pontos é Δt, a taxa de amostragem é de $1 / \Delta t$, e a mais alta frequência que pode ser representada por essa taxa de amostragem é $f_c = 1 / (2\Delta t)$. A frequência $f_c = 1 / (\Delta t)$ é chamada de frequência de corte, frequência de Nyquist ou **frequência de retraimento**. Para uma taxa de amostragem específica de $1/\Delta t$, qualquer frequência maior que $f_c = 1 / (2\Delta t)$ será rebatida (ou *aliased* – submetida ao efeito de subamostrage) dentro da faixa de frequência entre 0 e $f_c = 1 / (2\Delta t)$. Por exemplo, um intervalo de tempo de $\Delta t = 0,01$ corresponde a uma taxa de amostragem de $1 / 0,01 = 100$ Hz. A mais alta frequência que pode ser representada por essa taxa de amostragem é de $1 / (2 \times 0,01) = 50$ Hz. $1/(2 \times 0,01) = 50$ Hz. Qualquer frequência superior a 50 Hz será rebatida entre 0 e 50 Hz e será confundida com dados nessa faixa mais baixa. Para qualquer frequência específica (*f*) na faixa $0 \leq f \leq f_c$, as frequências mais altas que serão submetidas ao efeito de subamostragem com *f* são dadas por

$$\tilde{f} = (2f_c n \pm f), \; n = 1, 2, 3$$

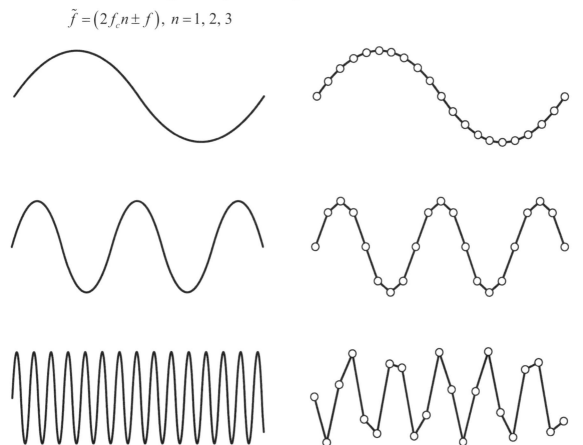

FIGURA 3.24 Resolução horizontal do sinal. Sinais de frequência baixa, média e alta (à esquerda) amostrados à mesma taxa (direita). Uma vez que os sinais são amostrados na mesma taxa, existe exatamente o mesmo número de marcadores para cada forma de onda, e todas ocorrem nos mesmos pontos no tempo.

Usando nosso exemplo anterior, no qual $\Delta t = 0,01$ e $f_c = 50$ Hz, frequências mais altas submetidas ao efeito de subamostragem com $f = 20$ Hz são $f = 80, 120, 180, 220, 280$ Hz, e assim por diante. Isso pode ser observado como uma potência de sinal anormalmente alta (bojo) numa região de frequência inesperada (Marmarelis e Marmarelis, 1978; Bendat e Piersol, 1971). *Aliasing* (subamostragem) pode ocorrer se o filtro *roll rate* (taxa de aumento no ganho) não for íngreme o suficiente para evitar a subamostragem perto da região de corte (figura 3.25). É importante considerar a faixa de transição ao estabelecer a taxa de amostragem.

Chamado pelo nome do engenheiro Harry Nyquist (1928), o teorema de amostragem de Nyquist afirma que a taxa de amostragem deve ser duas vezes o componente de mais alta frequência presente no sinal. A taxa de amostragem (frequência) que é duas vezes a frequência mais alta presente no sinal analógico original é chamada **frequência de Nyquist**.

Uma vez que ela nem sempre é conhecida *a priori*, é uma boa prática remover componentes indesejados de alta frequência (filtro passa-baixas) do sinal analógico antes de ele ser digitalizado pelo computador. Uma filtragem passa-baixas numa frequência de corte (f_c) especificada pela taxa de amostragem evitará que frequências mais altas sejam rebatidas entre 0 e f_c. Esses filtros geralmente são incorporados a amplificadores comerciais e chamados *filtros anti-aliasing*. É importante notar que o teorema de amostragem é um limite mais baixo, análogo à taxa utilizada para a forma de onda de frequência moderada. Na prática, normalmente se amostra um sinusoide entre 15 e 20 vezes, a fim de reproduzir fielmente sua forma em ambos os domínios de amplitude e frequência.

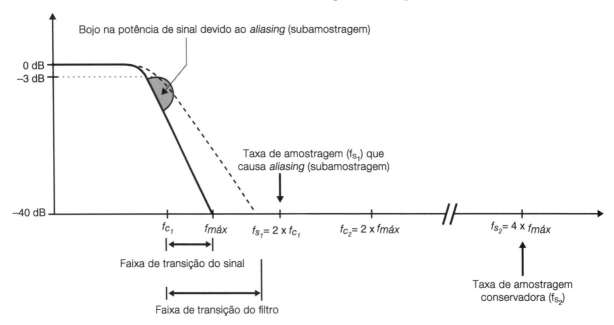

FIGURA 3.25 O aumento ou "bojo" em potência de sinal por causa do *aliasing* perto da frequência de corte na faixa de transição para o filtro *anti-aliasing* no amplificador.

A taxa de amostragem de Nyquist foi originalmente usada porque o espaço de armazenamento e a potência da CPU eram limitados, de modo que os pesquisadores tiveram realmente de estimar os requisitos mínimos. Os seguintes procedimentos são recomendados para determinar as frequências de corte e de amostragem dos dados piloto se existir qualquer incerteza sobre o conteúdo de frequência do sinal. Primeiro, é preciso superamostrar o sinal (isto é, 100 kHz) para garantir que a frequência de retraimento esteja bem além da área de frequência do sinal de mais alta frequência normalmente observado em EMG. Em segundo lugar, é necessário calcular o espectro de potência do sinal digital resultante. O ponto -40 dB deve ser usado para designar o componente de frequência máxima de interesse ($f_{máx}$). Existe muito pouca energia de sinal utilizável além do ponto -40 dB (1%). O corte do filtro passa-baixas (f_c) deve ser definido para 1,5 a 2 vezes maior que $f_{máx}$, dependendo do *roll rate* (taxa de aumento no ganho) do filtro *anti-aliasing*. A figura 3.25 ilustra que (f_c) é ajustado para a faixa de transição para definir uma taxa de amostragem mais realista para o exemplo *aliasing*. A nova taxa de amostragem é, então, $4 \times f_{máx}$. A taxa de amostragem mais alta também tem a vantagem de preservar a estrutura de amplitude do sinal.

Multiplexação

Em muitos casos, o sinal EMG é obtido simultaneamente com outros sensores, como um elemento de carga (força) ou potenciômetro (deslocamento). Múltiplos sinais podem ser enviados para uma placa A/D, que amostra cada um sequencialmente por meio de um interruptor eletrônico chamado de *multiplexador*. Considere um experimento com dois eletrodos EMG (canais 1 e 2) e um elemento de carga (canal 3). Os canais 1 e 2 são o bíceps e o tríceps braquial, respectivamente. O canal 3 é usado para registrar a força máxima isométrica de flexão do cotovelo. A placa A/D amostrará os canais 1, 2 e 3 em sequência para obter o primeiro ponto de dados. O segundo ponto de dados será obtido quando a placa A/D retornar ao canal 1 para começar o processo novamente, e assim por diante durante o período de amostragem. O tempo de amostragem entre os canais deve ser considerado.

Por exemplo, o **atraso eletromecânico (AEM)** é o tempo entre os *onsets* da EMG e da força. O tempo AEM é frequentemente usado para alinhar a atividade muscular a eventos mecânicos. Contrações isométricas têm tipicamente um AEM entre 10 e 20 ms. Se a taxa de amostragem é de 1.000 Hz, cada ponto de dados representa 1 ms. Isso se traduz em uma diferença de 2 ms entre os canais 1 (bíceps) e 3 (força). O erro potencial é de 10 a 20% em tempo de AEM. A situação degrada à medida que o número de canais aumenta. A taxa de amostragem desejada de um canal deve ser multiplicada pelo número total de canais A/D em uso. Nesse exemplo, a placa A/D deve, portanto, ser definida para amostrar a 3.000 Hz. Vendedores comerciais de placas de aquisição de dados frequentemente anunciam a taxa de amostragem máxima para um único canal. A taxa máxima de um canal deve ser distribuída pelo número total de canais que estão sendo amostrados.

Quantização

O processo no qual se atribui um valor digital a um sinal analógico é denominado *quantização*. O intervalo de entrada de placas de conversão *analógico a digital* (A/D) pode variar, mas o de 10 V é bastante comum. É mais apropriado medir sinais de EMG no modo bipolar com uma gama de ±5 V. Computadores usam o sistema binário para representar a amplitude de voltagem como uma série de uns e zeros num sistema de numeração de base 2, no qual, cada 1 ou 0 é um único dígito binário, ou *bit* para abreviar. A resolução das placas A/D é finalmente determinada por um fator de 2^n, no qual *n* é o número de bits. Por exemplo, uma placa A/D 4-bit tem $2^4 = 16$ combinações únicas de uns e zeros para produzir 16 números diferentes. Uma faixa de entrada de 10 V é dividida em 16 diferentes níveis de voltagem (tabela 3.2).

TABELA 3.2 Representação binária dos níveis de voltagem para uma placa A/D quatro bits com uma faixa de entrada de 10 V

Voltagem de entrada	Nível de voltagem	Número binário
0,000-0,625	0	0000
0,625-1,250	1	0001
1,250-1,875	2	0010
1,875-2,500	3	0011
2,500-3,125	4	0100
3,125-3,750	5	0101
3,750-4,375	6	0110
4,375-5,000	7	0111
5,000-5,625	8	1000
5,625-6,250	9	1001
6,250-6,875	10	1010
6,875-7,500	11	1011
7,500-8,125	12	1100
8,125-8,750	13	1101
8,750-9,375	14	1110
9,375-10,00	15	1111

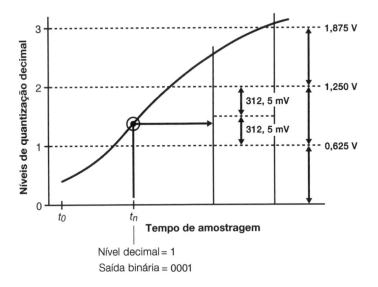

FIGURA 3.26 Erro de quantização associado ao ato de arredondar a voltagem ao ponto médio de cada nível. O nível decimal identificado é 1, com uma saída binária de 0001.

Como o primeiro nível é de 0 a 1, o último nível é numerado como 15. Os níveis numerados sempre terminam em $2^n - 1$. O *step size* ou *tamanho do passo* (resolução) de cada nível de voltagem é de 625 mV. Assim, o *valor médio* de cada nível de voltagem é o nível de voltagem mais 312,5 mV. A placa A/D primeiro determina o nível de voltagem adequado para o sinal observado. Em seguida, avalia a amplitude do sinal em relação ao valor médio para esse nível (figura 3.26). O sinal observado é designado como *valor mínimo*, se for abaixo do valor médio, ou como *valor máximo*, se estiver acima do valor médio. Note que o valor máximo do nível precedente é o valor mínimo do seguinte. O arredondamento em relação ao valor médio é chamado **erro de quantização**. Nesse caso, o erro de quantização (EQ) é 312,5 mV, mas uma fórmula mais geral é

$$EQ = \frac{\text{resolução A/D}}{2}$$

Uma resolução mais alta pode ser obtida com o uso de uma placa A/D de 12 ou 16 bits. Para uma placa A/D de 12-bit, o intervalo de entrada 10 V seria dividido em 4.096 níveis de voltagem, com um tamanho do passo (resolução) de 2,44 mV. O EQ é, então, 1,22 mV. Tecnicamente, a limitação para aumentar o número de *bits* de um conversor A/D é o tempo de processamento adicional necessário para avaliar (por aproximação sucessiva) o nível de quantização preciso para a amplitude de sinal observada. Contudo, as velocidades de processamento têm aumentado dramaticamente, e essa já não é uma consideração grave. A figura 3.27 ilustra uma onda senoidal amostrada por um conversor A/D de 4-bit. Evidentemente, um aumento no número de *bits* (resolução) resultaria numa forma de onda mais suave, mais precisa.

Resolução Vertical

É importante ter uma boa estimativa das amplitudes máximas EMG que serão observadas no estudo. O ganho do amplificador deve, então, ser ajustado para corresponder à variação de entrada da placa A/D. As linhas horizontais na figura 3.28 representam o mesmo número de níveis de voltagem para cada forma de onda. A única diferença entre os gráficos é o ganho do sinal de entrada.

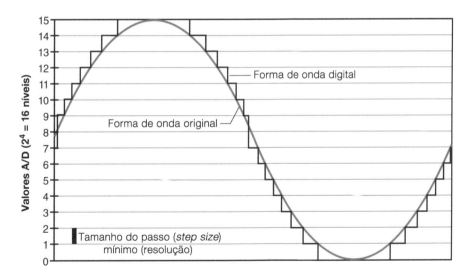

FIGURA 3.27 Amostragem analógico-digital de uma onda senoidal usando um conversor de 4-*bits*. O sinal analógico original é sobreposto ao sinal digital de 4-*bit*.

Considere uma placa A/D de 12 bits com faixa de entrada de 10 V (±5 V). Existem 4.096 níveis com um tamanho de passo (resolução) de 2,44 mV. Um sinal EMG com uma amplitude P-P de 5 mV ocupará apenas os dois níveis do meio da placa A/D. A representação digital do sinal será muito pouco perceptível (figura 3.28*a*). Se o ganho do amplificador é definido a 2.000, o sinal EMG terá uma amplitude P-P de 10 V e utilizará todos os 4.096 níveis da placa A/D. Para retornar à magnitude de voltagem original, o sinal de saída deve ser dividido pelo seu ganho. No entanto, na prática, é improvável que venha a existir uma correpondência perfeita entre a amplitude do sinal EMG e a resolução vertical do conversor A/D. Consequentemente, é aconselhável realizar um teste de algumas contrações e definir o ganho do amplificador de modo que o sinal EMG ocupe os dois terços médios do intervalo de entrada (figura 3.28b). Um meio de conseguir isso é monitorar a atividade EMG num osciloscópio definido para o mesmo intervalo de entrada que a placa A/D.

A regra dos dois terços médios é usada para fornecer uma margem de segurança. Não é incomum descobrir que as contrações de teste tenham subestimado as amplitudes P-P máximas esperadas que serão observadas durante o experimento. Se o ganho é definido muito próximo da faixa de entrada cheia, as voltagens EMG podem saturar a placa A/D. Os sinais EMG digitais serão *cortados*, e os dados da sessão de gravação perdidos (figura 3.28c). Calibrar o ganho do amplificador para contrações dinâmicas é particularmente difícil. A amplitude EMG de um movimento dinâmico pode frequentemente ultrapassar a amplitude gerada por uma contração isométrica máxima do mesmo grupo muscular.

A resolução vertical, na verdade, depende de vários fatores. O intervalo de entrada da placa A/D e o número de níveis de voltagem (*bits*) interagem para determinar a magnitude absoluta da resolução de voltagem ou tamanho do passo. Aumentar o ganho para maximizar o intervalo de entrada da placa A/D permitirá mudanças menores na forma de onda a ser resolvida. A incapacidade de ajustar o ganho corretamente é o mesmo que diminuir voluntariamente o número de bits (resolução). O objetivo é aumentar o ganho ao ponto onde a resolução é a melhor possível para a situação particular.

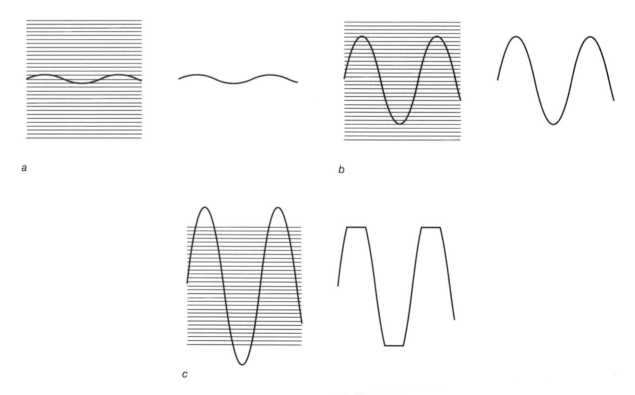

FIGURA 3.28 Interação entre o intervalo de entrada da placa de conversão analógico-digital (A/D) e o ganho do amplificador. O intervalo de entrada da placa A/D é o mesmo para cada forma de onda representada. As linhas horizontais indicam que o número de níveis de voltagem é o mesmo para cada condição. O ganho do amplificador é diferente para cada forma de onda: (*a*) baixo, (*b*) moderado e (*c*) alto.

PONTOS-CHAVE

- A resolução horizontal de uma forma de onda refere-se à frequência na qual ela é amostrada. O teorema de amostragem de Nyquist declara que a frequência de amostragem deve ser duas vezes tão alta quanto o conteúdo de frequência mais alto do sinal.
- O filtro de frequência passa-baixas deve ser estabelecido não mais alto do que metade da frequência de Nyquist. Subamostrar um sinal pode causar *aliasing*, no qual os sinais de frequência mais alta são registrados como sinais de frequência mais baixa.
- O processo pelo qual é designado um valor de voltagem digital ao sinal analógico (conversão A/D) é denominado quantização. As placas do computador (placas A/D), nas quais esse processo ocorre, dividem uma gama de voltagem estabelecida em diferentes níveis (resolução). O número de níveis é determinado por um fator de 2^n, onde *n* é o número de bits.
- Sinais devem ser amplificados para maximizar a gama de voltagem da placa A/D. Se a amplificação é pequena demais, a forma de onda pode ser representada apenas por uns poucos níveis de voltagem. Com super-amplificação, não serão atribuídos de maneira nenhuma aos valores extremos um valor de voltagem, de modo que a máxima e a mínima serão perdidas. Pode-se obter uma ótima resolução vertical da forma de onda selecionando um nível de amplificação tal que a forma de onda ocupe os dois terços médios da faixa de voltagem A/D.

Para Ler Mais

Loeb, G.E., and C. Gans. 1986. *Electromyography for experimentalists*. Chicago: University of Chicago Press.

Normann, R.A. 1988. *Principles of bioinstrumentation*. New York: Wiley.

Pease, W.S., E.W. Johnson, and H.L. Lew. 2006. *Johnson's practical electromyography*. 4th ed. Baltimore, MD: Lippincott Williams & Wilkins.

Winter, D.A. 2005. *Biomechanics and motor control of human movement*. 3rd ed. Hoboken, NJ: Wiley.

capítulo 4

Processamento de Sinal EMG

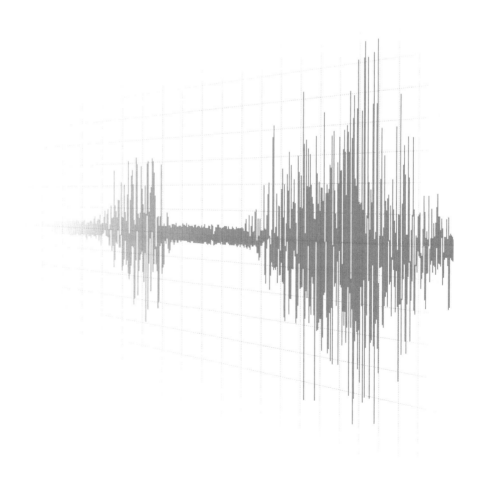

O capítulo anterior apresentou informações necessárias para a aquisição de dados EMG de alta qualidade. Este capítulo abrange os fundamentos do processamento de sinal e as técnicas de redução de dados usados para diminuir o ruído e extrair informações úteis do sinal EMG. Medidas extraídas a partir do sinal EMG caem numa destas três categorias: (1) amplitude, (2) sincronização e (3) frequência.

Amplitude

A amplitude do sinal EMG é usada como medida do *drive* neural ao músculo. No caso de potenciais motores evocados como o potencial de ação muscular composto, a amplitude pico a pico da forma de onda é proporcional ao número de unidades motoras ativadas por estimulação elétrica do nervo periférico. A relação entre o número de unidades motoras e a amplitude do padrão da interferência gerada pela contração voluntária não é óbvia por causa do cancelamento de onda (Keenan et al., 2005).

Natureza do Sinal EMG

Caso valores específicos em pontos futuros no tempo possam ser previstos, o sinal é denominado **determinístico**. Na prática geral, o sinal de qualquer processo que possa ser descrito por uma função matemática $y(t)$ que seja razoavelmente precisa é considerado determinístico. Se valores futuros não podem ser conhecidos, mas seguem um padrão probabilístico, o sinal resultante é considerado **estocástico**. A descrição de um sinal estocástico depende de enunciados de probabilidade e medidas estatísticas, como a média e o desvio padrão (Marmarelis e Marmarelis, 1978; Bendat e Piersol, 1971). A análise do sinal EMG e seu processamento são baseados na suposição de que o sinal EMG é um processo aleatório de média zero (estocástico), cujo desvio padrão é proporcional ao número de unidades motoras e a suas taxas de disparo (Clancy et al., 2002).

Considere um longo segmento de dados EMG gerados durante uma contração (isométrica) estática. Um histograma de amplitude pode ser criado, consistindo da gama total dos valores de amplitude (positiva e negativa), divididos em intervalos iguais (faixas de frequência), e assim a proporção de amplitudes em cada faixa de frequência pode ser determinada. Se o comprimento do segmento de dados é aumentado e o tamanho da faixa de frequência suficientemente diminuído, o histograma de amplitude começa a se assemelhar a uma função contínua (figura 4.1) (Clancy e Hogan, 1999).

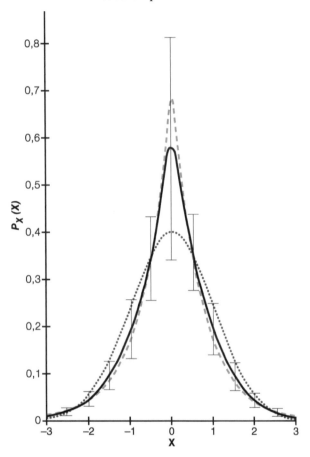

FIGURA 4.1 Curva de distribuição de frequência para a amplitude EMG de superfície. Cada amplitude EMG foi primeiro convertida num escore-z, com média zero e variância unitária. Uma faixa de frequência (*bin*) foi criada para uma pequena gama de amplitudes. A frequência de ocorrência de amplitudes (eixo y) que se encaixam no intervalo para essa faixa de frequência (eixo x) foi estimada. A área sob a curva é normalizada para uma unidade, assim, o resultado é uma função de densidade de probabilidade (FDP). A FDP suavizada é o resultado da média das FDPs individuais da atividade EMG de 660 testes realizados, durante os quais indivíduos executam contrações de força constante a 50% da contração voluntária máxima. As barras de erro verticais representam um desvio padrão, e a linha tracejada é a FDP Gaussiana.

Reproduzido, com permissão, de E. A. Clancy e N. Hogan. 1999, "Probability density of the surface electromyogram and its relation to amplitude detectors", *IEEE Transactions on Biomedical Engineering* 46: 733 © 1999 IEEE.

A função contínua representa a distribuição de probabilidade da amplitude de sinal. A distribuição de probabilidade é uma descrição matemática da probabilidade relativa de um possível resultado. Supõe-se geralmente que a distribuição de probabilidade da amplitude do sinal EMG tenha uma forma (curva normal) *Gaussiana*:

$$p(x) = \frac{1}{\sigma\sqrt{2\pi}} e^{-\frac{(x-\mu)^2}{2\sigma^2}}$$

onde μ é a média e σ é o desvio padrão de *x*, que é o sinal EMG. Há evidências de que a distribuição de probabilidade da amplitude do sinal EMG é dependente da força da contração, aproximando-se de um formato mais Gaussiano como intensidade de contração e de 70% da contração voluntária máxima (Kaplanis et al., 2009).

PONTOS-CHAVE

A estrutura da amplitude do sinal EMG tem uma forma Gaussiana quando plotada como curva de distribuição de frequência.

Detecção de Envelope Linear

A detecção de envelope linear do sinal EMG é a técnica de *demodulação* mais comumente aplicada. Ela é usada para extrair informações da forma de onda EMG observada. A base subjacente para a análise EMG e seu processamento tem suas origens nas telecomunicações, de onde grande parte da terminologia é derivada. Aqui, apresentamos uma breve fundamentação para facilitar a compreensão da terminologia que aparece na literatura sobre EMG.

Demodulação de Sinal de Rádio

Considere um *sinal de informação* a ser transmitido: $S(t) = m\cos\omega_m t$, onde *m* é a amplitude e ω_m é a frequência angular. O sinal que contém a informação normalmente tem uma amplitude e uma frequência baixa (figura 4.2). Assim, a transmissão do sinal de informação requer um *sinal portador* que tenha amplitude e frequência maiores: $A(t) = A_c \cos\omega_c t$, onde A_c é a amplitude não modulada e ω_c é a frequência portadora. O sinal de informação e o sinal portador são combinados para dar um sinal modulado:

A(t) = A$_c$cosω$_c$t (1 + mcosω$_m$t)

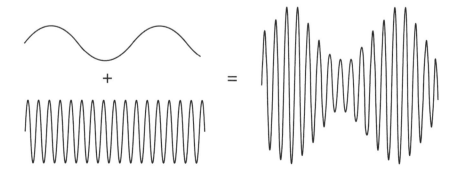

FIGURA 4.2 Criação de um sinal de amplitude modulada. A informação está contida num sinal de amplitude e frequência baixas, sobreposto a um sinal portador de alta frequência (esquerda). O sinal de informação modula a amplitude do sinal portador (direita).

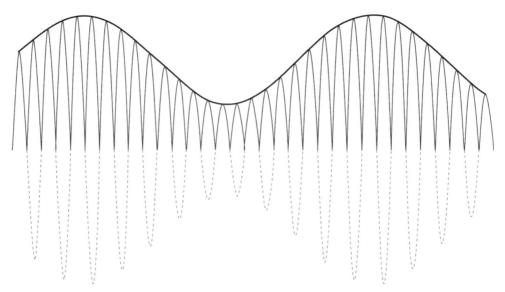

FIGURA 4.3 Envelope do sinal modulado em amplitude. A linha exterior que conecta os picos do sinal modulado em amplitude é o "envelope". A linha pontilhada indica a porção da forma de onda original, na qual o valor absoluto foi tomado para retificar o sinal.

A amplitude do sinal de informação (*m*) aumenta e diminui (ou seja, *modula*) a amplitude do sinal portador (*Ac*) quando as duas formas de ondas são combinadas. O termo "envelope" é usado para descrever o contorno da forma de onda resultante (figura 4.3). Observe que o envelope espelha a modulação do sinal portador e contém, portanto, o sinal de informação. Se o valor absoluto do sinal for tomado, o envelope ainda reflete a modulação, mas com resolução maior.

Assim que o sinal *A(t)* é recebido, o sinal portador deve ser demodulado, para que o sinal de informação possa ser recuperado do sinal sobreposto. Há várias formas de *detectar* a informação no sinal sobreposto. Uma vez que ele é modulado em amplitude, é a amplitude do sinal de informação que deve ser detectada. A técnica de demodulação de amplitude mais prevalente é a *detecção de envelope linear*. O primeiro passo no processo é a *retificação de onda completa (full-wave)*. Ela é o detector linear, pois envolve simplesmente tomar o valor absoluto do sinal bruto (figura 4.3). As linhas pontilhadas na figura 4.3 mostram que a metade de baixo do sinal está na metade de cima do sinal, pois o valor absoluto foi considerado. O componente de alta frequência do sinal portador é, então, removido por filtragem passa-baixas. Isso deixa para trás a forma de onda de mudança lenta associada ao envelope, que é o conteúdo de informação do sinal. O envelope é como uma *média móvel (moving average)* porque segue a tendência geral da forma de onda modulada. A demodulação pode ser implementada como um circuito de *hardware* ou por meio do *software* como parte do processamento *offline* do sinal.

Média Móvel (Moving Average)

É conveniente investigar um pouco mais profundamente a média móvel (*moving average*) porque ela utiliza vários conceitos-chave relacionados a tópicos futuros neste capítulo, um dos quais é a **janela móvel**. A média móvel é aplicada aos dados por meio de uma janela móvel. Considere-se uma janela móvel de três pontos, como ilustrado na figura 4.4*a*. Os valores *y* de t_1 para t_3 são somados, e o resultado é então dividido por 3 para criar o primeiro valor médio ($\bar{x}_1$). Os cálculos continuam da mesma maneira para cada ponto sucedente no fluxo de dados a seguir.

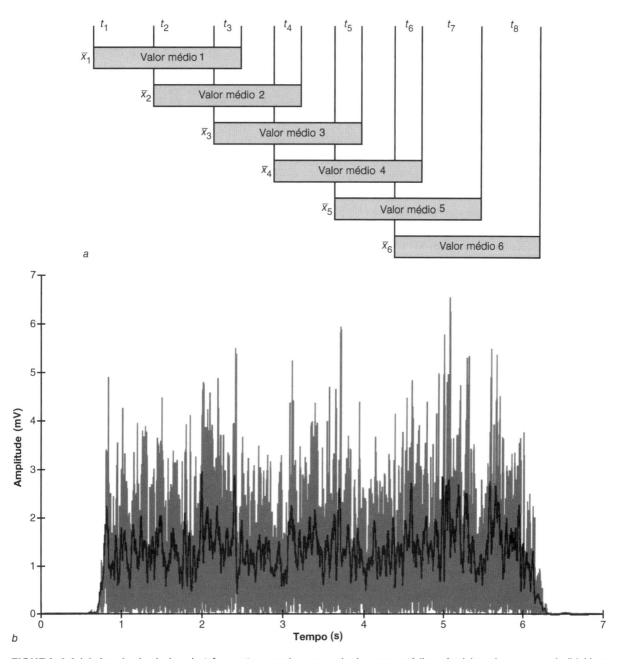

FIGURA 4.4 (a) Janela de dados de três pontos usada para calcular uma média móvel (*moving average*). (b) Uma média móvel (linha preta) foi aplicada ao valor absoluto da atividade EMG de superfície passa-faixa (linha cinza) do bíceps braquial durante uma contração isométrica voluntária máxima dos músculos flexores.

Como a janela móvel se estende dois pontos adiante do ponto atual, o processo deve ser interrompido a dois pontos do final do fluxo de dados ($N - 2$). Assim, o sinal suavizado (ou filtrado) tem dois pontos de dados a menos do que o sinal bruto, e a base de tempo é diferente.

O grau de suavização aumenta com o comprimento da janela móvel, mas o comprimento do sinal filtrado diminui por um montante equivalente ao comprimento da janela móvel. Dessa forma, a magnitude da mudança na base de tempo depende do comprimento da janela (número de pontos de dados) e da taxa de amostragem. Existem técnicas para gerar um sinal filtrado com o mesmo comprimento do sinal bruto, mas elas exigem um tratamento mais detalhado do que é apontado aqui. A fórmula para implementar a média móvel é a seguinte:

$$s(\tau) = \frac{1}{n} \sum_{j=t}^{t+(n-1)} x(t)$$

onde *n* é o número de pontos de dados usado na janela para suavizar os dados (fator suavizante), *x* (*t*) é o valor dos dados brutos em um ponto específico no tempo, e *s* (t) é o ponto de dados suavizado na nova base de tempo. Uma média móvel foi aplicada ao EMG de superfície do bíceps braquial gerado durante uma contração isométrica voluntária máxima (CVM) dos flexores (figura 4.4*b*). A figura demonstra que a média móvel pode ser vista como um filtro digital passa-baixas básico. A frequência de corte passa-baixas (*fc*) diminui com o aumento no comprimento da janela. A média móvel é atraente porque é simples e fácil de aplicar, mas tem uma resposta de frequência muito pobre e raramente é usada. Foi apresentada aqui apenas para demonstrar o conceito de janela móvel.

Demodulação do Sinal EMG

A atividade eletromiográfica é tratada como um *sinal de ruído* modulado pela amplitude na qual a informação está contida no envelope do sinal (Kadefors 1973). Ou seja, o ruído é um sinal portador modulado pela amplitude. A modulação de amplitude supõe representar mudanças na ativação de unidades motoras durante a gradação da força muscular. Na base da discussão do capítulo anterior, o termo "ruído" pode ter uma conotação negativa para o novo início. Nesse caso, ele se refere ao fato de que o sinal EMG é um processo aleatório no qual a distribuição de amplitude é Gaussiana.

A detecção do envelope linear do EMG segue as etapas descritas anteriormente para a demodulação da amplitude do sinal (figura 4.5). A primeira etapa é relativamente simples. A retificação de onda completa envolve tomar o valor absoluto de cada ponto de dados EMG, de modo que o sinal tenha uma polaridade positiva. O sinal retificado de onda completa, em seguida, é passado por um filtro passa-baixas. Uma vasta gama de frequências de corte passa-baixas existe na literatura, de 3 a 60 Hz. No entanto, a maioria dos pesquisadores de EMG e dos profissionais têm usado frequências de corte abaixo de 20 Hz. A frequência de corte exata depende dos objetivos do estudo. Winter (2005) argumentou que a frequência de corte passa-baixas deve ser definida de modo que exista uma base biofísica para interpretar o sinal de saída.

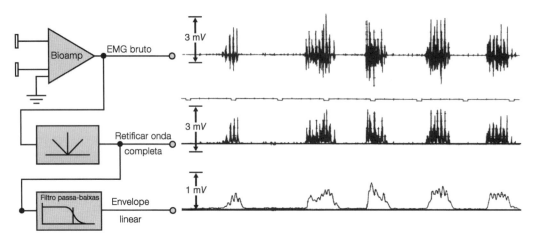

FIGURA 4.5 Etapas envolvidas na detecção do envelope linear do sinal EMG. A área superior mostra o sinal EMG bruto. O primeiro passo é a retificação de onda completa (meio). A etapa final é a filtragem passa-baixas (embaixo). À esquerda das formas de onda EMG está a engenharia esquemática das etapas descritas nos três painéis.

Reproduzido, com permissão, de John Wiley & Sons, Inc, de D.A. Winger, 2005, *Biomechanics and motor control of human movement*, 3. ed. (Hoboken, NJ: Wiley): p. 250.

O potencial de ação de unidade motora de onda completa retificada pode ser considerado como um impulso para as fibras constituintes pertencentes à unidade motora, que resulta em uma contração muscular. O impulso da unidade motora é uma entrada de alta frequência e a contração muscular é uma saída de baixa frequência (figura 4.6). Isso é análogo a um circuito filtro passa-baixas no qual uma entrada de voltagem de alta frequência é alterada para uma saída de voltagem de baixa frequência. O EMG detectado de envelope linear produzido por um filtro passa-baixas com a frequência de corte apropriada, portanto, começará a assemelhar-se à curva força-tempo do grupo muscular ativo. A frequência de corte é dada pela constante de tempo resistor-capacitor para o circuito analógico passa-baixas apresentado no capítulo anterior:

$$f_c = \frac{1}{2\pi RC}$$

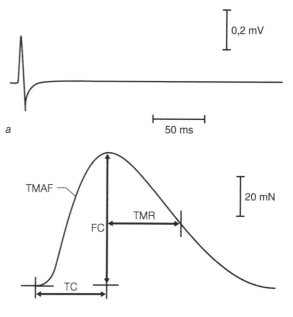

FIGURA 4.6 (*a*) Potencial de ação de uma única unidade motora e (*b*) a resposta de contração muscular resultante produzida pela estimulação microelétrica intramuscular. Força de contração (FC), taxa máxima de aumento em força (TMAF), tempo de contração (TC) e tempo de meio-relaxamento (TMR) são representados na curva força-tempo em *b*.

Reproduzido de *Neuromuscular Disorders* (2) 4, J.M. Elek, A. Kossev, R. Dengler, et al. "Parameters of human motor unit twitches obtained by intramuscular microstimulation", p. 262, © 1992, com permissão da Elsevier.

Winter (2005) sugere que a frequência de corte pode estar diretamente relacionada aos tempos de ativação contrátil (AC) do músculo sob investigação. Usando a equação anterior, por exemplo, o tempo de ativação contrátil para o bíceps braquial está na média de 52 ms, então a frequência de corte passa-baixas deve ser $f_c = 3{,}1$ Hz. Tempos de contração são baseados em contrações isométricas. A frequência de corte passa-baixas para contrações dinâmicas deve ser baseada no conteúdo de frequência do movimento envolvido. É recomendado que uma frequência de corte passa-baixas seja fixada num patamar que retenha 95% da potência total (definida mais tarde) do movimento sob consideração. Uma frequência de corte especificada como 95% da potência total é suficiente para reduzir a variabilidade EMG enquanto minimiza a distorção de sinal. A lógica por trás dessa recomendação é a de que a frequência do controle muscular não pode estar fora da frequência do movimento (Shiavi et al., 1998).

PONTOS-CHAVE

A detecção de envelope linear do sinal EMG é baseada na ideia de que ele é um sinal de ruído modulado por amplitude. Visualmente, a detecção de envelope linear é análoga à criação de uma média móvel (*moving average*) para o sinal EMG. O sinal EMG é primeiro retificado por onda completa e, em seguida, filtrado com passa-baixas. A frequência de corte passa-baixas real depende dos objetivos do estudo.

Mensuração EMG de Envelope Linear

A forma de onda EMG de mudança lenta associada à detecção de envelope linear é frequentemente preferida por facilitar a extração das características de área, inclinação, *onset* e forma do perfil da atividade muscular. Cada medida é pensada para revelar informações específicas sobre como o músculo é controlado durante contrações estáticas e dinâmicas.

Área

Como o EMG detectado de envelope linear é uma forma de onda de baixa frequência que gera uma área aberta com a linha de base, medidas de critério obtidas dessa curva foram erroneamente referidas como atividade EMG integrada (EMGI). A curva EMG detectada de envelope linear pode ser matematicamente integrada usando-se um algoritmo simples para integração trapezoidal, de modo a obter a área sob a curva (ver apêndice 4.1). Presume-se que essa medida quantifique a atividade muscular (ou energia do sinal) num determinado período de tempo, e ela pode ser chamada EMGI. As unidades para EMGI são reportadas como mV·s.

Inclinação (slope)

Se as características do músculo permanecem as mesmas, as alterações na inclinação do EMG detectado de envelope linear podem ser usadas para inferir mudanças no controle neuromuscular (Ives et al., 1993; 1999). É usual haver uma série de "picos" e "vales" no EMG detectado de envelope linear durante a fase de aumento da atividade, o que torna difícil ajustar uma linha. A natureza estocástica do sinal EMG também tornará a estimativa do teste de sentar-levantar bastante variável. A detecção de envelope linear diminui a variância do sinal EMG, mas é preciso cautela ao diminuir o corte passa-baixas para estabilizar a medida de inclinação, pois os efeitos principais podem ser "filtrados" do estudo.

Uma solução extraordinária para o problema causado pela diminuição do corte passa-baixas foi oferecida por Gottlieb et al. (1989). Os autores derivaram uma prova matemática (veja apêndice 4.1), mostrando que a inclinação da fase ascendente da forma de onda EMG pode ser aproximada por integração numérica da curva sobre um período de tempo muito curto (*T*). Um intervalo de integração de 30 ms foi observado para acomodar uma variedade de condições de contração. Assim, a medida é referida como (*Q*30). Embora as unidades para a inclinação de corda (*chord slope*) sejam mV / s, deve ser lembrado que Q30 é efetivamente obtido por integração numérica, então as unidades ainda são mV·s. O problema de ter que ajustar uma linha para a fase ascendente da atividade EMG é resolvido porque, uma vez que o *onset* tenha sido determinado, um intervalo de integração de 30 ms pode ser definido a partir desse ponto. Além disso, a frequência de corte passa-baixas não tem de ser ajustada para facilitar o procedimento.

Onset

O procedimento correto para a determinação do *onset* EMG tem recebido grande atenção e permanece objeto de investigação ativa. A inspeção manual do sinal EMG na tela do computador é a única maneira de um pesquisador ter 100% de confiança de que cada *onset* foi corretamente determinado. No entanto, esse pode ser um processo demorado e enfadonho. Existe também a percepção equivocada de que a determinação manual do *onset* é subjetiva e pouco confiável. A determinação manual do *onset* EMG exige experiência, mas a concordância entre pesquisadores experimentados pode ser muito alta (Hodges e Bui, 1996). O coeficiente de confiabilidade intraclasse para detecção manual do *onset* EMG é igualmente elevado (Ives et al., 1993). No entanto, a determinação automatizada por computador é defendida como um meio de diminuir drasticamente o tempo de redução dos dados, aumentar a objetividade e melhorar a confiabilidade dos dados (Micera et al., 2001). Ironicamente, na ausência de dados EMG simulados, a detecção manual continua a ser o padrão ouro contra o qual novos algoritmos são testados (Hodges e Bui, 1996).

O *método de duplo limiar* é o algoritmo de computador mais rigorosamente testado e validado (DiFabio, 1987; Hodges e Bui, 1996; Micera et al., 2001). Trata-se do cálculo da média e do desvio padrão da atividade EMG basal na ausência de qualquer contração muscular. O primeiro critério de limiar é que a amplitude EMG deva ultrapassar um valor que represente 95% do intervalo de confiança ($\mu \pm 1{,}96\sigma$) para a atividade basal. O intervalo de confiança pode ser estendido a 99% ($\mu \pm 2{,}58\sigma$) ou mais se o nível de atividade basal for importante. O valor para empregar critérios de limiar estatístico corresponde ao fato de que as taxas de erro estatístico Tipos I e II para a detecção de *onset* são conhecidas (Hodges e Bui 1996). Tal como acontece com o teste de hipóteses tradicional, o erro Tipo I é maior para o intervalo de confiança de 95%, e o erro Tipo II é mais alto para o intervalo de confiança de 99% (Micera et al., 2001). A detecção do *onset* EMG antes de seu ponto verdadeiro é um erro Tipo I, e a detecção do *onset* EMG após seu ponto verdadeiro (atraso) é um erro Tipo II. A incorporação de um segundo limiar tem sido usada para diminuir o erro Tipo I. Uma vez que a amplitude da atividade EMG ultrapasse os 95% de intervalo de confiança para a atividade basal, ela deve ficar acima do limiar de um período crítico de tempo (*tc*). A extensão de tempo exata pode variar de 10 a 50 ms, dependendo do nível de atividade basal. O segundo limiar minimiza a falsa detecção dos desvios irregulares da linha de base que geralmente ocorrem antes da contração muscular (Walter, 1984; figura 4.7). O método de limiar duplo é implementado como uma *janela móvel*, ponto por ponto, cuja extensão é determinada pelo período de tempo crítico.

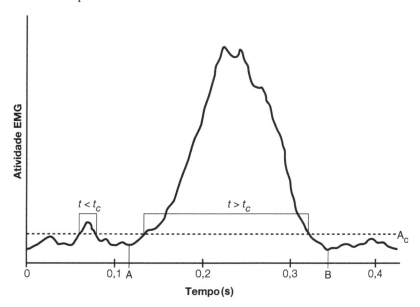

FIGURA 4.7 *Onset* de uma rajada (*burst*) EMG detectada de envelope linear de atividade muscular. O primeiro critério para a determinação do *onset* EMG é um limiar de amplitude (linha pontilhada) que a rajada deve ultrapassar. O segundo critério é um período de tempo crítico (t_c) durante o qual a rajada EMG deve permanecer acima do limiar de amplitude para o "verdadeiro" *onset* da atividade muscular. A rajada menor não atende ao critério de duplo limiar, enquanto a maior atende.

Reproduzido de *Human Movement Science* 3(1-2), C.B. Walter, "Temporal quantification of electromyography with reference to motor control research", p. 157, © 1984, com permissão da Elsevier.

Para a determinação *automatizada por computador* do *onset* EMG, a frequência de corte passa-baixas deve ser fixada em 50 Hz, de maneira que o EMG detectado de envelope linear siga *mais de perto* os eventos temporais do sinal passa-faixa subjacente (Walter, 1984; Hodges e Bui, 1996). É muito tentador utilizar uma frequência de corte mais baixa para diminuir a variância do envelope linear, o que pode reduzir o número de desvios irregulares da linha de base. O exemplo a seguir ilustra por que a detecção de envelope linear a um nível de frequência de corte muito baixo não é aconselhável para a detecção automática do *onset* EMG. Considere três versões distintas do mesmo sinal EMG de superfície: (1) passa-faixa (10-500 Hz), (2) envelope linear detectado à $f_c = 3{,}1$ Hz e (3) envelope linear detectado à $f_c = 50$ Hz. A atividade EMG foi gerada pelo bíceps braquial durante a flexão isométrica máxima do cotovelo.

O EMG detectado de envelope linear à $f_c = 3{,}1$ Hz precede o sinal passa-faixa (figura 4.8a). O *onset* EMG automatizado seria detectado mais cedo em comparação com o sinal passa-faixa. A situação não é melhorada com o uso do sinal passa-faixa para a determinação automatizada por computador do *onset* EMG. As flutuações de alta frequência impedem a amplitude EMG de permanecer acima do limiar por tempo suficiente para definir o *onset* EMG, exceto na progressão da contração. O EMG detectado de envelope linear à $f_c = 50$ Hz remove os componentes de alta frequência, de modo que o critério de duplo limiar pode ser usado efetivamente para a determinação automatizada por computador do *onset* EMG (figura 4.8b). Além disso, o envelope linear de frequência mais alta segue o sinal passa-faixa subjacente mais de perto. Idealmente, determinações visuais e automatizadas por computador dos *onsets* EMG para as duas formas de onda devem ser correspondentes.

Um programa de artes gráficas interativo combina os melhores atributos da detecção manual e da baseada em computador do *onset* EMG (Walter, 1984). Um computador é usado para implementar o critério de duplo limiar como uma janela móvel no EMG detectado de envelope linear. O ponto de *onset* e a forma de onda são plotados na tela do computador. A EMG passa-faixa é sobreposta para o operador verificar o ponto obtido pelo critério de duplo limiar. *Onsets* mal identificados podem, então, ser corrigidos utilizando-se um cursor para digitalizar os dados inspecionados visualmente.

O tempo de redução de dados para o método interativo é muito mais rápido do que para a detecção manual completa, mas quase não é tão rápido quanto por automação total. O tempo é sacrificado com o uso do método interativo, mas o benefício é a confiabilidade de 100% em identificar corretamente o *onset* EMG. É importante reconhecer que os critérios de limiar podem precisar ser ajustados às características únicas dos dados por meio de tentativa e erro. Se os critérios de limiar exigem constante ajuste, então a rajada EMG está provavelmente mais enterrada dentro de uma grande quantidade de ruído em torno da linha de base. Uma grande atividade basal desestabiliza o algoritmo de duplo limiar, e a correção manual será frequentemente mais exigida do que não exigida. É geralmente reconhecido que a detecção de duplo limiar é muito efetiva para níveis baixos de atividade basal. O desenvolvimento de novos algoritmos de detecção quando a atividade basal é alta é uma área ativa de investigação (Micera et al., 2001).

Forma

A **razão entre variâncias (RV)** foi desenvolvida para quantificar a similaridade entre formas de ondas EMG detectadas por envelope linear e geradas ao longo de múltiplos testes como parte da análise da marcha (Hershler e Milner, 1978). Embora a RV tenha tido sua maior aplicação em análise de marcha, ela é facilmente aplicada a qualquer forma de onda

EMG detectada por envelope linear e é uma excelente forma de documentar a variabilidade intraindividual (Calder et al., 2005). Diferente da situação com o coeficiente de correlação, um número menor (ou seja, uma variância menor) faz-se melhor. A quantidade de variabilidade intraindividual que pode ser tolerada depende da natureza do estudo.

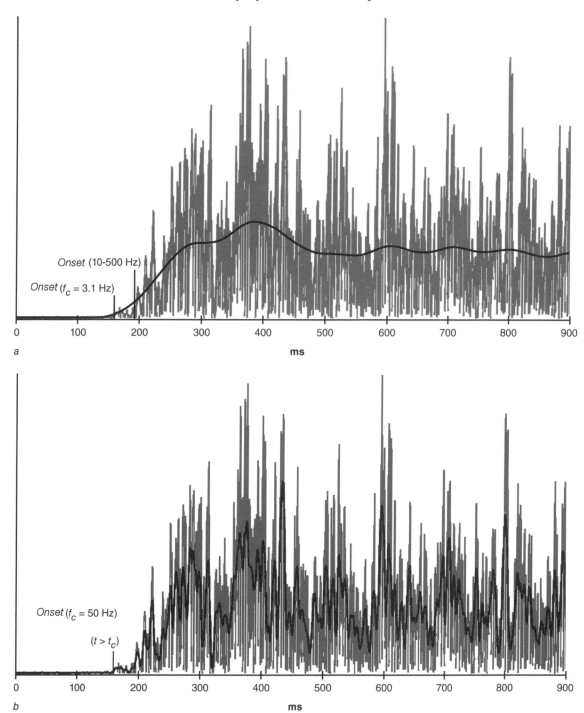

FIGURA 4.8 Interação entre a frequência de corte passa-baixas e os critérios de duplo limiar. (a) A atividade EMG passa-faixa retificada (cinza) e a EMG detectada de envelope linear à f_c = 3,1 Hz (preto). Observe como o EMG detectado de envelope linear precede o EMG passa-faixa. (b) A EMG passa-faixa retificada (cinza) e a EMG detectada de envelope linear = 50 Hz (preto). As linhas verticais denotam os *onsets* EMG para os diferentes sinais em a e b. Perceba que o *onset* EMG é identificado anteriormente para o EMG detectado de envelope linear à f_c = 3,1 Hz. Já o *onset* para a EMG passa-faixa é atrasado em relação ao EMG detectado de envelope linear à f_c = 50 Hz.

Um limite superior prático de RV = 0,40 foi usado por Jacobson et al. (1995). Calder et al. (2005) compararam as ondas M do bíceps braquial de dois indivíduos, correspondendo a uma RV alta e baixa (figura 4.9). Os dados de EMG definidos pelo intervalo entre o primeiro ponto da forma de onda EMG (t_1, y_1) e o último ponto (t_n, y_n) para cada indivíduo devem ser interpolados no mesmo número de pontos de dados (T). A fórmula para o cálculo da RV é

$$VR = \frac{\dfrac{\sum_{t=1}^{T}\sum_{n=1}^{N}(y_{t,n}-\overline{y}_t)^2}{T(N-1)}}{\dfrac{\sum_{t=1}^{T}\sum_{n=1}^{N}(y_{t,n}-\overline{y})^2}{TN-1}}$$

Para calcular $\overline{y}_t$, as formas de onda EMG devem ter a média calculada numa base ponto após ponto em todos os testes (N) em cada sujeito a fim de produzir uma forma de onda EMG única, que consiste em pontos de dados T em comprimento. Desde que uma média seja calculada usando pontos de dados $\overline{y}_t$, o resultado será um valor único (y) que representa toda a forma de onda.

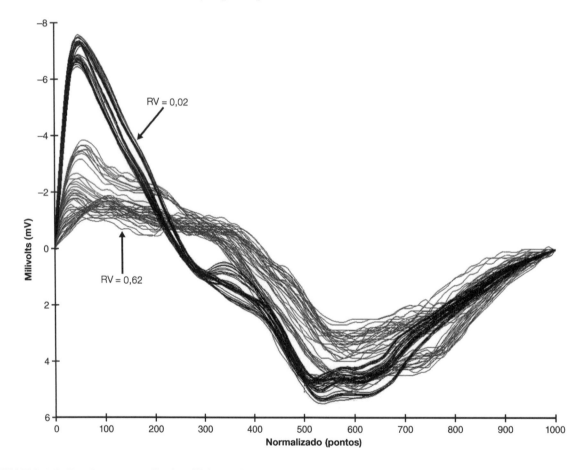

FIGURA 4.9 Razão entre variâncias (RV) alta (0,62) e baixa (0,02) para a onda M do bíceps braquial (potencial de ação muscular composto ou PAMC) observada para dois indivíduos diferentes. As formas de onda foram interpoladas para se ajustar em mil pontos do início e do fim identificados. As formas de onda associadas a uma RV baixa são firmemente agrupadas, e existe consideravelmente mais flutuação entre as formas de onda com RV alta.

Reproduzido de K. Calder, L. A. Hall, S.M. Lester et al., 2005, "Reliability of the biceps brachii m-wave", *Journal of NeuroEngineering and Reabilitation* 2:33, © 2005 Calder et al., licenciado de BioMed Central Ltd.

🗝 PONTOS-CHAVE

- A detecção de envelope linear pode ser usada para quantificar a atividade muscular medida pela área da rajada EMG. Assim, a taxa de ativação muscular é refletida na fase ascendente da rajada EMG. Isso pode ser medido simplesmente pela inclinação ou Q_{30} da atividade EMG.
- O sincronismo da atividade muscular é dado por seu *onset*. O *onset* da atividade EMG pode ser digitalizado manualmente por inspeção visual ou com o uso de um programa interativo de computador que combine detecção algorítmica com correção manual.
- O algoritmo mais usado é o duplo limiar, que inclui critérios de magnitude e duração para o *onset* da EMG. A precisão do método de duplo limiar é, no entanto, sensível à frequência de corte passa-baixas usada para detecção de envelope linear.
- A variabilidade das formas de ondas detectadas de envelope linear pode ser quantificada usando a RV.

Mensuração EMG Passa-Faixa

Existem dois detectores de EMG que envolvem o sinal EMG passa-faixa, e necessitam de pouco ou nenhum processamento adicional (De Luca e Van Dyk 1975; Farina e Merletti 2000). O **valor médio retificado** (VMR) é um detector linear, pois é calculado usando-se somente o valor absoluto de cada dado EMG durante um intervalo específico $(0, T)$. Como o intervalo específico ocorre durante um determinado período de tempo, muitas vezes é referido como um *período* ou uma *janela de dados*, onde $|EMG(t_i)|$ é o valor absoluto de um dado EMG na janela de dados:

$$VMR = \frac{1}{T} \sum_{t=1}^{T} |EMG(t_i)|$$

A unidade de medida é mV ou μV. O cálculo VMR é similar à fórmula numérica para integração, sendo frequentemente confundido com EMGI, especialmente se calculado sob a forma de onda EMG detectada de envelope linear.

A amplitude da **raiz quadrada da média (RQM)** é um detector não linear baseado na lei do quadrado. Não existe necessidade de retificar o sinal EMG antes de seu cálculo. Onde $EMG^2(t_i)$ é o valor quadrático de cada dado de EMG dentro da janela de dados,

$$RQM = \sqrt{\frac{1}{T} \sum_{t=1}^{T} EMG^2(t_i)}$$

A amplitude RQM tem significado tanto físico quanto fisiológico. De início, deve ser reconhecido que a amplitude RQM está relacionada à potência do sinal (V^2_{rqm}). Alterações no VMR do sinal EMG causadas pelo recrutamento de unidade motora, taxa de disparo ou velocidade de condução da fibra muscular são altamente dependentes de cancelamento de amplitude por causa da sobreposição de fases positivas e negativas dos potenciais de ação da unidade motora (Keenan et al., 2005). A amplitude RQM do sinal EMG é considerada uma medida melhor que o VMR para monitorar mudanças em atividade muscular, já que ela não é afetada por cancelamento (De Luca e Van Dyk, 1975; De Luca, 1979). É importante enfatizar que o comportamento específico de unidade motora não pode ser inferido somente a partir de mudanças de amplitude. Em geral, a amplitude VMR e RQM do sinal

EMG são com frequência relatadas simultaneamente. O VMR é proporcional ao RQM do sinal se tiver uma distribuição de probabilidade Gaussiana (Lowery e O'Malley, 2003). No entanto, esse provavelmente não é o caso em níveis baixos de força, quando poucas unidades motoras estão ativas (Kaplanis et al., 2009).

A **amplitude de *spike* média** (ASM) é um detector linear que foi recentemente introduzido porque tem o benefício adicional de usar critérios de rejeição de ruído. Como resultado, a ASM apresenta propriedades de mensuração altamente estáveis durante contrações dinâmicas (Gabriel, 2000) e está altamente correlacionada à amplitude RQM (Gabriel et al., 2001). A alta correlação existe porque a ASM é uma forma não paramétrica de calcular a amplitude pico a pico (P-P) para um sinal estocástico e existe uma relação inerente entre RQM e amplitude P-P:

$$V_{rqm} = \frac{V_{pp}}{\sqrt{2}}$$

Um *spike* de EMG é definido como um par de deflexões para cima e para baixo, que cruzam a linha isoelétrica e são maiores do que o intervalo de confiança de 95% para a atividade basal (figura 4.10). Pares de deflexões que não cruzam a linha isoelétrica não são um *spike* plenamente desenvolvido. Um pico é um par de deflexões para cima e para baixo dentro de um *spike*. Esses picos não constituem um *spike* distinto. Picos são ignorados no cálculo da ASM e são denotados por um "x" na figura 4.10. Cada *spike* é identificado com um círculo no ápice e quadrados na base. Onde y é o valor da amplitude EMG no tempo (t), a amplitude de um *spike* único (AS_i) é calculada como segue:

$$AS_i = \frac{(B_y - A_y) + (B_y - C_y)}{2}$$

O número total de *spike*s (*NS*) dentro da janela de dados é usado para calcular a média:

$$ASM = \frac{1}{NS} \sum_{i=1}^{NS} AS_i$$

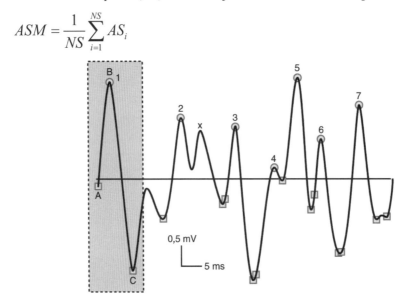

FIGURA 4.10 Curto segmento do EMG do bíceps braquial. Existem sete *spikes* EMG completos. Círculos denotam o ápice de cada *spike* e quadrados mostram a base. O "x" é um pico dentro de um *spike*. O primeiro *spike* é destacado para mostrar que a definição inclui duas deflexões verticais que cruzam a linha de base isoelétrica. As deflexões entre os *spikes* 1 e 2 não constituem um *spike* completo ou cheio porque não cruzam a linha de base isoelétrica. O primeiro *spike* é classificado como A, B e C para ilustrar o cálculo das medidas de *spike* (veja texto).

Reproduzido do *Journal of Neuroscience Methods* 159 (1). D. A. Gabriel, S.M. Lester, S. A. Lenhardt e E.D.J. Cambridge, "Analysis of surface EMG *spike* shape across diferent levels of isometric force", p. 151. © 2007, com permissão da Elsevier.

PONTOS-CHAVE

- A amplitude de VMR, RQM e a amplitude de *spike* média da atividade EMG passa-faixa são usadas para quantificar a magnitude da atividade muscular.
- É perigoso "inventar" interpretações sobre o que a magnitude dos sinais EMG significa, uma vez que ela é afetada por vários fatores.

Função de Correlação Cruzada

A **função de correlação cruzada** é mais frequentemente utilizada para determinar o atraso de tempo entre dois sinais EMG. O atraso de tempo entre dois pares de eletrodos EMG é usado no cálculo da velocidade de condução da fibra muscular. A EMG pode estar em correlação cruzada com uma força ou sinal de deslocamento para determinar o atraso eletromecânico – o intervalo entre o *onset* EMG e o *onset* da força ou deslocamento. A segunda aplicação da correlação cruzada é para determinar a presença de diafonia entre dois eletrodos.

Antecedentes da Correlação

Considere a fórmula de desvio padrão mais familiar (DP):

$$DP = \sqrt{\frac{\sum_{i=1}^{N}(x_i - \bar{x})^2}{N}}$$

onde x_i é uma observação única, $\bar{x}$ é a média de todas as observações, e N é o número total de observações. A base dessa fórmula é o escore de desvio $(x_i - x)$. O escore de desvio expressa o quão longe qualquer observação está da média. Recorde que existe sempre um número igual de observações acima e abaixo da média. Cada escore do desvio deve, portanto, ser ajustado; caso contrário, sua soma seria zero. Dividir o somatório dos escores de desvio quadrático pelo número total de observações (N) calcula o *valor médio pelo qual qualquer observação se desvia (ou varia) da média*. A raiz quadrada, então, devolve a magnitude do resultado de volta à sua escala original. Em certo sentido, o DP é realmente outro tipo de média. O denominador ($N - 1$) é usado para calcular o estimador imparcial, mas, além disso, é um pouco difícil reconhecer que o DP é outro tipo de média (Glass e Hopkins, 1996).

O próximo passo é considerar uma versão normalizada do DP, que é independente das unidades originais de medida: o *escore-z*. Ele é a quantidade média pela qual qualquer observação difere da média nas *unidades de desvio padrão*:

$$z_i = \frac{(x_i - \bar{x})}{\sqrt{\frac{\sum_{i=1}^{N}(x_i - \bar{x})^2}{N-1}}}$$

Deve ficar óbvio, pela discussão precedente, que a soma dos escores-z é zero e, portanto, a média dos escores-z é zero e o desvio padrão dos escores-z é sempre 1.

Existem duas vantagens principais para o uso de escores-z. Primeiro, o escore-z transmite a magnitude do escore em relação à distribuição dos escores. Por exemplo, não existe maneira real de saber se um escore 1,2 mV_{pp} para EMG do tibial anterior de um determinado indivíduo é grande ou pequeno ou se o escore-z de -0,8 é quase uma unidade DP completa abaixo da média. A amplitude EMG é baixa em relação à dos outros participantes no estudo. Isso nos leva à base fundamental do coeficiente de correlação, que *é uma maneira de quantificar o grau em que os escores-z coincidem para duas diferentes medidas*. A mesma pessoa pode, então, ter um escore de força de dorsiflexão isométrica máxima de 150 N, o que pode corresponder a um escore-z de -1,5 nessa amostra de sujeitos. Os escores-z para ambas as medidas são consistentes com a ideia de que uma relação existe entre força e atividade EMG. Ou seja, supõe-se que uma força individual baixa ($z = -1,5$) tenha uma atividade EMG máxima baixa ($z = -0,8$). Se a correlação entre força e EMG for perfeita, o indivíduo teria exatamente o mesmo escore-z para as duas medidas. Estamos agora numa posição de passar à fórmula para o coeficiente de correlação, que é a base para a implementação digital da função de correlação cruzada:

$$r_{xy} = \frac{\frac{\sum_{i=1}^{N}(x_i - \bar{x})(y_i - \bar{y})}{N-1}}{\sqrt{\frac{\sum_{i=1}^{N}(x_i - \bar{x})^2}{N-1}}\sqrt{\frac{\sum_{i=1}^{N}(y_i - \bar{y})^2}{N-1}}}$$

Note que $1/(N-1)$ pode ser fatorado de dois termos ($1/\sqrt{N-1}$) no denominador e cancelado no numerador. Também recorde que, uma vez que $\sqrt{a}\sqrt{b} = \sqrt{ab}$, o termo no denominador pode ser combinado sob um radical:

$$r_{xy} = \frac{\sum_{i=1}^{N}(x_i - \bar{x})(y_i - \bar{y})}{\sqrt{\sum_{i=1}^{N}(x_i - \bar{x})^2 \sum_{i=1}^{N}(y_i - \bar{y})^2}}$$

O numerador é a *soma dos produtos cruzados* entre duas variáveis, x e y. Cada escore está localizado em relação à sua própria distribuição e os dois desvios ($x_i - \bar{x}$) e ($y_i - \bar{y}$) são multiplicados. O denominador, portanto, mede a *covariância* – o grau em que as duas medidas variam de suas respectivas médias ao mesmo tempo (Glass e Hopkins, 1996).

Usaremos as medidas de força (x) e EMG (y) para ilustrar como a covariância é empregada para quantificar a relação entre duas variáveis. O padrão de covariância seguinte descreve *uma relação positiva* (figura 4.11). Altos valores de força e EMG resultam em grandes desvios positivos para força e EMG, de modo que os produtos cruzados serão grandes e positivos. Ao mesmo tempo, valores baixos de força e EMG resultam em grandes desvios negativos para força e EMG. A multiplicação de dois valores negativos ainda resulta em grandes produtos cruzados positivos. A soma global dos produtos cruzados é positiva. O padrão de covariância oposto está associado a uma *relação negativa*. O leitor é encorajado a representar a relação negativa do padrão de covariância para reforçar o conceito. Força alta e EMG baixa resultam em grandes desvios positivos para força e grandes desvios negativos para EMG. Os produtos cruzados serão grandes e negativos. Força baixa e EMG alta têm grandes desvios negativos para força e grandes desvios positivos para EMG. Os produtos cruzados serão grandes e negativos, de modo que a soma total dos produtos cruzados seja negativa. Um padrão de covariância aleatório resulta em pouca ou nenhuma relação. Se força alta está associada com EMG alta e baixa, os produtos cruzados serão positivos e negativos. Baixa força associada com EMG alta e baixa também terá produtos cruzados tanto positivos quanto negativos. A soma total dos produtos cruzados para ambas as condições será próxima de zero.

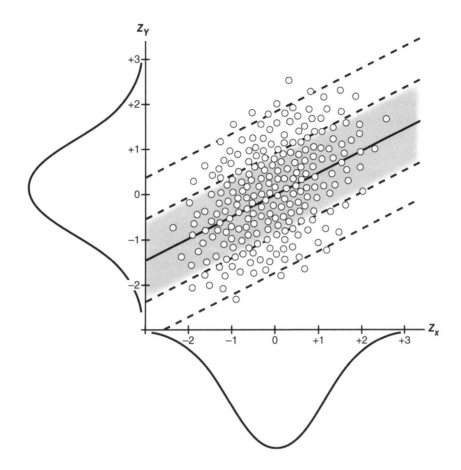

FIGURA 4.11 Distribuições de frequência hipotética de escores-z para medidas x e y plotadas uma contra a outra. Observe que altos escores-z numa distribuição estão associados a altos escores-z sobre a outra distribuição. Baixos escores-z numa distribuição estão associados a baixos escores-z na outra distribuição. A linha "melhor ajustada" por meio dos dados, portanto, tem uma inclinação positiva, indicando uma relação positiva.

De Glass. S.V. & Hopkins, K.D. *Statistical Methods in Education and Psychology*, 3. ed. Publicado por Allyn e Bacon/Merrill Education. Boston. MA. Copyright © 1996 pela Pearson Education. Reproduzido com permissão do editor.

O numerador pode resultar numa relação positiva, negativa ou em nenhuma relação, mas a magnitude ainda é dependente das unidades originais de medidas envolvidas. O mesmo princípio usado para o escore-z deve ser aplicado nessa situação. Assim, o denominador contém o DP das medidas x e y. A soma dos produtos cruzados é, em seguida, normalizada pelo DP de ambas as distribuições. É importante reconhecer que o denominador transforma essencialmente o coeficiente de correlação num escore-z médio para as duas variáveis. Considerando que o DP dos escores-z é 1, o coeficiente de correlação é restringido por esses limites. Uma correlação positiva perfeita é $r = 1,0$, uma correlação negativa perfeita é $r = -1,0$, e nenhuma relação é $r = 0$.

Cálculo da Função de Correlação Cruzada

Será mais fácil compreender a função de correlação cruzada se desenvolvermos um sentido intuitivo do passo a passo de como ela é calculada. Imagine que existem dois sinais $x(t)$ e $y(t)$ em colunas separadas de uma planilha, as colunas 1 e 2, respectivamente. Os sinais são de 1 s de duração e cada um foi amostrado a 1 kHz. Assim, existem mil pontos de dados em cada coluna. Calcular o coeficiente de correlação r_{xy} com as duas colunas alinhadas à $x(t_1)$ e $y(t_1)$ é o mesmo que calcular o primeiro ponto de dados da função de correlação cruzada $R_{xy}(t)$ a um tempo de incubação de $t = 0$. Isso significa que o coeficiente de correlação cruzada está indexado a partir de $R_{xy}(0)$. O próximo passo é mover $y(t)$ relativo à $x(t)$. O sinal $y(t)$ é movido uma linha para baixo, de modo que haja uma célula vazia logo ao lado de $x(t_1)$. O coeficiente de correlação r_{xy} é então calculado sobre os pontos de dados restantes sobrepostos. O segundo ponto de dados na função de correlação cruzada $R_{xy}(1)$ representa a correlação entre $y(t)$ e $x(t)$ num tempo de latência de $\tau = 1$ ms.

Deveria ser evidente que dois pontos de dados a menos são utilizados para estimar $R_{xy}(1)$. À medida que o cálculo da função de correlação cruzada continua, deslocando $y(t)$ relativo para $x(t)$, o número de pontos de dados utilizados para estimar $R_{xy}(t)$ diminui. Assim, quando o processo continua, existe um aumento progressivo na variância do $R_{xy}(t)$ estimado, pois cada vez menos pontos de dados são utilizados em seu cálculo. Para evitar esse problema, assumimos que os sinais são periódicos, com um período igual ao da duração da amostra. O sinal pode ser então enrolado em torno de si mesmo, de modo que o mesmo número de pontos de dados possa ser usado para calcular cada tempo de latência (*lag time*). Isso minimiza a variância da estimativa e a mantém constante para cada tempo de latência. Para visualizar isso, considere uma forma de onda periódica como uma onda senoidal em que pontos de dados a partir da frente são "adicionados" de volta para gerar um período adicional (figura 4.12).

No presente exemplo, o último ponto de dados $y(t_{1000})$ é movido para a primeira linha, de forma que a primeira linha contém $x(t_1)$ e $y(t_{1000})$ e a última contém $x(t_{1000})$ e $y(t_{999})$. O coeficiente de correlação agora é calculado entre $y(t)$ e $x(t)$ nas suas extensões originais (n). A correlação cruzada resultante $R_{xy}(1)$ ainda representa um tempo de latência de $\tau = 1$ m. Para continuar o cálculo seguinte, o "novo" último ponto de dados $y(t_{999})$ é movido para a primeira linha, sendo que a primeira linha contém $x(t_1)$ e $y(t_{999})$ e a última contém $x(t_{1000})$ e $y(t_{998})$. O terceiro ponto de dados na função de correlação cruzada $R_{xy}(2)$ é a correlação entre $y(t)$ e $x(t)$ a um tempo de latência de $\tau = 2$ ms. O processo de mover $y(t)$ relativo à $x(t)$ e calcular $R_{xy}(\tau)$ continua até que um período de sinal completo nos pontos de dados n é atingido. A função de correlação cruzada, até aqui, tem um comprimento de n, onde cada ponto é a correlação entre $y(t)$ e $x(t)$ nos tempos de latência linearmente crescentes. Por convenção, os tempos de latência são considerados positivos. O cálculo da função de correlação cruzada está somente completo pela metade nesse ponto. A primeira linha agora deve conter $x(t_1)$ e $y(t_1)$, uma vez mais.

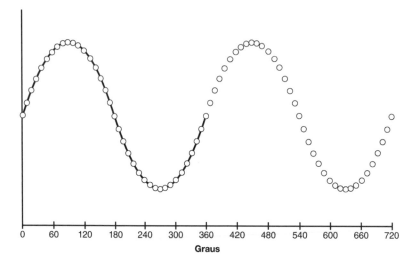

FIGURA 4.12 Para estender um período (*T*) de uma onda senoidal a dois períodos (*2T*), pontos à frente da forma de onda são copiados e adicionados atrás da forma de onda.

O mesmo processo deve ser repetido, exceto quando $x(t)$ é movido com relação a $y(t)$. Os tempos de latência, nesse caso, são designados por valores negativos. A função de correlação cruzada completa é realmente limitada a duas vezes o comprimento do sinal menos 1 (N - 1), onde N representa o número de pontos de dados total usado para calcular $R_{xy}(t)$ para tempos de latência positivos, zero e negativos. O termo N - 1 representa os graus de liberdade. Todo o processo é chamado de *correlação circular*. A função de correlação cruzada pode ser calculada utilizando a integral de convolução (anexo 4.2). No entanto, para simplificar, também pode ser calculada usando o coeficiente de correlação de Pearson tradicional, exceto quando o tempo de latência (t) é usado como um índice para cada coeficiente calculado:

$$R_{xy}(\tau) = \frac{\sum_{n=1}^{N}\left[(x_n - \overline{x})(y_{n-\tau} - \overline{y})\right]}{\sqrt{\sum_{i=1}^{N}(x_i - \overline{x})^2 \sum_{i=1}^{N}(y_i - \overline{y})^2}}$$

Velocidade de Condução da Fibra Muscular

A aplicação da função de correlação cruzada para determinar a velocidade de condução da fibra muscular (VCFM) assume que o sinal $y(t)$ é o mesmo que $x(t)$, exceto quando é detectado em um local ligeiramente diferente no momento em que os potenciais de ação se propagam ao longo da fibra muscular. O tempo de condução entre os dois pares de eletrodos de superfície é, então, definido como o tempo de latência (τ) associado ao máximo da função de correlação cruzada (Hunter et al., 1987; Fiorito et al., 1994). Isso deve fazer sentido intuitivo porque o máximo da função de correlação cruzada localiza o número de pontos de dados pelos quais $y(t)$ teria de ser recuado, de modo que os picos de sinal de $x(t)$ e $y(t)$ se alinhem. Quando os picos são alinhados, a correlação cruzada deverá estar no máximo (figura 4.13). A VCFM, então, é simplesmente calculada como a distância intereletrodos dividida pelo tempo de latência (t) associado com o máximo da função de correlação cruzada. A máxima correlação cruzada não é +1 porque os potenciais de ação da fibra muscular mudam de forma (PAFMs) quando se propagam por causa da dispersão. Não existe valor mínimo padrão para o coeficiente de correlação cruzada que é aceitável para análise. Valores da literatura variam de 0,60 a 0,90 com controles metodológicos cuidadosos (Broman et al., 1985a).

A função de correlação cruzada é aplicada aos sinais EMG passa-faixa de dois pares de superfícies de detecção de eletrodo. Se a distância intereletrodos é de 0,015 m e a VCFM é de 5 m/s, o PAFM leva 3 ms para viajar de uma superfície de detecção à outra. A taxa de amostragem de 2 kHz resultaria em apenas seis pontos de dados para resolver a latência entre eletrodos. A precisão da mensuração claramente não é suficiente. Qualquer uma das duas estratégias simples pode ser empregada para aumentar a acurácia da mensuração. Uma maneira é interpolar a função de correlação cruzada a uma taxa de amostragem mais alta, de modo que cada latência (*t*) represente uma divisão menor do tempo (Rababy et al., 1989). O aumento desejado na taxa de amostragem depende em parte da distância intereletrodos e da faixa de valores esperados. Outro método é realmente amostrar os sinais a uma taxa muito mais alta (por exemplo, 50 kHz por canal) para assegurar a resolução adequada (Fiorito et al., 1994). Avanços tecnológicos em placas de aquisição de dados analógico-digitais (A/D) e no poder da computação possibilitaram amostrar os sinais a taxas muito altas e executar o pós-processamento com relativa facilidade.

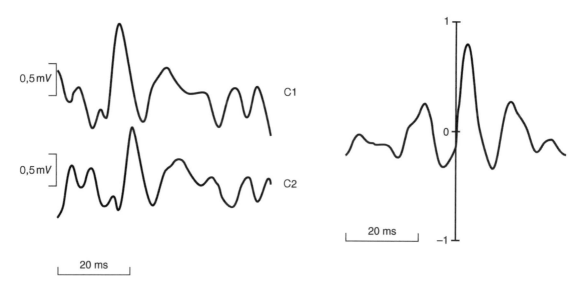

FIGURA 4.13 O mesmo potencial de ação da fibra muscular registrado em dois eletrodos diferentes no canal 1 (C1) e no canal 2 (C2), respectivamente (esquerda). O canal 1 é o mais próximo do ponto motor. A função de correlação cruzada tem um valor máximo a um tempo de latência positivo (*t*), indicando que o canal 2 está atrasado em relação ao canal 1 (direita). O tempo de latência (*t*) associado ao valor máximo corresponde à quantidade de tempo que o sinal no canal 1 teria que ser deslocado de volta para que os picos entre os dois canais fiquem alinhados.

Reproduzido de *Electroencephalography and Clinical Neurophysiology*, 60(2). L. Arendt-Nielsen e K.R. Mills. "The relationship between mean power frequency of the EMG spectrum and muscle fibre conduction", p. 131, © 1985, com permissão da Elsevier.

Uma vez que o objetivo é registrar a mesma forma de onda EMG por meio de dois diferentes pares de superfícies de detecção, a distância intereletrodo é mantida pequena (5-15 mm), a fim de maximizar a seletividade e minimizar os efeitos de dispersão. O uso de eletrodos duplo-diferenciais é outra maneira de aumentar a seletividade. Uma atividade não atrasada associada a ruído de modo comum degrada a capacidade da função de correlação cruzada de refletir atividade atrasada associada à propagação do PAFM. O resultado é uma superestimação dos valores de VCFM (Broman et al., 1985a). Os dados EMG dos dois pares de eletrodos também podem ser normalizados de forma a ter média zero e variância unitária pela conversão de cada dado EMG a um escore-z. A normalização supostamente diminui o impacto da dispersão sobre a magnitude do coeficiente de correlação cruzada (Hunter et al., 1987). O desalinhamento do eletrodo com respeito ao arranjo da fibra muscular é uma fonte significativa de erro no cálculo da VCFM. O objetivo é ter os PAFMs se propagando ao longo de uma linha reta entre as duas superfícies de detecção. O erro de superestimação em VCFM é equivalente ao cosseno do ângulo de desalinhamento multiplicado pela distância intereletrodos (Sollie et al., 1985b). Uma maneira de revelar a orientação da fibra muscular é evocar pequenas respostas de contração local, como as que ocorrem quando o ponto motor é eletricamente identificado (Arendt-Nielson e Mills, 1988).

Atraso Eletromecânico

Voss et al. (1991) e Vint et al. (2001) têm defendido o uso da função de correlação cruzada para detectar o *onset* EMG relativo aos sinais mecânicos. A principal vantagem é que a determinação do atraso eletromecânico (AEM) é completamente objetiva, diferente do que ocorre com o método de gráfico interativo descrito anteriormente. A precisão de medida é, ainda, importante para calcular a função de correlação cruzada entre sinais EMG e mecânicos. O sinal EMG deve ser detectado para envelope linear para produzir estimativas estáveis da função de correlação cruzada. Infelizmente, não existe regra geral sobre a frequência de corte passa-baixas mais apropriada. Frequências de corte passa-baixas entre 2 e 20 Hz foram relatadas na literatura (Vint et al., 2001; Voss et al., 1991; Li e Caldwell, 1999). Na ausência de qualquer recomendação específica, seria prudente calcular o AEM para uma gama de frequências de corte passa-baixas (2-25 Hz). Então, pode-se avaliar a variabilidade em médias relativas ao tamanho do efeito no experimento (Vint et al., 2001).

Diafonia

A diafonia pode ser definida como a atividade elétrica de músculos adjacentes ou distantes (ou ambos) registrada pelos eletrodos sobre o músculo de interesse primário. O máximo da função de correlação cruzada é usado para determinar a quantidade de sinal em comum entre dois eletrodos. O valor r^2 da correlação cruzada é denominado *coeficiente de determinação* e seu valor multiplicado por 100% dá o percentual de *variância* de uma medida que é responsável pela outra. Da mesma forma, onde R_{xy} é a magnitude do coeficiente de correlação cruzada ao tempo de latência (τ), R^2_{xy} é *sinal comum* ou *potência comum* entre dois eletrodos (Winter et al., 1994).

É geralmente aceito que a função de correlação cruzada não é a melhor maneira de avaliar a presença de diafonia, pois não pode separar os efeitos de sincronia da unidade motora ou do sinal comum da atividade muscular conduzida por volume (Lowery et al., 2003). No entanto, a função de correlação cruzada tem sido usada efetivamente para estudar a magnitude do sinal comum quando a distância entre os eletrodos adjacentes aumenta. É interessante notar que dois eletrodos adjacentes colocados a 2,5 cm dos extensores do joelho podem conter metade da quantidade de sinal comum (25%; Winter et al., 1994) encontrada em dois eletrodos adjacentes colocados a 3 cm dos extensores do punho (50%; Mogk e Keir, 2003). O tamanho do condutor de volume é claramente um fator de moderação. A maneira mais efetiva de avaliar a magnitude da diafonia é por meio do uso de potenciais evocados (De Luca e Merletti 1988; Solomonow et al., 1994). Uma vez que a magnitude da atividade EMG antagonista pode ser pequena, é importante demonstrar que a atividade EMG antagonista de baixa amplitude não é uma atividade conduzida por volume de agonistas ou sinergistas. O nervo periférico do agonista ou sinergista, ou de ambos, deve ser estimulado, e a amplitude P-P do potencial evocado nos eletrodos sobre o antagonista pode ser medida. O mesmo método pode ser usado para avaliar a magnitude da diafonia do músculo vizinho.

Há somente um número limitado de maneiras de reduzir a diafonia. Eletrodos duplo--diferenciais têm uma maior capacidade de reduzir o sinal de modo comum do que eletrodos bipolares. Se o músculo não é grande o suficiente para suportar a aplicação de uma configuração de eletrodo de ordem superior, então a distância intereletrodos bipolar deve ser mantida pequena (5-10 mm) para aumentar a seletividade. Um conhecimento detalhado de cinesiologia anatômica é extremamente importante. A localização do eletrodo pode ter um impacto significativo na diminuição da captação de sinal comum de músculos adjacentes. Os eletrodos devem ser colocados no centro do ventre muscular, longe das fronteiras do músculo. A colocação, em seguida, pode ser verificada por meio das contrações de teste de músculos suspeitos de gerar diafonia e pelo acompanhamento da atividade EMG do músculo de interesse num osciloscópio (Winter et al., 1994).

A gordura subcutânea é o principal fator de risco para a diafonia. A razão é que o tecido subcutâneo aumenta a distância entre o eletrodo e o potencial da fonte (Dimitrova et al., 2002). A distância maior aumenta a magnitude dos efeitos terminais na junção músculo-tendão relativa à dimensão global do potencial de ação da unidade motora (PAUM) (veja apêndice 3.1). O potencial associado aos efeitos terminais na junção músculo-tendão é chamado de fase terminal do PAUM, e é uma fonte de alta frequência. É também denominado o componente *não propagante* do PAUM porque sua localização não depende da posição axial do eletrodo ao longo da fibra muscular (Dimitrova et al., 2002; Farina et al., 2002). As fases terminais de alta frequência não são reduzidas pelos efeitos de filtragem passa-baixas do tecido. Na verdade, a *propriedade de filtragem passa-baixas* do tecido é um termo equivocado. A origem dessa propriedade reflete a observação bem conhecida de que as principais fases (*propagação*) dos potenciais extracelulares produzidos pela unidade motora se tornam mais amplos com o aumento de distância do eletrodo da fonte, ou seja, das fibras musculares. Qual é a causa real da ampliação dos potenciais extracelulares? Uma modelagem extensa demonstra que as mudanças relacionadas à distância no PAUM estão associadas a um volume condutor que é simplesmente resistivo, e não a um filtro passa-baixas (Dimitrova et al., 2002). A principal implicação é que a filtragem passa-altas não pode ser usada para reduzir a diafonia como anteriormente recomendado (Winter et al., 1994).

PONTOS-CHAVE

- A função de correlação cruzada determina o atraso de tempo ao qual dois sinais são maximamente correlacionados. A função de correlação cruzada pode ser calculada sobre o sinal passando sob dois eletrodos diferentes colocados à distância conhecida um do outro para determinar a VCFM.
- O mesmo pode ser feito entre atividade EMG e uma medida mecânica de contração muscular para determinar AEM. Embora a magnitude da função de correlação cruzada tenha sido usada para avaliar o grau de diafonia dos músculos adjacentes, esta não é aconselhável, uma vez que existem métodos melhores.

Frequência

O conteúdo de frequência do sinal EMG é usado para fornecer informações tanto fisiológicas quanto não fisiológicas. Os aspectos fisiológicos do sinal EMG fornecidos pela análise de frequência incluem a VCFM e, em menor extensão, as taxas de disparo da unidade motora. Uma informação não fisiológica relaciona-se a certos tipos de contaminação por ruído de interferência elétrica no sinal EMG, que podem ser facilmente identificados pela análise de frequência. A análise de frequência é, portanto, uma ferramenta poderosa, e seus princípios básicos são importantes de serem aprendidos.

Série de Fourier

O matemático francês J. B. J. Fourier (1768-1830) mostrou que uma forma de onda periódica $f(t)$ do período T pode ser representada como uma combinação linear de senos e cossenos, cada um com diferentes amplitudes e frequências:

$$f(t) = \frac{a_0}{2} + a_1 \cos(\omega t) + \cdots a_n \cos(\omega t) + b_1 \text{sen}(\omega t)$$
$$+ b_2 \text{sen}(\omega t) + \cdots b_n \text{sen}(\omega t)$$

Os senos e cossenos são denominados componentes de corrente alternada (CA) da forma de onda. Combinar as duas funções trigonométricas é uma forma conveniente de computar o componente de fase da forma de onda, em vez de usar seno (ωt + f). O termo $a_0 / 2$ representa a frequência zero ou o componente de corrente contínua (CC), que pode estar presente na forma de onda; ele pode também ser considerado como a magnitude média sobre o período T. Por exemplo, se uma sinusoide oscila em torno de um valor de 1, o valor médio da sinusoide é 1. Uma vez que a CC tem um valor constante, o componente de CC do sinusoide é 1. O primeiro termo na equação de Fourier pode também ser chamado CC *offset* porque a sinusoide não oscila em torno da linha isoelétrica zero, mas é compensada por um valor de 1.

A *série de Fourier* de senos e cossenos é expressa geralmente em notação de somatório:

$$f(t) = \frac{a_0}{2} + \sum_{n=1}^{\infty} \left[a_n \cos(n\omega t) + b_n \operatorname{sen}(n\omega t) \right]$$

onde ω = 2π / T. O n emprega todos os valores inteiros positivos. No entanto, alguns termos serão realmente perdidos dependendo da forma de onda. A expansão, então, inclui termos que partilham um período comum (T) para a forma de onda global. Por exemplo, os primeiros termos *harmônicos* (n = 1) são $a_1\cos(\omega t)$ e $b_1\operatorname{sen}(\omega t)$, e eles têm T como seu período básico. Por sua vez, os segundos termos harmônicos (n = 2) têm uma frequência de 2 ω ou um período básico de 2 / T. O período T é fundamental para os segundos termos harmônicos, pois nesse tempo eles experimentarão dois ciclos completos. Mais comumente, os enésimos termos harmônicos terão um período básico de T / n e atravessarão n ciclos no período comum T. Essa propriedade assegura que as formas de onda componentes tenham o mesmo comprimento, e elas terão o mesmo comprimento que a forma de onda original que está sendo somada para representar.

A seleção de valores apropriados para os coeficientes a_n e b_n e a combinação certa de senos e cossenos é o aspecto mais misterioso para o iniciante. Recorde que as fórmulas para calcular a interceptação (b_0) e a inclinação (*slope*) (b_1) para análise de regressão linear foram derivadas a partir de um critério de mínimos quadrados, minimizando o erro entre a linha de melhor ajuste e todas as observações individuais. O mesmo processo exato foi seguido pela análise de Fourier. Minimizar o erro quadrático entre a forma de onda original e a forma de onda da série de Fourier determina as fórmulas para calcular os valores de a_n e b_n para a combinação de senos e cossenos utilizados para reconstruir a forma de onda original.

$$a_0 = \frac{1}{T} \int_{-T/2}^{+T/2} f(t)dt$$

$$a_n = \frac{2}{T} \int_{-T/2}^{+T/2} f(t)\cos(n\omega t)dt$$

$$b_n = \frac{2}{T} \int_{-T/2}^{+T/2} f(t)\operatorname{sen}(n\omega t)dt$$

A integração deve ocorrer em qualquer período completo -T. O intervalo não necessariamente precisa ser de 0 a T. Formas de onda periódicas podem ser alinhadas com respeito ao eixo y devido à simetria, integrando de -T / 2 a +T / 2. O alinhamento simétrico facilita a integração de funções mais difíceis. O termo a_0 representa o valor médio sobre *f(t)*. Integrar *f(t)* envolve simplesmente encontrar a área sob a curva de *f(t)* e o eixo *t* para o intervalo de tempo *t* = 0 a *t* = *T* segundos. Se *f(t)* é um sinal, então o número resultante tem as dimensões de *volt*-segundos. Dividir esse número por *T* segundos dá a magnitude média ao longo do tempo em volts. Os termos a_n são obtidos multiplicando *f(t)* pelo cos($n\omega t$), em seguida, tomando a área entre o produto desses dois termos e o eixo *t* sobre o intervalo de tempo *T*, multiplicando o resultado por 2 / *T*. Os termos b_n são determinados da mesma maneira. Um exemplo prático é apresentado no apêndice 4.3.

PONTOS-CHAVE

A análise de Fourier é usada para determinar a amplitude e a frequência das ondas de seno e cosseno que, quando somadas, ajustarão (reproduzirão) melhor o sinal EMG original num sentido dos mínimos quadrados.

Espectro de Frequência

O cálculo dos coeficientes de Fourier tem um uso diferente que fornece o melhor ajuste para a forma de onda original no sentido dos mínimos quadrados. Os coeficientes a_n e b_n revelam exatamente que frequências foram utilizadas para criar o sinal observado, e a magnitude dos coeficientes indica a contribuição relativa de cada frequência à forma de onda global. Isso é conseguido por meio da plotagem do valor do coeficiente a cada frequência determinada para se obter um **espectro de frequências**. No exemplo apresentado no apêndice 4.3, os coeficientes de Fourier para uma onda quadrada foram calculados e constatou-se que não houve coeficientes a_n. A magnitude apenas de coeficientes b_n para cada frequência, contribuindo para a onda quadrada, é, portanto, plotada na figura 4.14. Existe uma maneira de combinar os coeficientes a_n e b_n, quando ambos existem, para se obter um valor de magnitude único para cada frequência, o que será descrito posteriormente. A magnitude do componente CC (*valor médio*) da onda quadrada é zero porque sua amplitude varia entre +1 e -1.

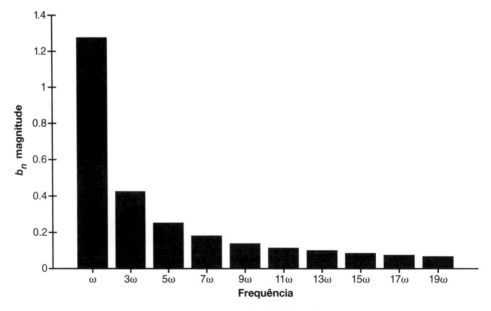

FIGURA 4.14 Espectro de frequência para uma onda quadrada para 10 termos utilizados na síntese de Fourier de uma onda quadrada. Cada barra corresponde à magnitude do coeficiente b_n para um determinado harmônico.

A interpretação física dos espectros de frequência é baseada na identificação da **largura de banda do sinal**, que é a faixa de frequências sobre as quais o sinal contém componentes de magnitude apreciável. Em uma série de Fourier convergente, os coeficientes tornam-se progressivamente menores com o aumento de *n*. A largura de banda do sinal geralmente se estenderá do componente CC através de harmônicos de ordem mais baixa ao enésimo harmônico, que é a maior frequência de força apreciável. Um sinal pode, teoricamente, conter uma série infinita de harmônicos, mas componentes de magnitude muito pequena provavelmente não terão nenhuma importância física apreciável. A definição exata da largura de banda depende da aplicação em particular e exige uma decisão quanto ao que constitui uma "magnitude apreciável". A definição de largura de banda do sinal em EMG baseia-se numa consideração da potência de sinal.

PONTOS-CHAVE

Uma parcela do espectro de frequência envolve a frequência a sobre o eixo x de zero à frequência de Nyquist do sinal. A cada frequência, o eixo y mostra a magnitude relativa da contribuição dessa frequência particular (ondas de seno e cosseno combinados) para a construção global do sinal.

Espectro de Potência

O conceito de potência de sinal é expresso em relação à potência dissipada por um resistor para uma corrente constante (i^2R) ou voltagem constante (V^2/R). Esse resistor foi estendido à potência instantânea de qualquer sinal como $x^2(t)$. No exemplo a seguir, vamos mostrar que, se os coeficientes a_n e b_n na série de Fourier são quadráticos, o espectro de frequência torna-se então o **espectro de potência**. O valor quadrático médio (QM) sobre um determinado intervalo de tempo (*T*) é, então, a potência média do sinal:

$$QM = \frac{1}{T}\int_0^T x^2(t)dt$$

A potência média de um sinal periódico $x(t) = X\text{sen}(\omega t)$ é:

$$QM = \frac{1}{T}\int_0^T x^2 \text{sen}^2(\omega t)dt$$

$$QM = \frac{1}{T}\int_0^T \frac{X^2}{2}\left(1-\cos(2\omega t)\right)dt$$

$$QM = \frac{X^2}{2}$$

Estendendo esses conceitos à série de Fourier para um sinal periódico,

$$QM = \frac{1}{T}\int_0^T \left(\frac{a_0}{2} + \sum_{n=1}^{\infty}\left[a_n \cos(n\omega t) + b_n \text{sen}(n\omega t)\right]\right)^2 dt$$

Essa equação assustadora pode ser dividida em partes administráveis:

$$QM = \frac{1}{T}\int_0^T \left(\frac{a_0}{2}\right)^2 dt + \frac{1}{T}\int_0^T \left(\sum_{n=1}^{\infty}\left[a_n \cos(n\omega t) + b_n \text{sen}(n\omega t)\right]\right)^2 dt$$

O primeiro termo reduz-se a

$$\frac{1}{T}\int_0^T \left(\frac{a_0}{2}\right)^2 dt = \frac{a_0^2}{4}$$

O segundo termo se expande a

$$\frac{1}{T}\int_0^T \left(\sum_{n=1}^{\infty}\left[a_n^2 \cos^2(n\omega t) + 2a_n b_n \cos(n\omega t)\text{sen}(n\omega t) + b_n^2 \text{sen}^2(n\omega t)\right]\right) dt$$

O termo cruzado integra o zero quando tomado sobre o período completado:

$$\frac{1}{T}\int_0^T \left(2a_n b_n \cos(n\omega t)\text{sen}(n\omega t)\right) dt = 0$$

e porque

$$\int_0^T \cos^2(n\omega t)dt = \int_0^T \text{sen}^2(n\omega t)dt = \frac{T}{2}$$

a expressão para o quadrado médio da série de Fourier ao longo do tempo, ou sua potência média, é

$$QM = \frac{a_0^2}{4} + \sum_{n=1}^{\infty}\left(\frac{a_n^2}{2} + \frac{b_n^2}{2}\right)$$

Continuando com o exemplo de onda quadrada do apêndice 4.3, os cálculos que seguem demonstram que 90% da potência de sinal total está contida nos harmônicos fundamentais e terceiros. O valor médio quadrático da frequência fundamental é

$$QM = \frac{(4V)^2}{\pi^2}\frac{1}{2} = 0,8106V^2$$

Aproximadamente 81% da potência de sinal total está localizada dentro da frequência fundamental. Uma alta percentagem para a frequência fundamental é típica de uma série de Fourier convergente. O terceiro harmônico possui apenas 9% da potência total:

$$QM = \frac{(4V)^2}{\pi^2}\frac{1}{2}\frac{1}{9} = 0,0900V^2$$

O fato de 90% da potência do sinal estar contido nos harmônicos fundamentais e terceiros é evidente na figura 4.15. Observe como a forma básica da onda quadrada é obtida com apenas as primeiras frequências da série.

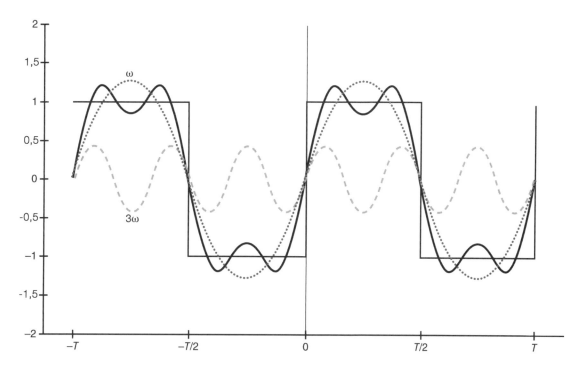

FIGURA 4.15 Comparação de uma onda quadrada com uma síntese de Fourier, que inclui apenas a frequência fundamental e o primeiro harmônico (linha preta sólida). A (ω) fundamental e seu primeiro harmônico (3 ω) também são apresentados separadamente (linhas pontilhadas). Uma forma de onda quadrada básica pode ser obtida com apenas essas duas frequências. O fato de a forma de onda quadrada ser obtida com base somente nas duas primeiras frequências é consistente com a observação de que elas correspondem a 90% da potência de sinal total.

PONTOS-CHAVE

Elevar ao quadrado os coeficientes a_n e b_n na série de Fourier usada para construir o espectro de frequência dará o espectro de potência.

Transformada de Fourier

A análise de frequência foi introduzida usando a *forma real ordinária* da série de Fourier para funções periódicas bem-comportadas, para as quais uma solução analítica está disponível usando nada além das ferramentas do primeiro ano de um curso de cálculo. A complexidade matemática aumenta exponencialmente para sinais reais como o EMG. O tempo investido em trabalhar por meio do exemplo da série de Fourier no apêndice 4.3 deve ser devolvido com uma compreensão intuitiva do caso mais difícil. A base do problema é que senos e cossenos são definidos estendendo-se do infinito positivo ao negativo, e sinais infinitamente longos não podem ser usados para sintetizar algo que é *aperiódico* e finito em comprimento. Isso pode, no entanto, ser realizado por meio do uso da transformada de Fourier. A transformada de Fourier (TF) $X(\omega)$ de qualquer sinal aperiódico $x(t)$ é dada pela seguinte equação:

$$X(\omega) = \int_{-\infty}^{\infty} x(t)e^{-j\omega t}dt$$

O exponente de *e* é um número imaginário (isto é, complexo) $j = \sqrt{-1}$. A expressão exponencial invoca a identidade de Euler, onde o termo pode ser escrito como

$$e^{-j\omega t} = \cos(\omega t) - j\operatorname{sen}(\omega t)$$

Então,

$$X(\omega) = \int_{-\infty}^{\infty} x(t)\cos(\omega t)dt - j\int_{-\infty}^{\infty} x(t)\operatorname{sen}(\omega t)dt$$

A transformada de Fourier tem, portanto, partes reais (R_e) e imaginárias (I_m). O aspecto mais confuso dessa fórmula é o fato de que a parte real (R_e) corresponde às mesmas funções de ω, enquanto a parte imaginária (I_m) representa funções ímpares de ω. Números complexos não são utilizados nos cálculos – eles são todos números reais:

$$X(\omega) = R_e(\omega) = jI_m(\omega)$$

onde

$$R_e(\omega) = \int_{-\infty}^{\infty} x(t)\cos(\omega t)dt$$

e

$$I_m(\omega) = -\int_{-\infty}^{\infty} x(t)\operatorname{sen}(\omega t)dt$$

A magnitude da transformada de Fourier é, portanto,

$$X(\omega) = \sqrt{R_e^2(\omega) + I_m^2(\omega)}$$

e o ângulo de fase $\phi(\omega)$ é dado por

$$\phi(\omega) = \tan^{-1}\frac{I_m(\omega)}{R_e(\omega)}$$

O sinal *x(t)* e sua transformada de Fourier são exclusivamente relacionados por seu inverso:

$$x(t) = \frac{1}{2\pi}\int_{-\infty}^{\infty} X(\omega)e^{-j\omega t}d\omega$$

Assim, existe uma maneira de reconstruir o sinal original a partir da transformada de Fourier tomando o inverso da transformada de Fourier.

As expressões $X(\omega)$ e $\phi(\omega)$ permitem uma determinação da magnitude e do ângulo de fase, respectivamente, da função de densidade de amplitude dos componentes de frequência constituintes para qualquer sinal aperiódico. Por exemplo, um plot de $X(\omega)$ é o espectro da frequência do sinal *x(t)*. A distribuição das frequências que constituem um determinado sinal *x(t)* pode, portanto ser avaliada por inspeção visual. O espectro de frequência é útil não só para identificar a largura de banda do sinal, mas também para identificar fontes de ruído. Pode haver, por exemplo, um pico à frequência de linha (50 ou 60 Hz) indicando interferência eletromagnética. Na América do Norte, considerando que 60 Hz é a frequência fundamental para esse tipo de ruído, picos menores em múltiplos dessa frequência (ou seja, harmônicos à 120, 180, 240 Hz) podem estar presentes, mas enterrados em espectros mais altos de sinal. Também é possível ver picos de outras fontes de interferência.

> **PONTOS-CHAVE**
>
> - A transformada de Fourier é usada para calcular o espectro de frequência de sinais aperiódicos. O sinal EMG é aperiódico.
> - O espectro de frequência do sinal é usado para múltiplos propósitos. Fontes de interferência de ruído elétrico têm uma frequência característica que pode ser identificada no espectro de frequência.

Espectro de Frequência da EMG

Pode-se calcular a transformada de Fourier e sua inversa de duas maneiras. O método mais conhecido é o computacional, referido como *Transformada rápida de Fourier* (TRF). A TRF é "rápida" porque o número de operações requerido para calcular os espectros de frequência pode ser muito reduzido se o segmento de dados (N) usado para análise é limitado à potência de 2 (por exemplo, 256, 512, 1.024 ou 2.048 pontos). Se o segmento de dados não é absolutamente uma potência de 2, ele pode ser completado com zeros até a próxima potência de 2. Completar com zeros (*zero padding*) significa, literalmente, adicionar uma sequência de zeros ao segmento de dados, não importa onde a sequência é adicionada. O segundo método é a *Transformada discreta de Fourier* (TDF), que pode ser usada quando o comprimento do sinal não é uma potência de 2, mas à custa de tempo computacional.

A transformada de Fourier trata essencialmente o segmento de dados como uma realização de um sinal periódico. Ou seja, o período T é o comprimento do segmento de dados. Ao restringir o comprimento do segmento de dados a uma potência de 2, a TRF também está forçando o fundamental e seus harmônicos a caber perfeitamente no período T prescrito pelo comprimento do segmento de dados. O problema é que o segmento de dados escolhido conterá períodos de forma de onda parciais. É muito razoável supor que alguns períodos de forma de onda vão abranger os segmentos de dados adjacentes. Se a TRF é executada nesse período parcial, os espectros conterão falsos componentes de frequência. A seguinte analogia pode ajudar a explicar o que acontece com o espectro de frequência. A transformada de Fourier tenta completar o período parcial e o resultado é uma descontinuidade, uma forma de onda parcialmente completada. A série de Fourier exibe um erro oscilatório próximo e nas descontinuidades (ver o *fenômeno de Gibbs* no apêndice 4.3). De modo similar, as descontinuidades, causadas pelos períodos de forma de onda parcial, geram frequências falsas, que se espalham através das frequências legítimas. Os picos resultantes do espectro de frequência aparecem espalhados, em um efeito que é chamado **fuga de frequência**.

A fuga de frequência pode ser minimizada pela aplicação de uma *função de ponderação de janela* ao segmento de dados antes da TRF ser executada. Considere uma janela Gaussiana que tenha forma de sino. A magnitude dos coeficientes de ponderação determina sua forma. Ou seja, o coeficiente de ponderação médio terá a maior magnitude. As magnitudes dos coeficientes de cada lado do centro, então, se estreitam em forma de sino em direção ao final. Quando o segmento de dados é multiplicado pelos coeficientes da janela, os valores do segmento de dados são estreitados a zero até o final. A fuga de frequência é, portanto, minimizada quando o impacto dos períodos parciais é reduzido em direção ao final do segmento de dados. Existem várias funções de ponderação diferentes, as janelas de Hamming e Hanning são exemplos. Cada janela tem suas próprias características de desempenho nos espectros de frequência. Detalhes sobre funções de ponderação em janela podem ser encontrados em textos mais especializados sobre processamento de sinal, nas referências do final do capítulo.

Como uma onda senoidal é simétrica, apenas dois pontos são necessários para definir sua frequência. Assim, o sinal deve ser amostrado ao dobro do componente de maior frequência presente no sinal. Isso tem um impacto no cálculo da transformada de Fourier. Essa frequência mais alta que pode ser determinada no sinal é, portanto, constrangida à frequência de Nyquist.

$$f_{máx} = \frac{1}{2 \times \Delta t}$$

Um dos conceitos mais difíceis de aceitar é que aumentar a taxa de amostragem não aumenta a *resolução de frequ*ência (Δf). Esta depende do comprimento da janela de dados (milissegundos) usada para análise a uma dada taxa de amostragem. O comprimento da janela de dados finalmente determina o número de pontos de dados (N) usado para representar componentes de frequência até o critério de Nyquist ($f_{máx}$), em que dois pontos ainda são necessários para definir uma onda senoidal.

$$\Delta f = \frac{1}{N \times \Delta t}$$

Considere-se uma janela de dados 1 s e uma taxa de amostragem de 1.024 Hz. Uma janela de 1 s significa que 1.024 pontos (N) podem ser usados para representar os componentes de frequência até a frequência de Nyquist ($f_{máx}$ = 512 Hz). Se a janela for reduzida a 500 ms em comprimento, 512 pontos estarão disponíveis para representar os componentes de frequência até a frequência de Nyquist ($f_{máx}$ = 512 Hz). Cada frequência *bin* (Δf) nos espectros representa 2 Hz. Se a janela é aumentada para 2 s, existem 2.048 pontos usados para representar componentes de frequência até a frequência de Nyquist ($f_{máx}$ = 512 Hz). Cada frequência *bin* (Δf) nos espectros representa 0,5 Hz. Felizmente, um benefício adicional do completar com zeros (*zero padding*) pode agora tornar-se aparente. Completar com zeros aumenta o número de pontos de dados no domínio do tempo. Uma vez que a transformada de Fourier considera Δt constante, completar com zeros essencialmente aumenta o comprimento da janela, o que diminui (Δf). O resultado é um aumento na resolução de frequência.

O espectro de frequência para EMG de superfície do bíceps braquial é apresentado na figura 4.16. O espectro de frequência não é normalmente plotado na literatura como um gráfico de barras. Nesse caso, é feito para facilitar a inspeção visual da conexão entre teoria e prática. Cada barra denota uma resolução de frequência de Δf =1 Hz. Além disso, observe que a unidade do eixo x é hertz. A análise de frequência de sinais é normalmente expressa em termos de frequência angular (ω, rad·s^{-1}) para acomodar números muito grandes. No entanto, magnitudes encontradas em EMG são pequenas o suficiente para que não seja necessário reduzir sua escala.

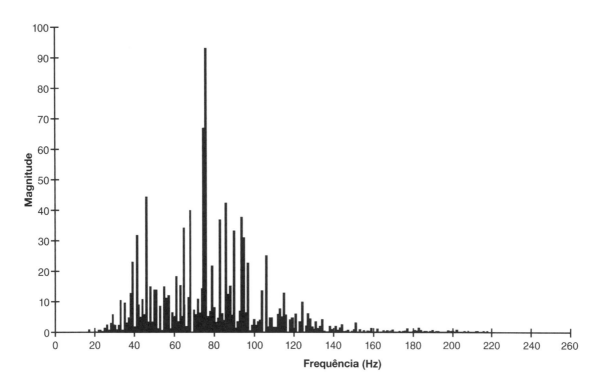

FIGURA 4.16 Espectro de frequência para o EMG de superfície do bíceps braquial gerado durante ações isométricas máximas de flexão de cotovelo. Cada barra tem uma resolução de frequência de $\Delta f = 1$ Hz e corresponde à magnitude $\sqrt{a_n^2 + b_n^2}$. A magnitude indica o quanto de uma frequência determinada contribui para o sinal de EMG de superfície global.

PONTOS-CHAVE

- O cálculo da transformada rápida de Fourier requer atenção ao comprimento (n) do sinal, que deve ser de (2^n). Se os dados não atendem a exigência de comprimento, podem ser completados com zero para a próxima potência (n).
- A transformada de Fourier de segmentos de dados EMG trata o segmento de dados inteiro como uma realização de um sinal periódico. É razoável esperar que qualquer segmento de dados único inevitavelmente venha a incluir períodos parciais que seriam completados por meio dos segmentos de dados adjacentes. O fim abrupto do período parcial, que ocorre dentro de um segmento de dados único, pode causar a fuga de frequência através do espectro.
- Uma função de ponderação em janela deve ser aplicada ao segmento de dados de modo a minimizar o impacto dos dados em direção ao final do segmento. Finalmente, a escolha do comprimento do segmento de dados (janela) e sua locação durante a contração é resultado de vários critérios conflitantes.

Densidade Espectral de Potência do EMG

O espectro de frequência do EMG não é relatado na literatura por ser um sinal estocástico. A transformada de Fourier, portanto, dependerá da amostra selecionada. Além disso, o valor médio do espectro será zero. A razão é que a distribuição de amplitude de um sinal estocástico tem média zero e variância unitária. A solução para o problema assemelha-se à solução aplicada aos escores de desvio para impedi-los de somar zero. A magnitude de cada componente de frequência da transformada de Fourier pode ser quadrática. Se $X^*(\omega)$ é a transformada de Fourier de $x(t)$ e $X^*(\omega)$ é o complexo conjugado de $X(\omega)$, os dois podem ser multiplicados para se obter a magnitude quadrática da transformada de Fourier:

$$\Phi(\omega) = X(\omega) X^*(\omega) = |X(\omega)|^2$$

A quantidade $\Phi(\omega)$ é a *função da densidade espectral de potência* (DEP) para o sinal $x(t)$. Essa é uma extensão natural da magnitude quadrática $(a_n + b_n)^2$ de cada componente de frequência da série de Fourier, que demonstrou produzir o espectro de potência. A figura 4.16 é o espectro de frequência para o EMG de superfície do bíceps braquial. O espectro de potência para o mesmo sinal é apresentado na figura 4.17. Os valores de magnitude quadrática são menores, pois um processo de promediação (*averaging process*) foi usado para produzir uma estimativa suavizada, mas a forma geral é idêntica à da estimativa "bruta" apresentada na figura 4.16. A função DEP foi calculada sobre um sinal EMG (10-500 Hz) de superfície passa-faixa. A passa-altas 10 Hz é evidente pela falta de potência de sinal abaixo desse ponto.

Contudo, o problema é que pequenas quantidades de ruído na representação de domínio do tempo do sinal resultam em grandes erros nas estimativas espectrais. Existem várias maneiras de se reduzir a variabilidade dessas estimativas. Um método consiste em dividir os dados num número de segmentos, calcular o espectro de potência para cada segmento de dados e, em seguida, tomar a média (*average*) das estimativas. Esse procedimento não é diferente de uma média de sinal (*signal averaging*) e é chamado de *técnica do períodograma médio*, ou *método de Bartlett*. A principal limitação é que os registros EMG usualmente não são de duração suficiente para permitir que a janela de dados se divida num número de segmentos sem comprometer a resolução de frequência.

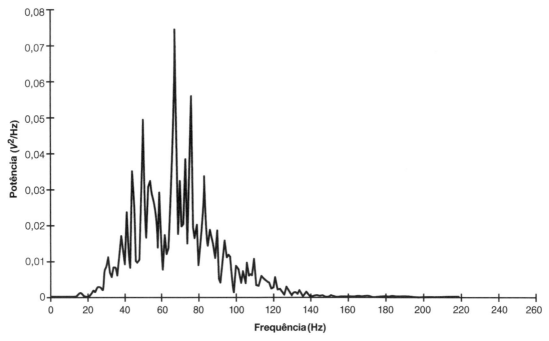

FIGURA 4.17 Densidade espectral de potência para o EMG de superfície do bíceps braquial gerada durante ações isométricas máximas de flexão do cotovelo. A janela de análise de dados foi dividida em três segmentos menores e o espectro de potência foi calculado usando-se uma sobreposição de 50% além dos segmentos de dados. Cada um dos segmentos menores de dados foi completado com zeros antes do cálculo do espectro de potência para manter a mesma resolução de frequência ($\Delta f = 1$ Hz). Calculou-se então a média das cinco estimativas espectrais separadas. Cada ponto de dados do espectro de potência corresponde aos coeficientes quadráticos $(a_n^2 + b_n^2)$, o que é análogo a (V^2).

A questão básica aqui é o começo da fadiga muscular e a estacionariedade do sinal. O método mais amplamente usado na prática de EMG é a técnica do *periodograma de Welch*. A janela de dados é dividida em segmentos separados e a estimativa espectral é calculada sobre dados que se sobrepõem aos segmentos adjacentes por uma determinada percentagem, normalmente 50%. Calcula-se então a média das estimativas espectrais adicionais de potência ganhas pela sobreposição. Por exemplo, se a janela usada para análise é dividida em três segmentos de dados e o espectro de potência é calculado com uma sobreposição de 50%, cinco estimativas do espectro de potência estão disponíveis para o cálculo da média. Dividir a janela em pequenos segmentos de dados pode resultar num decréscimo na resolução de frequência, mas o método Welch permite certo grau de média (*averaging*) por causa das janelas curtas normalmente utilizadas na prática de EMG. A resolução de frequência original pode ser retida, contudo, se segmentos de dados menores são completados com zeros até o comprimento apropriado. O *método de Daniell* envolve simplesmente computar o espectro uma vez e calcular a média (*averaging*) das estimativas espectrais das frequências adjacentes, da mesma forma que ocorre com o procedimento de média móvel (*moving average*). Como seria de se esperar, também existe uma perda de resolução de frequência com esse método. A perda depende de quantas frequências adjacentes são usadas na média.

PONTOS-CHAVE

O espectro de frequência quadrática do sinal EMG produz seu espectro de potência. A estimativa espectral é afetada desproporcionalmente por pequenas quantidades de ruído no sinal. Portanto, existem métodos diferentes para gerar um espectro de potência suavizado.

Medidas Discretas Obtidas da Função de Densidade Espectral de Potência

As funções DEP de grupos musculares diferentes compartilham o mesmo formato básico, que está geralmente relacionado com a forma dos PAUMs subjacentes (Lindström e Magnusson, 1977). A principal diferença entre os grupos musculares é a largura de banda de sinal, que está relacionada à fisiologia do músculo. Essas propriedades incluem a porcentagem da CVM sobre a qual as unidades motoras são recrutadas, as taxas máximas de disparo, o tamanho da unidade motora e os comprimentos da fibra muscular, para citar alguns (Weytjens e van Steenberghe 1984; Dimitrov e Dimitrova 1998). Gravações de superfície têm uma largura de banda mais estreita que o EMG de agulha por causa do tecido de filtragem passa-baixas do sinal (Basmajian et al., 1975).

Por convenção, a largura de banda do sinal EMG é designada com respeito aos pontos de meia potência sobre o gráfico DEP (Bendat e Piersol 1971). Há algumas aplicações para as quais a função DEP é representada algumas vezes como decibéis *versus* frequência do log (Sinderby et al., 1996), caso em que a largura de banda é referenciada com respeito ao ponto -3 dB. A largura de banda do sinal é finalmente conectada com o filtro passa-faixa colocado sobre os amplificadores apresentados no capítulo anterior. Os filtros passa-altas e baixas são supostamente ajustados para corresponder à largura de banda do sinal, de modo que as frequências fora desse intervalo não contaminem os sinais de interesse.

Stulen e De Luca (1981) mostraram que a função DEP do sinal EMG pode ser caracterizada por dois parâmetros: **frequência de potência média (FPM)** e **frequência de potência mediana (FPMd)**. As frequências média e mediana estão localizadas na função DEP, da mesma forma que uma distribuição positivamente assimétrica, com a média maior do que a mediana (Farina e Merletti 2000). A frequência mediana de potência é referida algumas vezes como a frequência do centro ou do centroide. Para calcular a frequência mediana de potência, é necessário primeiro calcular a potência total (PT). Dessa forma, nos casos em que N é o número de pontos de dados na janela, a PT é considerada somente sobre a parte da função DEP, que descreve a potência nas frequências positivas e é calculada por

$$PT = \sum_{k=0}^{\frac{N}{2}-1} DEP(k)$$

onde k é o índice para as frequências $\omega[k] = 2\pi k / N : k = 0, 1, ... N-1$. Note a conversão das unidades de frequência de rad/s a hertz. A frequência na qual a potência média ocorre é, então, calculada por

$$FPM = \frac{1}{PT} \sum_{k=0}^{\frac{N}{2}-1} \left(f[k] \cdot DEP[k] \right)$$

A frequência na qual a potência mediana ocorre é definida como a frequência que divide o espectro de potência em duas partes de potência igual e pode ser obtida com a seguinte fórmula:

$$0,5 = \frac{1}{PT} \sum_{k=0}^{FPMd} DEP[k]$$

Essas medidas são geralmente relatadas em conjunto, pois se acredita que elas forneçam informações sobrepostas e diferentes com respeito ao comportamento da unidade motora (Farina e Merletti 2000). A FPM e a FPMd têm se mostrado sensíveis a características das fibras musculares, como a velocidade de condução. Também é possível que essas medidas reflitam o comportamento de disparo da unidade motora, como recrutamento de unidade motora e codificação de taxa (Stulen e De Luca, 1981; Solomonow et al., 1990), embora seja necessária uma pesquisa adicional para relacionar essas variáveis às estatísticas de descarga da unidade motora.

O número de vezes em que o sinal cruza a linha isoelétrica de base zero está relacionado ao conteúdo de frequência do sinal. Uma medida que está relacionada ao número de passagens por zero (*zero crossings*) é a **frequência de *spike* média (FSM)** (figura 4.10), que é uma forma não paramétrica de descrever um sinal estocástico em termos periódicos simplesmente contando o número de picos EMG completos que ocorrem por segundo. A FSM é altamente confiável durante contrações dinâmicas (Gabriel, 2000) e está fortemente correlacionada à FPM (Gabriel et al., 2001). Calcula-se a FSM tomando o número de *spikes* (NS) e dividindo-o pela duração total (DT) da janela de análise de dados. Se a janela de dados é menor que 1 s, então a taxa deve ser expressa em relação a esse período de tempo em hertz:

$$MSF = \frac{NS}{TD}$$

PONTOS-CHAVE

- As frequências média e mediana são medidas tradicionais do conteúdo de frequência do sinal que exigem estacionariedade do sinal para sua utilização. A frequência de *spike* média quantifica o número de *spikes* EMG que ocorrem dentro de um segundo, e está relacionada ao conteúdo de frequência do sinal.

- As frequências em que ocorrem potências média e mediana são usadas para quantificar mudanças em recrutamento de unidades motoras, em estatísticas de disparo e em VCFM. A frequência de *spike* média é um modo não paramétrico de calcular o conteúdo de frequência do sinal EMG. O leitor é advertido sobre inventar interpretações para o significado das medidas, uma vez que elas ainda são objeto de debate.

Comprimento da Janela de Dados

A janela de dados mínima (*epoch*), que é necessária para se obter estimativas estáveis da atividade EMG durante contrações isométricas, tem sido avaliada utilizando-se o coeficiente de variação e o erro RQM. Independentemente da medida de EMG específica estudada, existe uma diminuição exponencial característica na variabilidade da estimativa quando o comprimento da janela de dados aumenta (Vint e Hinrichs 1999; Farina e Merletti 2000). Se a variabilidade é plotada para comprimentos de janela de 10-1000 ms, o "cotovelo" da curva ocorre geralmente antes de 200 ms. A janela de dados mínima necessária para a obtenção de estimativas estáveis é entre 250 e 500 ms. Janelas de dados mais longas (>1 s) são perfeitamente possíveis. O potencial para o aparecimento de fadiga durante a janela aumenta com a intensidade da contração muscular.

A localização da janela de dados é tão importante quanto seu comprimento. Se apenas um único valor está sendo extraído para representar as características EMG da contração, então uma porção estável da curva força-tempo deve ser usada (Vint e Hinrichs, 1999). O comprimento e a localização apropriados para se usar de modo a se obter escores de EMG representativos durante contrações de esforço máximo estão sujeitos a debate. Uma janela de dados curta (250 ms) pode ser centrada na localização do valor de força máxima (figura 4.18).

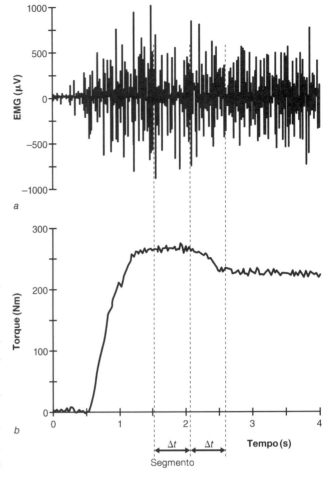

FIGURA 4.18 Atividade EMG de superfície e torque dos extensores do joelho durante contrações de esforço máximo. (*a*) Atividade EMG de superfície passa-faixa do vasto lateral e (*b*) torque de extensão do joelho. As linhas verticais pontilhadas mostram duas janelas de dados (Δ*t*), que incluem valores de torque máximo.

Reproduzido do *Journal of Electromyography and Kinesiology* 4(3). S. Karlsson, B. E. Erlandson e B. Gerdle, "A personal computer-based system for real-time analysis of surface EMG signal during static and dynamic contractions", p. 174, © 1994, com a permissão da Elsevier.

Essa abordagem é interessante porque gera os maiores valores, mas pode também ser influenciada por *overshoot* dinâmico no sistema de mensuração (Karlsson et al., 1994). A alternativa é obter os valores médios máximos para força e EMG para uma janela de dados obtida na porção média da contração (Vint e Hinrichs 1999; figura 4.19). Para contrações de esforço máximo, no entanto, esse procedimento arrisca-se a obter valores EMG durante uma porção significativa da contração quando a força não é máxima. Tanto o comprimento quanto a localização da janela devem ser relatados no estudo.

A escolha do comprimento apropriado da janela torna-se uma função de vários fatores conflitantes quando o nível de força está mudando, particularmente por medidas no domínio da frequência. O nível de força deve mudar vagarosamente durante o período especificado pela janela para que as propriedades estatísticas do sinal EMG permaneçam estáveis. Se a janela de dados é dividida em segmentos menores (*bins*) e a média e o desvio padrão não se alteram significativamente de um segmento para o seguinte, o sinal EMG dentro da janela é **estacionário**. A estacionariedade é um requisito para a análise de frequência e pode ser estatisticamente determinada por meio do uso de testes corridos ou testes de arranjos reversos (Bendat e Piersol, 1971).

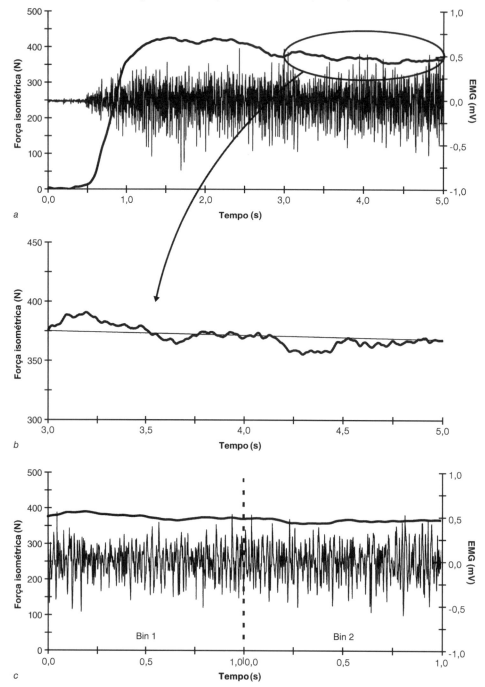

FIGURA 4.19 Ações isométricas máximas dos extensores do joelho. (*a*) Atividade EMG passa-faixa de superfície do vasto lateral e torque de extensão do joelho. A elipse mostra que a janela de dados usada para a análise ocorre após os valores de torque máximo. (*b*) Os valores de torque máximo dentro dessa janela são relativamente estáveis. (*c*) Pode-se, em seguida, segmentar a janela de dados em faixas de frequência de dados menores para avaliar a média e o desvio padrão de cada segmento individual dentro da janela.

Reproduzido, com permissão, de P. F. Vint e R. N. Hinrichs, 1999, "Longer integration intervals reduce variability of EMG derived from maximal isometric contraction", *Journal of Applied Biomechanics* 15(2): 214.

O sinal EMG pode permanecer estacionário se a força dentro da janela não muda mais do que 10% da CVM (Bilodeau et al., 1997). Considere uma contração isométrica em rampa que aumenta a uma taxa de 20% da CVM por segundo e leva 5 segundos para alcançar o máximo. Dez janelas consecutivas de dados podem ser construídas para controlar alterações na atividade EMG durante toda a contração se o comprimento de cada janela de dados for de 500 ms. O número de janelas de dados de 500 ms duplicará para uma contração em rampa mais lenta a 10% da CVM por segundo. O risco de fadiga aumenta para períodos mais longos de contração (Sbriccoli et al., 2003).

A atividade eletromiográfica para contrações anisométricas (ou seja, dinâmicas) não é uma simples função do nível de força. A extensão muscular, a velocidade de encurtamento e o comprimento da distância perpendicular são fatores contribuintes. A janela de dados é dimensionada normalmente para o tipo de contração, e restrições impostas por múltiplos critérios podem limitar a análise de dados a uma única janela. Por exemplo, durante contrações isocinéticas, a janela pode ser padronizada a uma locação específica dentro da amplitude de movimento em que a velocidade é constante, e isso abrange o ápice da curva força-tempo (Karlsson et al., 2003).

Existem métodos de processamento de sinal mais avançados para analisar a evolução temporal da atividade EMG durante uma contração dinâmica. Períodos curtos de tempo e análise de frequência envolvem a criação de janelas de dados muito curtas (ou seja, 250 ms) em toda a duração da contração muscular (Potvin, 1997). Contudo, se a duração da contração é curta demais para permitir a obtenção de resolução suficiente em frequência (Δt), a análise instantânea em tempo-frequência deve ser usada. Ela tira vantagem da cicloestacionariedade. A velocidade da contração, o comprimento do músculo e a distância perpendicular mudam ao longo da contração muscular, e o mesmo padrão de mudança pode ser observado ao longo de múltiplos testes. Como resultado, a atividade EMG permanece estável por múltiplas contrações. A cicloestacionariedade significa que os valores EMG são consistentes ao longo de múltiplos testes. Para mais detalhes sobre a análise em tempo-frequência, ver Knaflitz e Bonato (1999).

PONTOS-CHAVE

- A duração mínima de tempo necessária para uma janela de dados obter estimativas estáveis da média e do desvio padrão do sinal EMG é de 250 ms. Se a média e o desvio padrão são constantes dentro da janela de dados, então o sinal é chamado de estacionário.
- A localização da janela de dados é uma consideração importante para a obtenção de uma atividade muscular representativa da contração. Para as contrações isométricas, a janela de dados deve abranger a primeira porção estável da contração, na qual a força é constante. A janela de dados para contrações anisométricas exige múltiplas considerações, que envolvem a localização da janela no mesmo ponto na escala de movimento.

Contaminação por Ruído

Inclua sempre uma janela de dados mínima de aproximadamente 500 ms antes e depois da contração do músculo para documentar a magnitude da atividade basal. A contaminação por ruído é mais evidente na atividade basal quando o músculo está em repouso. Atividades basais aceitáveis podem ter uma amplitude P-P até 20 µV na ausência de qualquer contaminação (deVries et al., 1976). A contaminação por ruído é, então, sobreposta à atividade basal e vem de duas fontes básicas: (1) ruído inerente e (2) interferência.

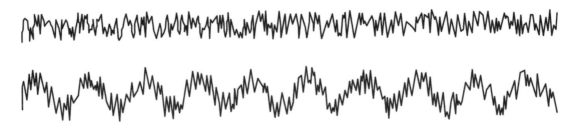

FIGURA 4.20 Dois tipos básicos de contaminação por ruído. O ruído branco inerente está associado à instrumentação (em cima) e pode ser sobreposto ao ruído de interferência de 60 Hz (embaixo).

Reproduzido com permissão de John Wiley & Sons, Inc. De A.R. Normann, 1998, *Principles of bioinstrumentation* (Hohoken, NJ: Wiley), p. 182.

As duas fontes básicas de ruído basal estão representadas na figura 4.20. Os parágrafos seguintes analisam as características de cada tipo de ruído e os métodos básicos de processamento de sinal usados para minimizar seu impacto sobre a análise e a interpretação EMG.

Taxa Sinal-Ruído

A atividade basal pode ser conceituada como *ruído* de fundo, contra o qual o *sinal* deve ser detectado. Nesse caso, a rajada EMG é um sinal que deve ser detectado. A qualidade real dos dados EMG é frequentemente referida em termos de *relação sinal-ruído* (RSR), que é dada em decibéis, de modo que é a taxa de potência de sinal (P_s) para a potência de ruído (P_R).

A primeira aplicação prática da RSR é a resolução de medida. Considere uma placa A/D de 12-*bits*, com uma variação de entrada de 10 V (±5 V). Lembre-se de que existem 2^{12} = 4.096 níveis discretos; portanto, nesse caso, cada nível é de 10 V / 4.096 = 2,44 mV. Nesse exemplo, a RSR mínima que pode ser tolerada, sem deterioração da resolução para a magnitude P-P da EMG, é de

$$RSR = 10\log\left(\frac{P_S}{P_N}\right)$$

$$RSR = 10\log\left(\frac{10}{0,00244}\right) = 36 \text{ dB}$$

Quando as contrações de teste são realizadas a fim de determinar o ganho de amplificador apropriado, o osciloscópio deve ser verificado para assegurar que a amplitude P-P da atividade basal não seja superior a 2,44 mV, que é o nível de voltagem correspondente à resolução da placa A/D. É preciso ter em mente que esse valor representa um sinal amplificado. Se o ganho do amplificador é estabelecido em 1.000, a amplitude P-P do ruído original é de 2,44 µV. Perceba que a amplitude P-P foi usada em vez da RQM. O intervalo de entrada da placa A/D é expresso em termos de amplitude P-P, e a amplitude P-P da atividade basal pode ser medida diretamente de um osciloscópio.

Ruído Inerente

Os eletrodos e o amplificador são fontes de ruído inerente no sistema de medida. Felizmente, a magnitude do ruído inerente muitas vezes é pequena e pode ser minimizada depois por uma combinação de controles metodológicos e métodos simples de processamento de sinal, descritos nas seções seguintes.

Ruído de Eletrodo

O ruído de eletrodo ocorre por causa das interfaces eletrólito-pele e eletrólito-metal. Uma vez que a reação eletroquímica eletrólito-metal se estabiliza, essa fonte de ruído é insignificante (0,3 µV P-P). A amplitude do ruído eletrólito-metal para eletrodos Ag-AgCl diminui drasticamente no primeiro minuto de aplicação e se estabiliza a um nível igual ou inferior ao ruído do amplificador. O tempo de estabilização é muito mais longo para outros metais, como o aço inoxidável (180 min; Huigen et al., 2002). A interface eletrólito-pele é mais problemática. A voltagem de ruído pode variar de 5 a 60 µV P-P. O limite mais baixo pode ser conseguido com uma boa preparação da pele, mas é também dependente do sujeito (Gondran et al., 1996).

Fontes de Ruído do Amplificador

O primeiro tipo de ruído do amplificador é chamado de ruído *térmico* ou *de Johnson* e está associado com resistores. A fonte é o fluxo da corrente quando elétrons colidem aleatoriamente com o material resistivo. O nível médio de ruído é

$$V_{TH} = \sqrt{4kTRB}$$

onde k é a constante de Boltzmann ($1,38 \times 10^{-23}$ J/K), T é a temperatura absoluta em kelvin, R é a resistência em ohms (Ω), e B é a largura de banda em hertz. O principal ponto a ser observado sobre a fórmula é que a magnitude da voltagem do ruído térmico (V_{TH}) é independente da frequência. Isso significa que a magnitude da voltagem desse tipo de ruído do amplificador é igual em toda a distribuição de frequência (ou seja, é um ruído branco no qual existe uma magnitude igual em cada *bin* da distribuição de densidade da potência espectral). A característica fundamental do ruído branco é que ele é aleatório e não é correlacionado com a magnitude da voltagem de sinal.

O segundo tipo de ruído está presente em muitos dispositivos eletrônicos e em sistemas físicos, químicos e fisiológicos, além de também estar presente em eletrodos (Huigen et al., 2002) (figura 4.21). Ao se realizar medições de ruído durante longos períodos de tempo, frequentemente se observa uma distribuição de frequência característica. Existe um rápido e drástico aumento na amplitude da distribuição da frequência abaixo de $\approx$ 10 Hz. A amplitude da distribuição de frequência é maior no intervalo de baixa frequência. Em seguida, ela diminui de acordo com a função ($1/f$). Assim, o nome para esse ruído é *ruído* $1/f$. Na maioria dos eletrônicos analógicos, a transição entre ruído Gaussiano, ruído branco e ruído $1/f$ ocorre entre 1 e 100 Hz. Apesar de sua presença constante, a verdadeira fonte do ruído $1/f$ permanece desconhecida. Num amplificador de alta qualidade, as duas fontes de ruído dentro da banda EMG (0,1-400 Hz) podem variar de 1 a 5 µV P-P. O total das fontes de ruído do amplificador representa o menor nível de EMG que pode ser detectado.

Ruído de Interferência

Muita discussão tem sido dedicada ao ruído de interferência (ou seja, ronco de 60 Hz), que pode ser resolvido apenas por meio de blindagem, da utilização de gravações diferenciais, da eliminação de fontes de ruído de interferência óbvias (por exemplo, lâmpadas fluorescentes), e de um cuidadoso aterramento. Esse tipo de interferência é tão comum que muitos amplificadores incluem um **filtro de entalhe (*notch*)** de frequência de linha (por exemplo, 60 Hz na América do Norte) como um ajuste opcional para eliminar a potência do sinal a 60 Hz. O diagrama de Bode para o filtro de entalhe tem literalmente um entalhe estreito a 60 Hz. O problema é que um filtro de entalhe de 60 Hz também tem uma taxa de rotação que resulta na redução da potência de sinal associada com frequências adjacentes na banda de transição, não apenas a 60 Hz.

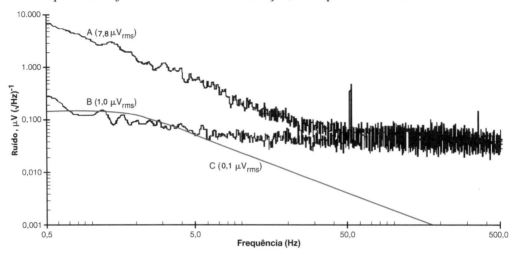

FIGURA 4.21 Mensuração de ruído dos eletrodos Ag-AgCl (A) e um amplificador de alta-resolução (B). Ambos contêm ruído 1/f, que é um aumento na amplitude da densidade espectral de potência abaixo de ≈10 Hz. O ruído térmico da impedância pele-eletrodo também foi calculado (C). O valor da amplitude do valor quadrático médio para cada fonte de ruído é incluído ao lado de cada traço.

Reproduzido da E. Huigen, A. Peper e C.A. Grimbergen, 2002, "Investigation into the origin of the noise surface electrodes", *Medical and Biological Engineering and Computing* 40(3): p. 333. Com a permissão de Springer Science e Business Media.

Além disso, uma quantidade significativa de potência de sinal gerada pela atividade muscular é encontrada a 60 Hz e não deve ser eliminada. Recomendamos desativar o interruptor do filtro de entalhe de 60 Hz para impedir pessoas bem-intencionadas de usá-lo.

Média do Sinal

O ruído inerente não pode ser reduzido por blindagem ou aterramento cuidadoso, pois é causado por um ruído de interferência. A média do sinal (*signal averaging*) é o modo mais fácil de melhorar a qualidade do sinal se este estiver contaminado por ruído Gaussiano (Marmarelis e Marmarelis, 1978). Considere o *escore verdadeiro* de uma resposta evocada a um ponto específico de tempo $T(t_i)$. O escore observado $x(t_i)$ a um ponto específico de tempo por meio de testes múltiplos será o escore $T(t_i)$ verdadeiro, mais ou menos um erro de magnitude (e_i):

$$x(t_i) = T(t_i) \pm e_i$$

Teste após teste, o escore observado a um ponto específico no tempo pode ser aleatoriamente acima (+) ou abaixo (-) do escore verdadeiro. A média do sinal (*signal averaging*) soma os valores acima e abaixo do escore verdadeiro, o que é análogo a somar valores positivos e negativos. Uma vez que o erro é normalmente distribuído, haverá um número igual de erros da mesma magnitude acima e abaixo do escore verdadeiro. O ruído será, então, resumido a zero (*sum to zero*) após um número infinito de testes (*averaged trials*), deixando somente o escore verdadeiro. Calcular a média (*averaging*) de um infinito número de testes é, naturalmente, inviável. Existe uma maneira de calcular a RSR como função do número de testes que são nivelados pela média:

$$RSR = \frac{S \times \sqrt{n}}{A}$$

onde *S* é a amplitude do sinal, *A* é a amplitude do ruído, e *n* é o número de nivelamentos realizados pela média. Se quatro sinais são nivelados pela média, o RSR dobrou porque $\sqrt{4} = 2$.

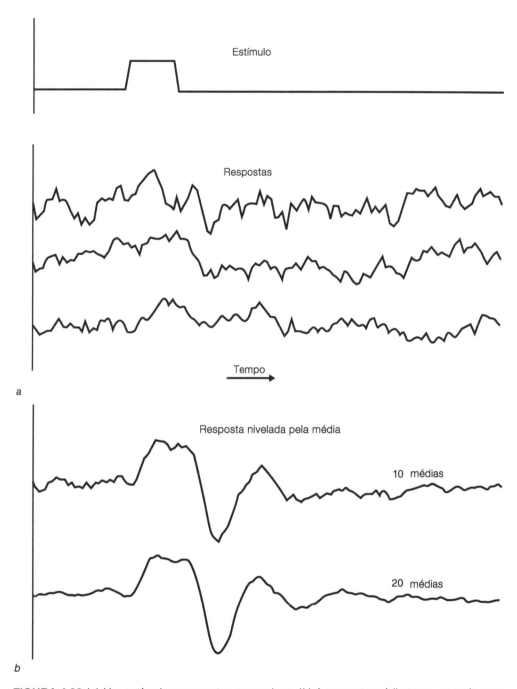

FIGURA 4.22 (*a*) Um estímulo e respostas sucessivas. (*b*) A resposta média torna-se mais suavizada quando o número de respostas niveladas pela média aumenta de 10 a 20.

Reproduzido de P. Z. Marmarelis e V. Z. Marmarelis, 1978, *Analysis of physiological systems: The white-noise approach* (Nova York: Plenum Press), figura 2.19, página 53, com a permissão de Springer Science e Business Media.

Um fator crítico na aplicação da média do sinal (*signal averaging*) é a capacidade de bloquear (*time-lock*) a resposta a um evento externo (figura 4.22). No caso de potenciais evocados, isso toma a forma de um estímulo elétrico aplicado ao nervo ou músculo. Algumas vezes, estudos de postura e equilíbrio aplicam uma força externa para perturbar o sistema.

A amplitude EMG associada à resposta reflexa é com frequência menor em comparação à de uma contração voluntária. Como a atividade basal é a mesma, independentemente do tipo de contração, a amplitude EMG menor para respostas de reflexo diminui a RSR para estudos de postura, de equilíbrio e de potenciais evocados. Por exemplo, Newcomer et al. (2002) descobriram que um mínimo de 16 testes foram necessários para identificar padrões de ativação muscular durante várias perturbações da base do estribo (ouvido médio). Nesse caso, a média do sinal (*signal averaging*) produziu um aumento de aproximadamente quatro vezes na RSR. O nivelamento do sinal pela média de um número maior de testes pode ser melhor, mas nem sempre é viável em termos de comprimento de protocolo.

Para tirar proveito dos benefícios da média do sinal (*signal averaging*) para estudos cinesiológicos, deve haver uma forma de bloquear as formas de onda EMG. Isso pode ser conseguido por meio do uso da placa A/D ou por *software* durante o pós-processamento. As formas de ondas EMG são niveladas pela média com base num número fixo de pontos de dados antes e após o evento de interesse. Se as respostas resultam em formas de onda EMG de comprimentos diferentes, um interpolador pode ser usado para ajustar cada forma de onda ao mesmo número de pontos de dados (Shiavi e Green, 1983). É mais difícil alinhar formas de onda EMG usando métodos de *software*, mas isso ainda é possível, desde que haja um sinal mecânico ou outro sinal de gatilho que seja registrado simultaneamente. É necessário escrever um algoritmo de computador a fim de detectar um evento no sinal de gatilho, o que é muito mais fácil do que para um sinal EMG ruidoso. Uma janela de dados é, então, criada com base num número fixo de pontos antes e após o evento detectado abranger a forma de onda EMG. Dessa forma, as formas de ondas EMG são niveladas pela média (Darling et al., 1989; Gabriel, 2002).

Subtração do Espectro de Ruído Basal

Baratta et al. (1998) propuseram uma forma simples, mas muito efetiva, de minimizar o impacto de 60 Hz de ruído na alimentação elétrica depois de os dados terem sido coletados. Primeiramente, a amplitude e a fase de ruído na alimentação elétrica na atividade basal são estimadas enquanto o músculo está relaxado. Uma forma de onda senoidal com a mesma amplitude e fase de ruído na alimentação elétrica é, então, subtraída do sinal EMG inteiro registrado. Duas regressões lineares separadas são realizadas sobre a atividade basal, uma usando a função seno e a outra a função cosseno, para computar o ângulo de fase do ruído na linha de alimentação:

$$Y_1 = a + b\, sen(\omega t) + e_1$$

$$Y_2 = c + d\, cos(\omega t) + e_2$$

onde Y_1 é a atividade basal predita com base nos coeficientes *a*, *b*, *c* e *d* computados por análise de regressão. O termo de erro e_1 é o componente de ruído basal que não tem explicação pelo modelo de regressão (ou seja, os resíduos). A subtração do ruído na alimentação elétrica é então realizada em todo o sinal:

$$EMG_R(t) = EMG(t) - b\, sen(\omega t) - d\, cos(\omega t)$$

O sinal antes e depois da subtração do espectro de ruído basal (EMG_R) é ilustrado na figura 4.23. A principal vantagem dessa técnica é que ela não afeta componentes de frequência legítimos gerados pelo músculo e que estão na frequência da linha de força. Observe que a determinação do *onset* EMG pode ser melhorada por meio da diminuição do ruído basal.

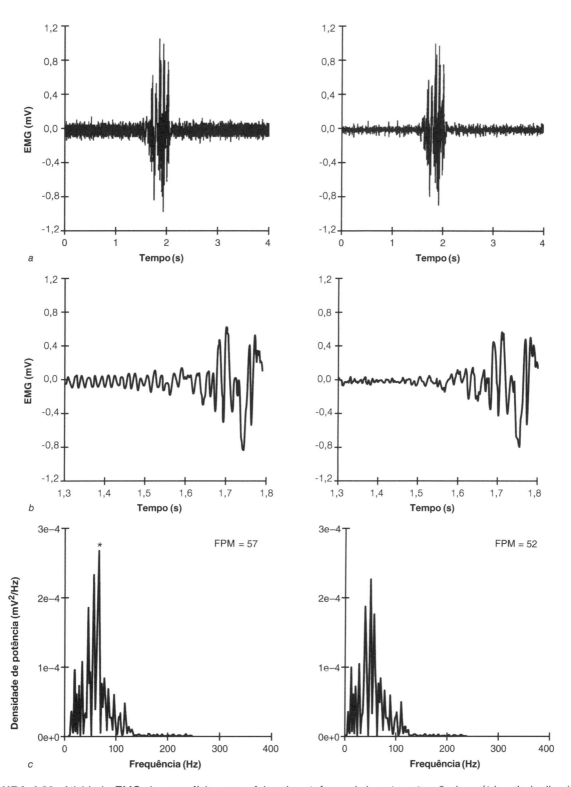

FIGURA 4.23 Atividade EMG de superfície passa-faixa do retofemoral durante extensão isométrica do joelho (*a*, esquerda). A relação sinal-ruído é baixa por causa da grande atividade basal associada à contaminação da linha de força (60 Hz) (*b*, esquerda). A contaminação da linha de força é, ainda, revelada por um aumento na resolução usada para ver a linha de base (*c*, esquerda). Um gráfico do espectro de potência do EMG de superfície mostra um pico a 60 Hz (*), que confirma a presença de ruído na linha de alimentação (*a*, direita). A subtração de ruído de 60 Hz reduz grandemente a magnitude da atividade basal (*b*, direita). A linha de base parece mais aleatória quando vista a uma resolução maior (*c*, direita). O pico no espectro de potência a 60 Hz desaparece após a remoção do ruído.

Reproduzido do *Journal of Electromyography and Kinesiology* 8 (5). R.V. Baratta, M. Solomonow, B.-H. Zhou. e M. Zhu. "Methods to reduce the variability of the EMG power spectrum estimate", p. 283, © 1998, com permissão da Elsevier.

Contaminação ECG

Talvez a forma mais problemática de contaminação para as gravações EMG de superfície obtidas de músculos ao redor do torso é a atividade elétrica do coração, ou seja, a atividade eletrocardiográfica (ECG) (figura 4.24). Felizmente, o impacto da contaminação ECG diminui à medida que a intensidade da contração aumenta. O ECG constitui um décimo do sinal de potência total durante 20% da CVM. Existe, então, uma grande diminuição a um centésimo da potência de sinal total para 100% da CVM (Redfern et al., 1993).

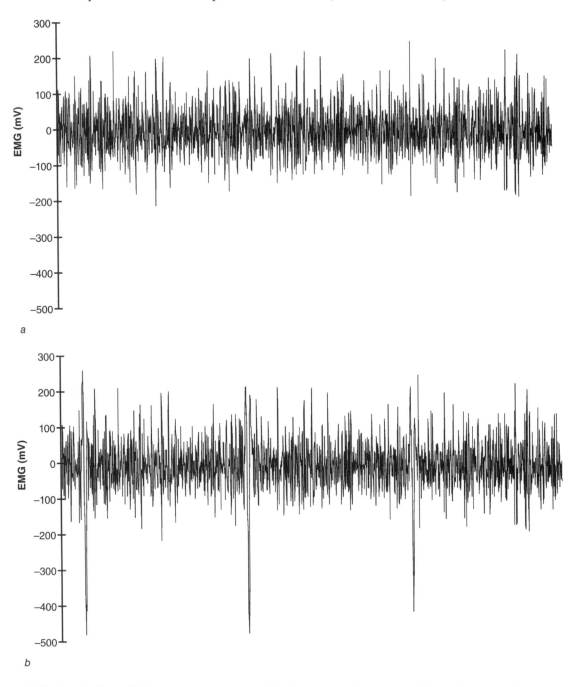

FIGURA 4.24 Sinal EMG passa-faixa de superfície (*a*) não contaminado e (*b*) contaminado. A fonte da contaminação é o sinal eletrocardiográfico (ECG) embutido no sinal EMG de superfície. O sinal EMG de superfície contaminado mostra três formas de onda EMG.

Reproduzido do *Journal of Electromyography and Kinesiology* 16 (2), J.D.M. Drake e J.P. Callaghan, "Elimination of electrocardiogram from electromyogram signals: An evaluation of currently used removal techniques", p. 183, © 2006, com permissão da Elsevier.

Existem três métodos básicos para minimizar os efeitos da contaminação por ECG. A primeira técnica cria um modelo individualizado de forma de onda QRS da atividade muscular basal. A função de correlação cruzada é, então, usada para localizar as formas de ondas QRS embutidas na EMG gerada durante uma contração. O modelo é alinhado com as formas de onda QRS localizadas, e estas são subtraídas do sinal EMG. As formas de onda subtraídas são substituídas por zeros. A subtração de frequência usando a TRF inversa é o segundo método, que é bem estabelecido na literatura geral sobre processamento de sinal. Os componentes de frequência associados ao complexo QRS são definidos para zero antes de o sinal ser reconstruído usando a TRF inversa (TRFI). Esse método é interessante porque imita o efeito "parede de tijolos" para o filtro idealizado descrito no capítulo 3. É análogo a um filtro de entalhe usado para eliminar somente as formas de onda QRS da EMG. A principal limitação dessa técnica é que ela produz um *efeito de ringing* no domínio do tempo associado ao fenômeno de Gibbs nas descontinuidades dos dados. Esse efeito de *ringing* provoca uma distorção na estrutura de amplitude dos dados EMG e surge da transição abrupta entre frequências que estão colocadas a zero usando a TRFI. Coeficientes ponderados podem ser aplicados a uma faixa de transição em torno de frequências zeradas para minimizar o artefato. A eficácia desse método depende dos coeficientes utilizados e da largura disponível da banda de transição. O terceiro método é baseado na observação de que a maior parte da potência de sinal ECG está abaixo de 30 Hz, logo, a atividade EMG é filtrada com passa-altas naquele ponto de corte. Drake e Callaghan (2006) compararam os três métodos e descobriram que um filtro passa-altas em 30 Hz produziu os melhores resultados.

PONTOS-CHAVE

- O ruído inerente é primariamente causado pelo sistema de mensuração física, por eletrodos e amplificadores. O ruído de interferência pode ser causado por fontes elétricas (cabos de força) ou ser de origem biológica (ECG). Ambos os tipos de ruído podem estar sobrepostos ao sinal EMG.
- Se o ruído tem uma estrutura Gaussiana como ocorre com a maioria das fontes inerentes, então a média do sinal (*signal averaging*) pode ser usada para aumentar a RSR. O ruído com uma frequência característica como o dos cabos de força (60 Hz) ou ECG pode ser subtraído diretamente usando-se a análise de regressão ou a TRFI.

Conceitos Básicos de Filtragem Digital

Os filtros analógicos foram analisados no capítulo anterior, junto às definições sobre o amplificador tradicional. A ênfase deve ser colocada em coletar dados "limpos" de antemão, sem ter de tratar posteriormente os sinais por contaminação do ruído e os artefatos. Existem várias aplicações que requerem *software* adicional de filtragem para a detecção de envelope linear.

Análise dos Resíduos

Na ausência de quaisquer critérios *a priori* para se estabelecer a frequência de corte passa-baixas (f_c), o método preferido é baseado numa análise de resíduos entre EMG não filtrada e EMG filtrada em frequências de corte passa-baixas (f_c) variando de 2 Hz até a frequência de Nyquist (Winter, 2005). Os resíduos são avaliados via cálculo do erro quadrático médio (EQM) da seguinte forma:

$$EQM(f_c) = \sqrt{\frac{1}{N}\sum_{i=1}^{N}(x_i - X_i)^2}$$

onde x_i e X_i são o EMG bruto e filtrado no ponto de dados amostrado i^{th}, respectivamente. A principal vantagem desse método é que ele é orientado via dados e baseado na interação entre o sinal EMG e as características do filtro. Essa técnica presume que os resíduos flutuarão em torno de um valor fixado para o componente de ruído (Yu et al., 1999). Isso é evidente no gráfico do resíduo como uma assíntota (figura 4.25). Uma linha de regressão (linha pontilhada) é ajustada à assíntota do resíduo para identificar a intersecção com o eixo y. Uma linha reta é, então, estendida da interseção à frequência de Nyquist (500 Hz). A área entre a linha horizontal e a linha dos resíduos (sombreada) é o ruído que é transmitido através do filtro. A frequência de corte passa-baixas (f_c) é, assim, a interseção entre a linha horizontal e o gráfico dos resíduos. Frequências de corte abaixo desse ponto resultarão em distorção de sinal. A frequência de corte identificada por esse método é $f_c = 261$ Hz, o que é consistente com o espectro de potência para o EMG de superfície do bíceps braquial. A maior parte da potência de sinal fica abaixo desse ponto. Se a frequência de corte passa-baixas é definida abaixo de $f_c = 261$ Hz, o resultado é um aumento na distorção do sinal filtrado.

Filtragem Digital

As mesmas características descritas nos diagramas de Bode para os filtros analógicos são aplicadas nos *softwares* dos **filtros digitais**: (1) a frequência de corte (2), o nivelamento (*flatness*) na faixa de passagem (3), a taxa de aumento no ganho (*roll rate*) durante a faixa de transição e (4) o nivelamento (*flatness*) no rejeita-faixa (*stop-band*). Uma vez que essas características de filtro são todas interdependentes, a otimização de uma delas é geralmente realizada à custa de uma ou mais das outras.

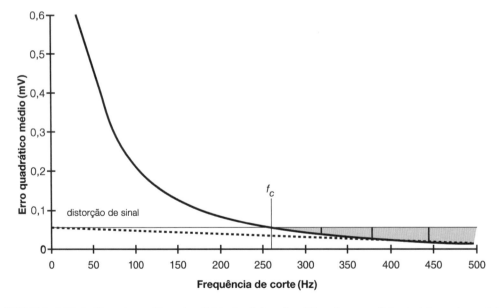

FIGURA 4.25 Análise de resíduo de atividade eletromiográfica de superfície do bíceps braquial para determinar a frequência de corte passa-baixas ideal.

Portanto, não existe um filtro ideal. Outra propriedade crítica de ambos os filtros de *software* analógicos e digitais que ainda tem que ser discutida é a resposta de fase. Todos os filtros atrasam o sinal em certa medida, o que não é um problema, uma vez que o atraso é linear em toda a gama de frequências dentro do sinal. Se o filtro atrasa algumas frequências mais do que outras, irá distorcer o sinal. É por esse motivo que a resposta de fase do filtro é uma parte importante do diagrama de Bode. Os filtros *Butterworth* e *Bessel* são os dois mais comuns utilizados na prática EMG, pois têm a melhor combinação de duas características – taxa de aumento no ganho (*roll rate*) e compensação por atraso (*phase lag*). A taxa de rotação para os filtros Butterworth é pobre em comparação com outros tipos de filtros, mas é maximamente plana na faixa de passagem. O atraso de fase é linear na faixa de passagem (ver capítulo 3). O filtro de Bessel é também maximamente plano na faixa de passagem. Além disso, embora a taxa de rotação seja pior do que a do filtro Butterworth, o atraso de fase é linear em todo o espectro.

O *delay*, ou *atraso de fase*, do filtro é de fundamental importância na EMG quando se analisa o sincronismo da atividade com relação aos eventos mecânicos gerados pelo músculo. Uma maneira de conseguir um *atraso de fase zero* é passar o sinal através do filtro digital duas vezes, em ambas as direções, para frente e para trás dos dados (*dual pass*). Contudo, o método *dual pass* não pode ser aplicado cegamente. Em vez disso, a frequência de corte desejada deve ser ajustada para considerar o *dual pass* usando uma fórmula fornecida por Robertson e Dowling (2003).

Filtros analógicos acumulam elementos resistor-capacitor (RC). Considera-se que cada elemento RC está numa etapa no processo de filtragem; a saída de um estágio é enviada a outro até o atraso de fase ter sido eliminado. Um circuito RC de um estágio tem dois polos e é chamado de *filtro de segunda ordem*. Um filtro analógico de dois estágios tem quatro polos e é denominado *filtro de quarta ordem*. Um sinal que tenha sido passado por um filtro de segunda ordem, para frente e para trás, para eliminar o atraso de fase, é dito ser digitalmente filtrado com um filtro de quarta ordem.

Uma boa resposta de fase significa que o filtro irá responder de forma previsível a um aumento abrupto no nível de sinal, como o representado por uma mudança de degrau (*step change*) ou um *spike*. Se a saída (*output*) oscila antes da estabilização do valor da voltagem de entrada (*input*), a resposta é denominada **subamortecida** (*underdamped*). Um filtro digital é **superamortecido** (*overdamped*) se a voltagem de saída (*output*) levar muito tempo para atingir o valor da voltagem de entrada (*input*). Se a voltagem de saída segue o aumento de degrau (*step increase*) na voltagem sem qualquer excesso (*overshoot*), o filtro é **criticamente amortecido** (*critically damped*) (figura 4.26). Um filtro criticamente amortecido é o padrão em análise EMG. Esses termos são originários de uma análise mecânica de como um sistema massa-mola amortecedor (*mass-spring damper*) responde a uma perturbação abrupta, como um sinal de entrada em degrau (*step-input*). A resposta em voltagem a um aumento de degrau (*step increase*) para um filtro digital com atraso de fase zero é mostrada na figura 4.27. O filtro com atraso de fase zero foi submetido a um *dual pass* e "antecipa" o aumento do degrau. O efeito de antecipação aumenta quando a frequência de corte passa-baixas diminui, o que é evidente na atividade EMG de envelope linear detectada na figura 4.8*a* (p. 115).

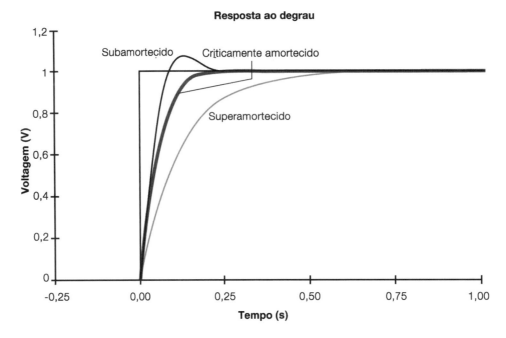

FIGURA 4.26 Entrada-saída (*input-output*) para um filtro digital com os três diferentes tipos de resposta. A entrada é um aumento de degrau (*step increase*) baseado na voltagem do sinal. A saída para um filtro criticamente amortecido (*critically damped*) é limitada ao nível da voltagem de entrada. O filtro subamortecido (*underdamped*) excede ligeiramente a voltagem de entrada, ao passo que o filtro superamortecido (*overdamped*) gasta um tempo relativamente longo para alcançar a voltagem de entrada.

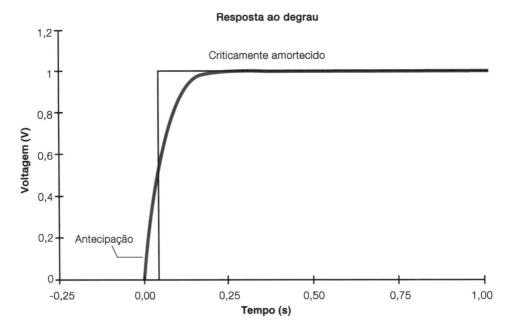

FIGURA 4.27 Relação de entrada-saída (*input-output*) de um filtro digital de atraso de fase zero. A entrada é um aumento de degrau (*step increase*) em voltagem de sinal. O filtro de atraso de fase zero antecipa o aumento de degrau (*step increase*) em voltagem. A antecipação assegura que o sinal filtrado mantenha a mesma fase que o sinal original não filtrado.

Consideremos um simples filtro digital passa-baixas simétrico de modo a ilustrar os princípios de como a filtragem digital é realizada. Considere-se uma média ponderada de três pontos. A média ponderada y_n no tempo $t_0 + nT$ do sinal original x_n é gerada utilizando uma média ponderada dos pontos de dados x_n e suas duas amostras vizinhas x_{n-1} e x_{n+1}:

$$y_n = \frac{1}{a+2}\left(x_{n-1} + ax_n + x_{n+1}\right)$$

onde t_0 é o começo do sinal e T é o tempo de amostragem (Milsum et al., 1973). O coeficiente de ponderação nesse caso é o coeficiente $a = 2$ do filtro digital. Se expressarmos o filtro digital como um arranjo, os coeficientes são (1, 2, 1). O arranjo de coeficientes é alinhado ao lado dos dados no sinal na seguinte ordem (x_{n-1}, x_n, x_{n+1}). Cada coeficiente de filtro é multiplicado pelo ponto de dados ao lado dele, e o resultado é somado. Nesse caso, a soma é dividida por $a + 2$, por ser uma média ponderada. Após isso, a amostra no centro (x_n) é substituída pelo valor calculado (y_n). O novo valor (y_n) é armazenado até o filtro digital ter feito o sinal descer um número de pontos de dados igual ao comprimento do arranjo de coeficientes. Isso garante que o filtro digital seja executado somente no sinal original. A média ponderada de três pontos move-se ao longo do sinal, do início ao fim, um ponto de cada vez, repetindo as mesmas operações. Assim, as operações exigem uma *janela móvel* que consiste em três coeficientes de filtro digital. Os mesmos procedimentos básicos também estão envolvidos na aplicação de uma função de ponderação em janela, como descrito anteriormente para calcular a TRF.

É importante notar que o filtro digital pode começar apenas no segundo índice (x_2) do sinal original, porque não existe x_{n-1} no começo do sinal. Não existe também x_{n+1} no fim do sinal. Mais pontos de dados serão necessários à medida que o filtro digital se tornar mais complexo, exigindo um número maior de coeficientes. Esse problema é exacerbado quando o filtro "antecipa" o sinal para frequências de corte muito passa-baixas. Aumentar o período de coleta de dados para incluir mais pontos antes e depois do sinal de interesse é uma maneira de acomodar o comprimento do arranjo de coeficientes do filtro digital e a "antecipação" do sinal. Quando a obtenção de pontos de dados adicionais é difícil, o *método de inflexão inversa* é particularmente útil (Smith, 1989). O método de inflexão inversa copia pontos de dados do fim do sinal, anexando-os ao começo. Considere o caso em que se caminhe 20 pontos de dados à frente de um sinal que começa em (t_i). O último ponto de dados (N) é, então, anexado à frente em ($t_i - 20$). Cada um dos valores finais assume o sinal oposto ao do sinal da frente:

$$x(t_{i-20}) = -1 \times x_N$$

$$x(t_{i-19}) = -1 \times x_{N-1}$$

$$x(t_{i-18}) = -1 \times x_{N-2}$$

$$\vdots$$

$$x(t_{i-1}) = -1 \times x_{N-19}$$

Os filtros digitais Butterworth e Bessel são extensões naturais da média ponderada de três pontos. O que vimos foi um *filtro não recursivo* no qual a saída é uma combinação ponderada de um número finito de amostras passadas e presentes dos dados. Os filtros digitais Butterworth e Bessel são filtros *recursivos* ou *autorregressivos*, pois a saída não depende somente de amostras passadas e presentes dos dados brutos (x_n), como também dos valores passados do sinal filtrado (y_n). A seguinte equação é para um filtro Butterworth de segunda ordem:

$$y_n = a_0 x_n + a_1 x_{n-1} + a_2 x_{n-2} + b_1 y_{n-1} + b_2 y_{n-2}$$

Os termos recursivos (b_1 e b_2) vão exigir pontos de dados adicionais no início do sinal antes que o filtro digital possa ser iniciado. Essa é uma razão adicional para incluir mais pontos de dados antes e depois do sinal de interesse ou usar o método de inflexão inversa. *Os valores exatos dos coeficientes do filtro digital determinam as características dos filtros descritos anteriormente.* As fórmulas para o cálculo dos coeficientes para um filtro digital Butterworth de acordo com as características desejadas podem ser encontradas em Winter (2005), com um tratamento adicional por Robertson e Dowling (2003).

PONTOS-CHAVE

- Existem poucas opções em termos de utilização de filtros digitais para eliminar ruído. Um filtro digital é uma série de coeficientes ponderados que, quando multiplicados com o sinal EMG por meio de uma janela móvel, alteram o conteúdo de frequência do sinal EMG, deixando determinadas frequências inalteradas enquanto minimizam outras.
- Deve-se dar ênfase na obtenção de um sinal "limpo" por meio de bons controles metodológicos. O filtro digital Butterworth é muito usado no processamento EMG por ser maximamente plano na faixa de passagem, enquanto o filtro digital Bessel é favorecido por ter um atraso de fase linear na faixa de passagem.

Para Ler Mais

Kumar, S., and A. Mital. 1996. *Electromyography in ergonomics*. Bristol, PA: Taylor & Francis.

Shiavi, R. 1999. *Introduction to applied statistical signal analysis*. 2nd ed. New York: Academic Press.

Smith, S.W. 1997. *The scientist and engineer's guide to digital signal processing*. San Diego, CA: California Technical Publishing.

Sörnmo, L., and P. Laguna. 2005. *Bioelectrical signal processing in cardiac and neurological applications*. Londres: Elsevier Academic Press.

Winter, D.A., and A.E. Ptala. 1997. *Signal process and linear systems for the movement sciences*. Waterloo, ON: Waterloo Biomechanics.

capítulo 5

Relações entre EMG-Força e EMG-Fadiga

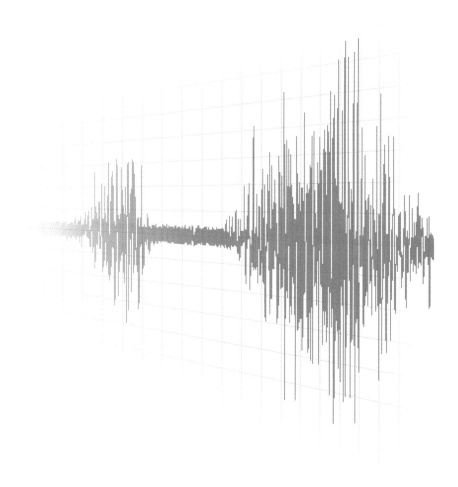

Nos capítulos anteriores, discutimos as características fisiológicas básicas da eletromiografia, a bioeletricidade, questões de instrumentação e uma variedade de procedimentos usados para analisar o sinal EMG. Neste capítulo, começamos nossa discussão sobre como usaremos essas informações. Este capítulo aborda duas aplicações que resultaram em diversas publicações de pesquisa. A primeira seção detalha a análise do sinal EMG a várias forças musculares e a maneira pela qual a força se relaciona à amplitude EMG. Depois, discutimos a questão da fadiga muscular e as características de amplitude e frequência do sinal EMG durante o estado de fadiga.

Relação entre Força Muscular e EMG

Existem muitos casos em que o conhecimento da relação entre EMG e força é desejado. Por exemplo, uma contração aparentemente simples envolvendo flexão do cotovelo pode, na verdade, ser um pouco complicada quando examinamos as características da ativação muscular. A flexão do cotovelo é controlada minimamente pelo bíceps braquial, braquiorradial e braquial anterior. Mas quais desses músculos predominam na ativação muscular? Como a estratégia de ativação muscular muda quando as características de posição inicial, as características das fibras musculares, a velocidade do movimento e outras variáveis mudam?

Outro exemplo relaciona-se ao projeto de um membro protético de controle proporcional. Certamente, seria importante compreender a magnitude apropriada do movimento do membro, dada a amplitude de entrada EMG (Parker e Scott, 1986). Em alguns sistemas de prótese de membros, os sinais EMG do flexor superficial dos dedos têm sido utilizados para determinar a magnitude dos movimentos do dedo, e sinais dos músculos bíceps e tríceps são frequentemente utilizados para caracterizar os movimentos do braço (Patterson e Anderson, 1999; Zecca et al., 2002). Se a relação entre força e amplitude EMG é simplesmente linear, uma equação de regressão direta produz uma técnica relativamente simples para controlar a função do membro protético.

A maior parte da literatura existente sobre a relação EMG-força envolveu contrações isométricas. Se a relação EMG-força fosse mais bem compreendida sob condições isométricas, poderia ser usada em diversas aplicações não isométricas. Por exemplo, ela poderia ser utilizada no laboratório de marcha para fazer avançar nossa compreensão das forças produzidas durante atividades de caminhada ou de corrida. Alternativamente, ergonomistas poderiam avaliar a carga sobre vários músculos por meio do monitoramento da atividade EMG.

Magnitude EMG e Força Muscular

Em capítulos anteriores, discutimos técnicas para avaliar tanto a amplitude (ou magnitude) quanto as características de frequência do sinal EMG. Nesta seção, discutiremos uma aplicação envolvendo a magnitude EMG e como ela muda com o nível de força muscular.

Estudos que Utilizam Contrações Isométricas

Em registros feitos a partir dos músculos gastrocnêmios, Lippold (1952) foi um dos primeiros a descrever uma relação linear entre magnitude EMG e força muscular. Numerosas investigações subsequentes usando contrações isométricas também obtiveram uma relação linear entre a força muscular observada e a amplitude EMG. Por exemplo, foi observada uma relação linear no bíceps (Knowlton et al., 1956; Moritani e DeVries, 1978), no masseter (Kawazoe et al., 1981), nos flexores plantares (Lippold, 1952) e no primeiro interósseo dorsal (Milner-Brown e Stein, 1975), entre outros músculos. A relação entre EMG-força também parece depender da natureza do músculo estudado, uma vez que alguns pesquisadores relataram uma relação linear para o adutor do polegar e o primeiro interósseo dorsal e solear, e uma relação não linear para o bíceps e o deltoide (Lawrence e De Luca, 1983).

Houve, ainda, numerosos exemplos de observações de relações não lineares entre força e amplitude EMG (Alkner et al., 2000; Maton e Bouisset, 1977; Metral e Cassar, 1981; Thorstensson et al., 1976, Woods e Bigland-Ritchie, 1983; Zuniga e Simons, 1969). Normalmente, as regiões de menor força (*low-force*) e maior força (*high-force*) têm inclinações (*slopes*) diferentes da porção média das curvas EMG-força (figura 5.1).

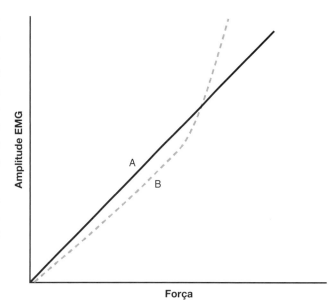

FIGURA 5.1 Relação entre amplitude EMG e força muscular no músculo humano. A maioria dos estudos mostra uma relação linear entre a força e a amplitude EMG (A). Contudo, relações não lineares também foram relatadas (B).

Nightingale sugeriu que muitos estudos não abordam a relação EMG-força nas regiões de menor e maior força. De outro modo, poderia haver um consenso maior de que a relação não é linear (Nightingale, 1960). Obviamente, quando se considera a forma possível da relação EMG-força, é preciso considerar várias características do movimento, como o tipo de contração muscular (isométrica *versus* dinâmica); o tamanho e a localização dos músculos ativos; seu papel como agonistas, sinergistas ou antagonistas; a temperatura do ar (Bell, 1993); e os inúmeros outros fatores fisiológicos e técnicos que afetam o eletromiograma.

Estudos que Utilizam Contrações Não Isométricas

Alguns pesquisadores têm usado contrações não isométricas para avaliar a relação força-EMG, embora isso seja problemático porque a avaliação direta da força mista durante contrações não isométricas é difícil. Usando os extensores de cotovelo, Aoki et al. (1986) relataram uma relação linear entre variáveis cinemáticas como a velocidade e a aceleração máximas, por um lado, e a amplitude EMG, por outro. Resultados semelhantes foram obtidos nos flexores do cotovelo (Barnes, 1980; Bouisset e Maton, 1972; Komi, 1973) e nos flexores plantares (Bigland e Lippold, 1954). Outros relataram uma relação EMG-força não linear durante contrações rápidas no primeiro interósseo dorsal (Bronks e Brown, 1987). Gerdle et al. (1988) relataram não haver relação entre a amplitude da raiz quadrada da média (RQM) e a velocidade angular nos músculos extensores do joelho. No ciclismo, os músculos dos flexores plantares exibem efeitos diferenciais, com uma relação linear no solear e uma relação não linear no gastrocnêmio (Duchateau et al., 1986). Quando é permitido ao músculo encurtar ligeiramente, a relação EMG-força se torna não linear (Currier, 1972; Edwards e Lippold, 1956). Dessa forma, mais relações lineares são observadas em extensões musculares maiores. Isso pode explicar por que a inclinação (*slope*) da relação força-amplitude EMG varia de acordo com o ângulo articular (Bouisset, 1973).

Estudos que Enfocam Outros Fatores

Outros fatores que afetam a relação entre EMG e força muscular incluem o *design* e o posicionamento dos eletrodos (Moritani e DeVries, 1978), a extensão muscular (Inman et al., 1952), a velocidade de contração (Bouisset e Goubel, 1973) e a fadiga muscular (Lindstrom et al., 1970). Sugere-se também que a não linearidade da relação seja parcialmente causada pela distância intereletrodos (Bouisset 1973), com amplitudes maiores e uma tendência a mais relações não lineares nas distâncias maiores intereletrodos. Além disso, diversas patologias podem afetar a relação EMG-força (Muro et al., 1982; Tang e Rymer, 1981). Sujeitos produzindo um esforço sem simulações manifestam uma relação não linear na curva força-EMG do bíceps, e aqueles que estão "fingindo" esforço de força máxima produzem uma relação linear (Chaffin et al. 1980). Tentando fornecer uma explicação fisiológica aos numerosos resultados equivocados, Perry e Bekey (1981) sugeriram que as relações lineares em níveis de força de baixa a moderada são causadas por recrutamento, e a relação quadrática em nível maior de força é causada por codificação de taxa.

Há alguns dados sobre as forças *in situ* produzidas em ambos os modelos humano e animal (Gregor et al., 1987; Gregor e Abelew, 1994; Landjerit et al., 1988). Contudo, uma compreensão completa da relação entre magnitude EMG e força *in situ* necessitará de mais estudos experimentais.

Análises de Frequência

A relação entre frequência espectral e força muscular é ainda mais inconsistente que a relação entre amplitude EMG e força. Bilodeau et al. (1992) descobriram que esta relação variou por sexo e músculo, e especularam que diferenças na espessura das dobras cutâneas e no tipo de fibra entre os dois grupos de sujeitos levaram a diferenças na relação frequência média e mediana *versus* força. Uma relação de algum modo não linear foi encontrada entre ambas as frequências média e mediana e na força do músculo ancôneo. Contudo, relações inconsistentes foram observadas nos músculos bíceps e tríceps. Em alguns casos, por exemplo, as frequências médias diminuíram com o aumento da força muscular. Usando o número de curvas (*turns*) na eletromiografia de superfície, Fuglsang-Frederiksen e Mansson (1975) relataram que a relação curvas *versus* força se tornou não linear nas regiões de maior força. A frequência de potência média pode estar mais fortemente relacionada ao tipo de fibra do que à velocidade de contração (Gerdle et al., 1988). Por meio de técnicas de análise wavelet, Karlsson e Gerdle (2001) fornecem evidência para uma linearidade entre componentes de frequência EMG e torque muscular do extensor do joelho. Contudo, outros não conseguiram encontrar uma relação linear entre frequência mediana e força (Onishi et al., 2000).

PONTOS-CHAVE

- A relação entre EMG e força é largamente dependente do músculo específico estudado, com relações lineares observadas em alguns músculos e relações não lineares observadas em outros.
- A inclinação (*slope*) da relação amplitude EMG-força varia com o ângulo articular, em parte por causa das diferenças na relação com alterações do comprimento muscular.
- A relação entre frequência EMG e força pode mudar consideravelmente dependendo de fatores como espessura das dobras cutâneas, tipo de fibra e características específicas do músculo.

Análise EMG Durante Contrações Fatigantes

A análise do eletromiograma durante um esforço fatigante é uma área de interesse para muitos pesquisadores. No campo da ergonomia, pesquisadores e profissionais estão preocupados com a fadiga no local de trabalho e no quanto as atividades normais do cotidiano podem resultar em fadiga muscular que possa ser documentada usando-se EMG. A cervicalgia ou dor no ombro e dores nas costas são problemas graves para muitas ocupações, e existem muitas aplicações em ergonomia sobre o uso de EMG para explorar a dor no pescoço e a dor lombar.

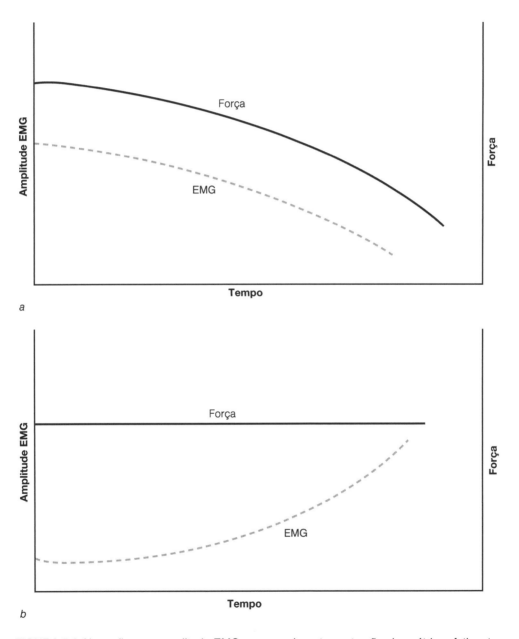

FIGURA 5.2 Alterações em amplitude EMG ocorrem durante contrações isométricas fatigantes. (*a*) Durante uma contração máxima sustentada, a amplitude EMG declina logo após o início da contração. (*b*) Durante uma contração submáxima sustentada, a amplitude EMG aumenta quando a contração é mantida.

O sinal EMG muda com a fadiga (ver figura 5.2), e podem-se encontrar mudanças em parâmetros EMG durante um esforço fatigante em vários músculos, incluindo o solear (Kukulka et al., 1986), o masseter (Kroon et al., 1986), a musculatura do antebraço (Lind e Petrofsky, 1979), o bíceps braquial (Moritani et al., 1986), o tibial anterior (Reid et al., 1993) e muitos outros. É possível que o sinal EMG de superfície obtido durante contrações fatigantes possa se tornar útil no diagnóstico de doenças neuromusculares, como a doença de McArdle, a fibromialgia e outros problemas. Futuros estudos deverão fornecer aos clínicos as contrações musculares padronizadas e as técnicas de análise EMG mais úteis para ajudar no diagnóstico.

Amplitude EMG durante a Fadiga

No capítulo 4, discutimos medidas utilizadas para descrever a amplitude EMG. É importante lembrar que o valor médio retificado (VMR) e a amplitude RQM são utilizados para caracterizar mudanças em amplitude EMG durante contrações fatigantes.

$$VMR = \frac{1}{N}\sum_{i=1}^{N}|x_i| \quad RQM = \sqrt{\frac{1}{N}\sum_{i=1}^{N}x_i^2}$$

onde x_i são os valores EMG individuais e N é o número total de amostras no sinal.

As mudanças na amplitude EMG durante contrações isométricas fatigantes são bem documentadas. Durante uma contração isométrica máxima, a amplitude EMG diminui (Bigland-Ritchie, 1979; Gerdle e Fugl-Meyer, 1992; Moritani et al., 1986; Stephens e Taylor, 1972). Esse declínio em amplitude EMG de superfície é provavelmente causado pela diminuição na taxa de disparo da unidade motora (Bigland-Ritchie et al., 1983), por uma possível falha na propagação neuromuscular (Bellemare e Garzaniti, 1988) ou pela diminuição da velocidade de condução produzida pelos íons K^+ adicionados e o esgotamento do Na^+ no interior da fibra muscular. Essas mudanças em amplitude podem ser facilmente medidas usando a técnica de computar a amplitude da RQM do sinal EMG.

Durante contrações submáximas sustentadas realizadas até a fadiga, a amplitude EMG é estável em um momento inicial, mas depois aumenta (por exemplo, Krogh-Lund e Jørgensen, 1991). Essa amplitude aumentada é provavelmente causada pela necessidade de um maior recrutamento de unidade motora para manter a força requerida (Fuglevand et al., 1993; Krogh-Lund, 1993; Maton e Gamet, 1989). A observação de que a atividade EMG máxima, no final de uma contração submáxima mantida até a fadiga, não alcança a atividade EMG máxima atingível observada antes de uma contração fatigante, é evidência de alguma falha de fadiga central (Fuglevand et al., 1993). Mudanças na amplitude da RQM durante a fadiga em músculos biarticulares são diferentes das alterações observadas em músculos monoarticulares (Ebenbichler et al., 1998), o que poderia sugerir diferentes mecanismos de controle neural para músculos biarticulares *versus* monoarticulares. Assim, o eletromiógrafo estudando fadiga deve assegurar condições estáveis para detectar essas mudanças. A impedância da pele pode mudar como resultado da transpiração, de modo que o contato apropriado do eletrodo durante toda a contração deve ser monitorado. O movimento do eletrodo também precisa ser minimizado.

Características de Frequência Espectral

Uma considerável atenção tem sido dada à compreensão das mudanças nas características de frequência do sinal EMG durante um esforço fatigante. A maior parte dessa pesquisa tem utilizado a frequência de potência média (*mean power frequency*) ou a frequência de potência mediana (*median power frequency*) do sinal EMG, como já foi discutido. Lindstrom et al.

(1977) geralmente recebem o crédito de terem definido inicialmente o método de utilização do espectro de potência para descrever mudanças no sinal EMG com a fadiga.

Alterações em frequências média e mediana do sinal EMG são valiosas, apesar de altamente inter-relacionadas. Consequentemente, só uma dessas medidas precisa ser usada para descrever mudanças de fadiga. Tais medidas podem fornecer uma visão sobre mudanças de forma no espectro de frequência durante as contrações fatigantes, embora informações relativas à frequência mediana também estejam disponíveis, como a medida de obliquidade (ou assimetria) do espectro de frequência.

A análise de frequência espectral pode ser valiosa para descrever mudanças de EMG relacionadas à fadiga e que ocorrem durante contrações isométricas (figura 5.3). Como exemplo, Williams et al. (2002) buscaram avaliar mudanças em frequências de potência EMG média e mediana seguindo a fadiga dos flexores do cotovelo. Os indivíduos mantiveram uma contração isométrica máxima até já não poderem sustentar 50% da força máxima. A análise espectral revelou que as frequências média e mediana foram de aproximadamente 100 Hz antes do exercício fatigante, declinando para cerca de 70 Hz após o exercício. Nenhuma diferença em resposta foi exibida entre os flexores do cotovelo esquerdo e direito e nenhuma diferença de gênero foi observada na frequência de potência média durante a fadiga (Bilodeau et al., 2003). Mudanças similares em frequência de potência média foram observadas durante contrações isométricas submáximas: durante uma contração de plantiflexão voluntária máxima de 30% mantida até a fadiga, a frequência de potência média declinou nos músculos solear e gastrocnêmio (Loscher et al., 1994). O declínio em frequências média e mediana com fadiga é uma observação frequente que tem sido vista numa grande variedade de músculos, incluindo um número de músculos faciais (Van Boxtel et al., 1983). Além disso, essa observação foi verificada por muitos pesquisadores em diversas condições estáticas e dinâmicas.

A análise da frequência mediana tem sido útil no diagnóstico de várias doenças e na análise de tarefas ergonômicas. Medidas de frequência mediana obtidas durante a fadiga em pacientes com síndrome da dor patelofemoral são diferentes nos músculos vasto medial oblíquo e vasto lateral daquelas observadas em indivíduos saudáveis (Callaghan et al., 2001). Jensen et al. (1993) utilizaram a análise EMG para estudar a fadiga do músculo do ombro em operadores de máquina de costura industrial. Eles documentaram mudanças na frequência de potência média EMG e na frequência de passagem por zero (*zero crossing*) durante a jornada de trabalho, o que coincidiu com avaliações de esforço percebido ao longo da jornada de trabalho entre os trabalhadores.

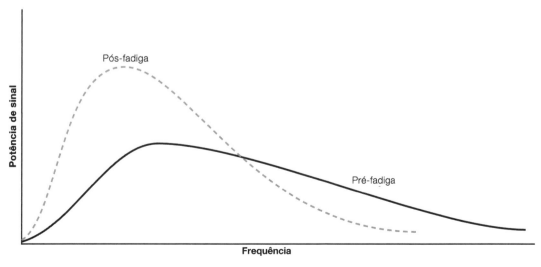

FIGURA 5.3 O espectro de frequência EMG é deslocado para a esquerda durante contrações musculares fatigantes.

As curvas de fadiga EMG têm sido muito utilizadas para ajudar a diagnosticar pacientes com lombalgia (deVries, 1968). Por exemplo, parâmetros espectrais demonstraram ser úteis para discriminar pacientes com dor lombar (Klein et al., 1991). Apesar de Roy et al. (1989) terem encontrado uma redução maior da frequência mediana numa população de pacientes com fadiga, Kramer et al. (2005) descobriram que pacientes com dor lombar crônica apresentaram declínio *menor* em frequência mediana EMG durante a fadiga do que indivíduos normais.

Experimentalmente, existem certas condições que afetam as frequências média e mediana. Durante as contrações fatigantes, tais condições precisam ser mantidas a um nível constante para minimizar os efeitos das variáveis externas sobre o conteúdo de frequência espectral. Por exemplo, a temperatura muscular afeta o conteúdo de frequência. O espectro de frequência do sinal EMG é deslocado para frequências mais baixas, com temperatura muscular diminuída (Petrofsky e Laymon, 2005), mas esse efeito é atenuado quando a contração continua, provavelmente em razão do aumento da temperatura muscular com a contração (Holewijn e Heus, 1992). Embora possa não ser possível manter a temperatura do músculo constante ao longo de uma contração, a temperatura inicial da pele ou do músculo (de preferência ambas) deve ser padronizada no que diz respeito a situações e entre os indivíduos.

Pesquisadores identificaram várias preocupações envolvendo a análise de frequência durante contrações dinâmicas de força variável. Pode haver problemas com a estimativa de frequência computacional de sinais EMG abaixo de 20% a 30% da contração voluntária máxima (CVM), uma vez que valores de alta frequência podem ser obtidos não fisiologicamente (Clancy et al., 2005; Hof, 1991). O sinal EMG, em especial durante contrações dinâmicas, pode ser não estacionário, com longos períodos durante os quais as médias e variâncias mudam ao longo do tempo. A frequência média é afetada pelo ângulo da articulação (MacIsaac et al., 2001b; Matthijsse et al., 1987), por exemplo, de forma que, durante contrações dinâmicas, alterações em frequência média podem refletir mudanças no ângulo da articulação e fatores relacionados à fadiga. As não estacionariedades podem ser causadas por alterações no número de unidades motoras ativas, que apresentam possibilidade de mudar durante uma contração dinâmica. Alterações em formatos de onda da unidade motora também podem produzir sinais não estacionários (MacIsaac et al., 2000).

Uma solução é analisar o sinal durante curtos períodos de tempo, considerando o sinal EMG como estacionário *short-sense* (*stationary short-sense*). Se contrações variando em força são usadas, a recomendação é selecionar intervalos de 0,5 a 1 s, acrescentando zeros (*zero padding*) conforme necessário para computar as transformadas rápidas de Fourier (TRF) e relatar resultados de frequência mediana ou média usando esses intervalos. A validade de usar períodos curtos de tempo para o cálculo da TRF e relatar estimativas de frequência é apoiada pela literatura de pesquisa (MacIsaac et al., 2001a). Contudo, essa ainda é uma área ativa de investigação sobre EMG, e muito mais compreensão é necessária em relação às técnicas de análise do sinal EMG durante contrações dinâmicas fatigantes.

Detalhes a respeito do uso da transformada de Fourier de tempo reduzido e sua utilização em contrações fatigantes variando em força podem ser encontrados em algumas publicações anteriores (Farina e Merletti, 2000; Hannaford e Lehman, 1986; MacIsaac et al., 2001a; veja também apêndice 4.3). Métodos também estão disponíveis para avaliar as características EMG nas contrações fatigantes usando técnicas autorregressivas que variam no tempo (Farina e Merletti, 2000). Contudo, métodos de curta duração da transformada de Fourier e métodos autorregressivos variando no tempo produzem estimativas semelhantes de frequência EMG média e mediana (Bower et al., 1984; Clancy et al., 2005).

O mecanismo subjacente à diminuição em frequência espectral durante contrações fatigantes não está totalmente claro. A velocidade de condução da fibra muscular pode ser responsável por parte da diminuição em frequência mediana com fadiga (Lindstrom et al., 1970). Muitos estudos têm documentado o declínio em velocidade de condução da fibra muscular durante contrações fatigantes (Lowery et al., 2002; Mortimer et al., 1970; Schulte et al., 2006; Van Der Hoeven e Lange, 1994), e existe evidência de que tanto a velocidade de condução quanto a frequência média diminuem linearmente durante contrações fatigantes (Eberstein e Beattie, 1985). Contudo, mudanças em frequência mediana durante a fadiga são diferentes em tarefas isométricas e dinâmicas que envolvem a mesma carga. Assim, outros fatores provavelmente influenciam alterações induzidas por fadiga em frequência espectral EMG. Variáveis metabólicas atribuíveis à diferença em fluxo sanguíneo muscular nos dois tipos de contrações são prováveis candidatas (Masuda et al., 1999).

PONTOS-CHAVE

- Amplitudes EMG mudam durante contrações fatigantes, com amplitudes menores durante contrações máximas sustentadas e amplitudes maiores durante contrações submáximas mantidas até a fadiga.
- Tem sido relatado que a frequência de potência média do sinal EMG diminui em ambas as contrações estáticas e dinâmicas.
- A análise de frequência durante contrações fatigantes pode ser útil para diagnosticar lesões, como em pacientes com dor lombar.
- A mudança da frequência com ângulo articular faz que a análise de frequência seja difícil durante contrações dinâmicas. A não estacionariedade do sinal EMG durante contrações dinâmicas é também um grave problema para a análise de frequência.
- Métodos de TRF de curta duração podem ser úteis para analisar o sinal EMG durante contrações dinâmicas fatigantes.

Questões Avançadas em EMG Durante Contrações Fatigantes

Além de medir mudanças em amplitude EMG e características de frequência, várias outras técnicas são úteis para avaliar como o ambiente do músculo (incluindo características da fibra muscular) e o comando neural para o músculo podem mudar durante a fadiga muscular. Como detalhado a seguir, essas técnicas podem envolver potenciais evocados, medições de velocidade de condução ou outros procedimentos utilizados no nervo ou no músculo ou em ambos.

Ondas M Durante a Fadiga

A onda M, ou o potencial de ação muscular composto (PAMC), é frequentemente utilizada como um indicador de falha de transmissão neuromuscular durante a fadiga (Stephens e Taylor, 1972). Estimular o nervo motor na periferia fornece uma avaliação direta das características elétricas da fibra muscular. Num estudo proposto para avaliar a propagação neuromuscular, a amplitude da onda M no músculo adutor do polegar diminuiu durante uma CVM de 90-100s dos adutores do polegar. Resultados semelhantes foram obtidos por Bellemare e Garzaniti (1988). O declínio pode ser atribuído à falha do potencial de ação da fibra muscular em propagar-se ao longo da membrana da fibra muscular. O trabalho de Fuglevand et al. (1993) apoia essa falha na transmissão neuromuscular. Contudo, outros falharam em encontrar declínios nas ondas M durante contrações fatigantes (Bigland-Ritchie et al., 1982; Kukulka et al., 1986). Um exemplo de onda M durante uma CVM pode ser visto na figura 5.4.

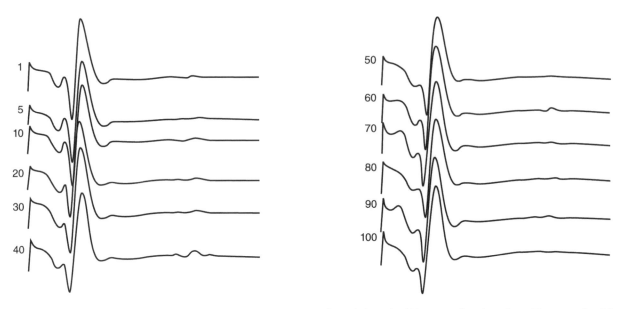

FIGURA 5.4 Ondas M máximas obtidas durante uma contração máxima de 110 s no músculo solear. Essas ondas M foram evocadas por meio de eletrodos aplicados na fossa poplítea usando 1 ms de pulsos de onda quadrada.

Reproduzido de *Brain Research:* 362 (1), C.G. Kulkulka, A.G Russell, e M.A Moore, "Electrical and mechanical changes in human soleus muscle during sustained maximum isometric contractions", p. 50, © 1986. Com permissão da Elsevier.

A Importância do Comprimento Muscular

Deve-se notar que o comprimento muscular é uma determinante importante da velocidade de condução da fibra muscular durante contrações fatigantes (Arendt-Nielsen et al., 1992). Durante duas contrações diferentes fatigantes e estáticas, a velocidade de condução foi medida em 45° e 90° de flexão do joelho. Registros feitos do vasto lateral indicaram que a velocidade de condução diminuiu com o aumento do comprimento do músculo. Mais do que isso, durante contrações fatigantes, o maior aumento em amplitude da RQM e a mais rápida redução da frequência de potência média e velocidade de condução foram observadas a 90° de flexão do joelho.

O comprimento muscular também afeta as características de frequência do sinal EMG (Inbar et al., 1987). Diminuições em frequência mediana que ocorrem com fadiga são mais pronunciadas nos comprimentos musculares menores (Doud e Walsh, 1995). Esses resultados demonstram como pode ser difícil analisar dados de EMG de superfície durante contrações dinâmicas, particularmente com medidas de frequência. A recomendação mais segura é obter medidas de amplitude e frequência EMG no mesmo comprimento muscular, especialmente durante contrações dinâmicas fatigantes.

Mudanças em Frequência Espectral durante a Fadiga

A maior parte das evidências apoia a ideia de que a velocidade de condução da fibra muscular, sozinha, não pode responder pela mudança na frequência espectral com a fadiga. Primeiro, o declínio em frequência mediana ocorre a uma taxa maior que o declínio em velocidade de condução da fibra muscular (Broman et al., 1985b; Krogh-Lund e Jorgensen, 1993). Outro fator que parece estar relacionado à mudança em características de frequência do músculo durante a fadiga é a concentração extracelular aumentada de K⁺ (He et al., 2005). Estudos por espectroscopia revelaram que nem o pH nem o lactato são responsáveis pelas mudanças observadas em frequência mediana (Vestergaard-Poulsen et al. 1995). Parte do declínio em frequência espectral se deve ao aumento em pressão intramuscular durante contrações isométricas (Korner et al. 1984).

Os mecanismos que causam a diminuição em frequência média com a fadiga não foram completamente elucidados. Um fator candidato é a sincronização da unidade motora – a descarga simultânea ou quase simultânea de grupos de unidades motoras. Contudo, existe pouca evidência proveniente de registros de unidade motora de que a sincronização aumente durante a fadiga. Outros fatores, como um novo recrutamento de unidade motora (durante contrações submáximas), podem afetar a frequência mediana (Krogh-Lund e Jorgensen, 1991). Novamente, é difícil identificar esses outros fatores que afetam as características de frequência EMG durante a fadiga sem registros de unidades motoras individuais. Eletrodos de agulha e de fio podem ser usados com sucesso para demonstrar a diminuição na taxa de disparo de uma unidade motora com fadiga (Rubinstein e Kamen, 2005).

Outras Técnicas EMG de Reportar a Fadiga

Uma simples variável de frequência baseada no domínio do tempo que tem sido usada para descrever a diminuição em características de frequência durante a fadiga, são as passagens por zero (*zero crossings*). Alguém simplesmente usa o sinal EMG bruto para contar o número de vezes que o sinal cruza o zero. O número de *zero crossings* diminui com a fadiga (Kilbom et al., 1992), de forma similar às frequências espectrais mediana e média (Hagg, 1992).

Outra técnica que tem sido utilizada para analisar o sinal EMG durante a fadiga envolve a análise do padrão de interferência (API), usando os chamados parâmetros de *spike*. A análise do padrão de interferência é uma forma simplificada de análise de frequência que tem mostrado produzir resultados similares aos obtidos por meio da análise espectral (Gabriel et al., 2001). A técnica foi ilustrada na figura 4.10 (p. 118). Cada par de deflexões ascendentes e descendentes que cruza o zero e ultrapassa 95% do intervalo de confiança do ruído define um *spike*. Um *pico* (indicado pelo "x") é qualquer par de deflexões ascendentes e descendentes dentro de um *spike* que não constitui um *spike* distinto. Desses pontos EMG, pode-se definir a amplitude de *spike* média, a frequência de *spike* média, a duração média de *spike*, a inclinação média (*slope*) de *spike* e o número médio de picos por *spike*. Gabriel et al. (2001) verificaram que mudanças em amplitude média de *spike* foram bastante similares às produzidas por amplitude da RQM. Contrações fatigantes também produziram declínios similares em frequência de potência média computada usando-se a análise espectral e em frequência média de *spike* computada usando-se API. Assim, a API pode ser uma técnica alternativa e simplificada para descrever o sinal EMG durante o esforço muscular fatigante.

Há outras técnicas que podem ser usadas para relatar características de frequência EMG. Por exemplo, Roman-Liu et al. (2004) estavam interessados em identificar a magnitude da fadiga em tarefas ergonômicas envolvendo movimentos do ombro. Eles computaram um índice de fadiga que inclui um fator de amplitude baseado no domínio do tempo e um fator de frequência baseado no domínio de frequência. Isso pode ser apropriado para tarefas repetitivas em que uma diminuição numa variável de domínio de frequência (como a frequência mediana) ocorre simultaneamente ao aumento em amplitude EMG durante um esforço submáximo.

Lin et al. (2004) utilizaram uma abordagem similar para analisar a fadiga que ocorre em mulheres saudáveis que digitaram consecutivamente por 2h. Os autores efetuaram o registro do flexor do punho e dos músculos extensores por esse período. Usando uma técnica chamada Jasa (análise conjunta de espectros e amplitudes), documentaram a diminuição em amplitude e o aumento em frequência durante o intervalo de 2h.

É particularmente interessante o uso das chamadas variáveis de tempo-frequência destinadas a ultrapassar a não estacionariedade do sinal EMG. Essa técnica pode ser particularmente aplicável durante contrações não isométricas (Bonato et al., 2001). Um dos parâmetros importantes da análise de tempo-frequência é a frequência mediana instantânea, e essa variável tem se mostrado útil no monitoramento de mudanças relacionadas à fadiga em EMG (Knaflitz e Bonato, 1999). Durante uma manobra fatigante de agachamento, por exemplo, a frequência mediana instantânea muda mais para um paciente com deficiência no ligamento cruzado anterior (LCA) do que para um sujeito de controle (Bonato et al., 2001).

Técnicas não lineares envolvendo a análise de quantificação de recorrência revelaram que muitos indivíduos exibem respostas não lineares durante a fadiga (Ikegawa et al., 2000). Contudo, Ravier et al. (2005) exploraram o uso de um indicador fractal EMG e descobriram que ele era insensível a contrações fatigantes.

Eletrodos subdurais (*grid electrodes*) estão se tornando cada vez mais populares (Farina et al., 2006; Holtermann et al., 2005; Staudenmann et al., 2006) e têm sido usados para avaliar a fadiga nos músculos do trapézio. Holtermann e Roeleveld (2006) usaram um eletrodo de malha (*array electrode*) 13 × 10 para estudar a atividade EMG de superfície no músculo trapézio durante contrações voluntárias fatigantes. Esses eletrodos podem ser úteis para identificar as áreas localizadas de fadiga muscular.

Confiabilidade das Medidas EMG Durante Contrações Fatigantes

A confiabilidade moderada das medidas de frequência mediana e de amplitude EMG pode ser obtida de contrações fatigantes produzidas com uma semana de intervalo (Mathur et al., 2005). Ng e Richardson (1996) também relataram moderados escores de confiabilidade de testes de *endurance* realizados com três dias de intervalo. Seu estudo envolveu gravações dos músculos iliocostal e multífido. Uma variável que tem sido usada, mas não é muito confiável, é a inclinação da frequência mediana durante a fadiga (Elfving et al., 1999).

Larsson et al. (2003) exigiram de sujeitos que executassem 100 contrações concêntricas máximas de extensão do joelho em dois dias separados. Foi usada uma correlação intraclasse (CIC) para medir a confiabilidade da amplitude da RQM e para medidas de frequência média. Os resultados mostraram que, para essas duas variáveis, a CIC de três músculos extensores do joelho foi superior a 0,80. A confiabilidade adequada obtida foi de 50% da CVM de contrações isométricas (Arnall et al., 2002) e da análise de medidas de tempo e frequência (Ebenbichler et al., 2002).

Outras Questões e Recomendações

Uma maneira de medir o *drive* central durante contrações fatigantes é usar técnicas de potencial evocado, estimulação magnética transcraniana (EMT) ou interpolação do *twitch* (Biro et al., 2006). A partir desses estudos, sabemos que o *drive* central é diminuído seguindo contrações fatigantes (Gandevia, 2001). A inibição intracortical também pode ser avaliada com EMT usando um protocolo de pulso pareado (Kujirai et al., 1993); esses resultados demonstram que a inibição intracortical é diminuída em seguida à fadiga (Maruyama et al., 2006).

Em termos teóricos, geralmente é recomendável que eletrodos de superfície *não* sejam colocados sobre a zona de inervação. Isso é particularmente importante quando testes repetidos devem ser realizados, por exemplo, em dias diferentes. Contudo, se os eletrodos são colocados sobre a zona de inervação, os resultados podem ser similares aos obtidos durante uma contração fatigante se os eletrodos forem colocados proximal ou distalmente à zona de inervação (Malek et al., 2006).

O artefato de movimento pode ser um problema em alguns estudos sobre fadiga, particularmente durante contrações não isométricas. Consequentemente, filtros passa-altas e baixas devem ser usados. Os filtros passa-altas devem ser ajustados em cerca de 5 a 10 Hz (para remover o artefato de movimento), e os filtros passa-baixas devem ser ajustados em cerca de 500 a 1.000 Hz para atenuar o ruído de alta frequência.

Algumas das mesmas recomendações feitas anteriormente para a gravação do sinal EMG são retomadas aqui:

- Durante o registro de vários músculos ou de um pequeno músculo cuja atividade possa ser confundida com a de músculos vizinhos, tomar cuidado com a diafonia.
- Ter conhecimento das questões de possível não estacionariedade, particularmente durante contrações dinâmicas.
- Certificar-se de que os eletrodos de superfície sejam colocados longitudinalmente ao longo das fibras musculares, não de modo perpendicular.
- A normalização deve ser considerada quando as comparações são feitas entre músculos.

PONTOS-CHAVE

- As mudanças observadas em amplitude de onda M podem ser úteis para compreender as características eletrofisiológicas do músculo durante a fadiga.
- O comprimento muscular pode afetar tanto a velocidade de condução da fibra muscular quanto as características de frequência do sinal EMG, e tornar difícil a interpretação EMG durante contrações dinâmicas.
- Nem o pH nem a concentração de lactato são determinantes das mudanças de frequência mediana durante a fadiga, embora o aumento em pressão intramuscular, particularmente durante as contrações isométricas, diminua a frequência espectral.
- Embora o mecanismo que produz o declínio em frequência EMG com fadiga não tenha sido identificado, tanto a sincronização de unidade motora quanto o novo recrutamento de unidade motora têm sido sugeridos como possíveis fatores.
- A análise do padrão de interferência é um meio alternativo de descrever as características de frequência do sinal EMG durante a fadiga, e essa técnica produz resultados similares aos obtidos com a análise espectral tradicional.
- A análise tempo-frequência e outras técnicas não lineares, como a análise fractal, podem revelar-se úteis na descrição do sinal EMG durante contrações fatigantes.

Para Ler Mais

Dimitrova, N.A., and G.V. Dimitrov, 2003. Interpretation of EMG changes with fatigue: facts, pitfalls and fallacies. *Journal of Electromyography e Kinesiology* 13: 13-36.

Gandevia, S.C. 2001. Spinal and supraspinal factors in human muscle fatigue. *Phisiological Reviews* 81: 1725-1789.

ROF, A.L. 1984. EMG and muscle force: an introduction. *Human Moviment Science* 3: 119-153.

ROF, A.L. 1997. The relationship between electromyogram and muscle force. *Sportverletz Sportschaden* 11: 79-86.

Perry, J., and G. A. Bekey. 1981. EMG-force relationships in skeletal muscle. *CRC Critical Reviews in Biomedical Engineering* 7: 1-22.

capítulo 6

Outras Aplicações da EMG

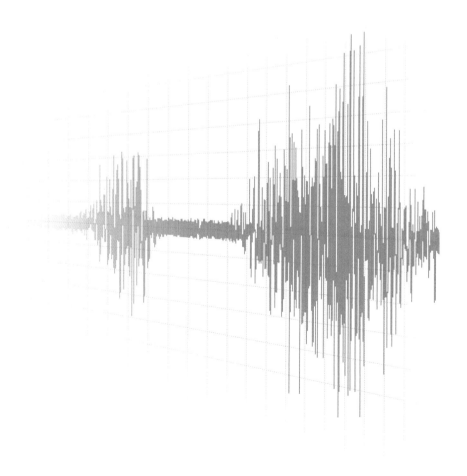

No capítulo 5, discutimos algumas das principais aplicações das técnicas de EMG de superfície, incluindo a avaliação da relação EMG-força e o uso de EMG para estudar a fadiga. Contudo, existem muitas outras situações de pesquisa e experimentais que se beneficiam da implementação de técnicas da EMG. Neste capítulo, discutiremos o uso da EMG para a análise da marcha, algumas das muitas respostas evocadas por estímulo e medidas usando EMG e o uso de EMG para avaliar o controle de movimentos rápidos.

EMG e Marcha

Andar é uma atividade cíclica, que pode ser prejudicada por lesão ou doença. A análise da marcha é usada com frequência para identificar a origem de uma deficiência que afeta negativamente o ciclo da marcha. A análise EMG da marcha foi aplicada a lesões em medicina esportiva para determinar mudanças em ativação após cirurgia do ligamento cruzado anterior (Knoll et al., 2004) e substituição total do joelho (Benedetti et al., 2003), bem como no estudo da ativação muscular em pacientes portadores de lesão patelofemoral (Mohr et al. 2003). Ela também foi aplicada para determinar o sucesso das operações destinadas a melhorar a marcha em pacientes com paralisia cerebral (Cahan et al., 1990; Perry e Hoffer, 1977) e para determinar a extensão da recuperação em pacientes com AVC durante o andar. A análise EMG da marcha pode complementar outros tipos de análise de marcha, como análises cinemáticas e cinéticas do movimento de andar. Várias análises foram publicadas detalhando a análise da marcha usando técnicas EMG (Craik e Oatis, 1995; Perry, 1992; Shiavi, 1985; Sutherland, 2001; Winter, 1991).

Eletrodos Invasivos ou de Superfície?

Durante um movimento de caminhar ou correr, por exemplo, certamente é mais conveniente aplicar eletrodos de superfície nos músculos de interesse do que aplicar eletrodos invasivos. Como discutimos em capítulos anteriores, a atividade de gravação EMG usando eletrodos de superfície requer cuidados na aplicação do eletrodo e atenção para registrar detalhes (figura 6.1). No entanto, alguns dos músculos de interesse para análise da marcha ou outras áreas de investigação podem ser pequenos ou suficientemente profundos para exigir registros com eletrodos invasivos ou de fio. A amplitude dos sinais EMG registrados a partir da superfície da pele diminui agudamente com a distância. Além disso, os escores de amplitude EMG durante contrações máximas são menores em indivíduos com quantidades maiores de gordura subcutânea (Nordander et al., 2003). Assim, a musculatura mais profunda exigirá eletrodos de fio para detecção. Naturalmente, a área exata tomada depende em grande escala das características dos eletrodos de superfície (diâmetro, distância intereletrodos etc.) e das características dos eletrodos de fio (novamente, distância intereletrodos, quantidade de fio exposto e outros recursos). Conclusões sobre a questão de quais eletrodos produzem resultados mais confiáveis em músculos superficiais são equívocas. Alguns pesquisadores descobriram que eletrodos de superfície são mais confiáveis (Kadaba et al., 1985; Komi e Buskirk, 1970), e outros têm sugerido que eletrodos de superfície e de fio são igualmente confiáveis (Giroux e Lamontagne, 1990). Contudo, mais recentemente, eletrodos de fio demonstraram produzir resultados similares aos dos eletrodos de superfície (Bogey et al. 2003), e é possível que uma maior precisão possa ser obtida usando-se eletrodos de fio (Solomonow et al., 1994). A figura 6.2 apresenta um exemplo de atividade EMG registrada por meio de eletrodos de fio durante uma caminhada.

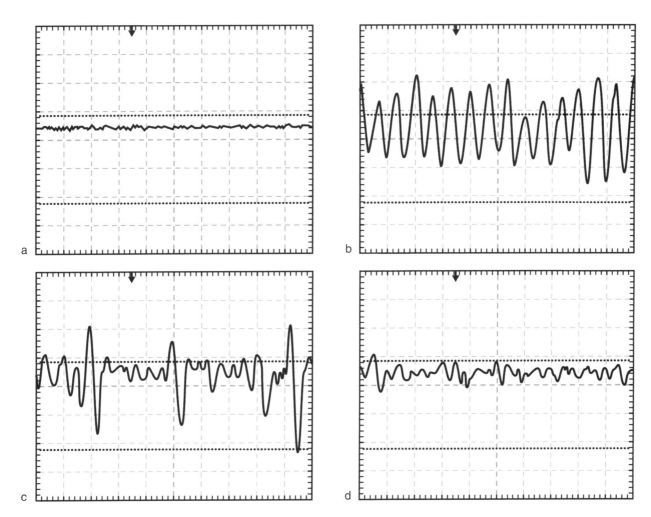

FIGURA 6.1 Exemplos de vários problemas que podem acompanhar a aplicação de eletrodos de superfície. (*a*) Uma "ponte" eletrolítica formada por excesso de eletrólito entre dois eletrodos bipolares pode causar curto circuito no sinal de entrada. (*b*) Má preparação da pele e pouco eletrólito aplicado podem exagerar o ruído na linha. (*c*) Artefato de movimento causando *spikes* de alta frequência durante o movimento. (*d*) Sinal EMG obtido da preparação correta do eletrodo.

Alguns pesquisadores preferem eletrodos de fio, uma vez que a área tomada menor pode apresentar menos chance para a diafonia e, portanto, para a má interpretação (Perry et al., 1981). Usar registros duplos diferenciais de superfície também pode minimizar os problemas produzidos por diafonia (Koh e Grabiner, 1992). Os músculos que podem exigir eletrodos de fio incluem o tibial posterior (Reber et al., 1993), o vasto medial oblíquo (Mohr et al., 2003), o poplíteo (Weresh et al., 1994), o fibular curto (Reber et al., 1993;. Walmsley, 1977), o eretor da espinha (Thorstensson et al., 1982), o flexor longo do hálux (Skinner e Lester, 1986) e os flexores do quadril (Andersson et al., 1997), entre outros. É preciso garantir que mudanças mínimas na marcha ocorram por meio de vários ciclos de passadas, com o uso de qualquer eletrodo (Young et al., 1989).

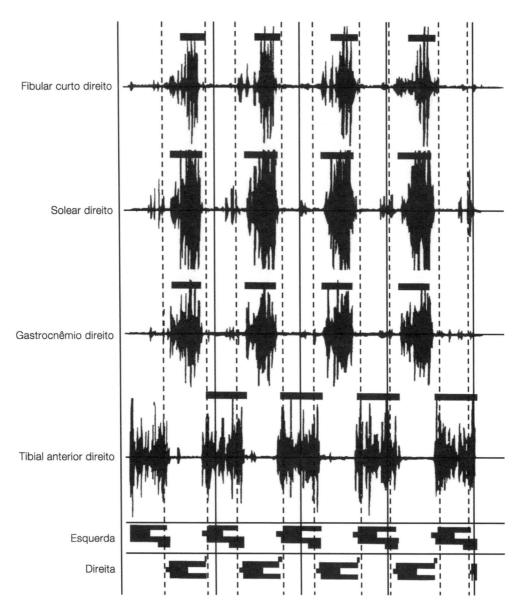

FIGURA 6.2 Atividade EMG registrada através de eletrodos de fio durante uma caminhada.

Adaptado de *Journal of Biomedical Engineering* 15(6), J. Perry, E.L. Bontrager, R.A. Bogey et al., "The Rancho EMG analyzer. A computerized system for gait analysis", p. 488, © 1993, com permissão de IPEM.

Normalização

Considere uma situação na qual um pesquisador quisesse comparar a amplitude EMG de um pequeno músculo intrínseco da mão com a registrada num grande extensor muscular do joelho quando esses músculos estão envolvidos numa contração de esforço máximo. Se os mesmos eletrodos e a mesma configuração de eletrodos forem usados, a amplitude EMG bruta provavelmente será maior no músculo maior, uma vez que ela reflete a atividade de um número consideravelmente maior de fibras musculares. Assim, se o pesquisador planeja apresentar informações de amplitude de músculos múltiplos, então a *normalização da amplitude* é importante. Uma vez que a amplitude do sinal possa ser afetada por vários fatores, apresentar a amplitude EMG de vários músculos sem normalização pode levar a conclusões falsas. A normalização pode facilitar muito as comparações entre músculos, entre sessões de gravação ou entre indivíduos. Um dos procedimentos mais usados de normalização é a utilização de uma contração isométrica máxima. Os sujeitos podem ser solicitados a realizar uma contração isométrica máxima e a atividade EMG pode ser normalizada à máxima produção de atividade EMG durante a contração de esforço máximo (Arsenault et al., 1986b). Embora a atividade EMG durante um esforço isométrico submáximo também tenha sido usada, alguns pesquisadores acreditam que a confiabilidade reduzida observada torna essa técnica de normalização inferior a alguns dos outros métodos de normalização (Yang & Winter, 1984).

A atividade EMG durante várias fases do ciclo da marcha pode ser normalizada à atividade dinâmica máxima durante o ciclo de marcha. Essa técnica é denominada *método dinâmico de pico* (Jacobson et al., 1995; Prilutsky et al., 1998; Wu et al., 2004). Alternativamente, a média do conjunto (*ensemble average*) durante a atividade dinâmica pode ser usada (Bulgheroni et al., 1997). Assim, existem várias técnicas de normalização que são úteis para sinais EMG obtidos durante a marcha. A decisão sobre qual processo escolher é deixada ao usuário, levando-se em conta as características do sujeito ou grupo de pacientes, os músculos específicos que serão analisados e o acesso à instrumentação e aos equipamentos que possam ser necessários, tais como aparelhos adequados para realizar contrações isométricas submáximas. Normalizar usando contrações isocinéticas dinâmicas não é recomendado (Burden et al., 2003).

Por fim, a técnica de normalização adequada pode depender da natureza da questão que esteja sendo levantada na pesquisa (Benoit et al., 2003). Por exemplo, Benoit et al. (2003) examinaram a capacidade de detectar diferenças EMG em músculos extensores do joelho lesionados *versus* ilesos de pacientes com diagnóstico de lesão do ligamento cruzado anterior (LCA). Três técnicas de normalização foram utilizadas. Numa delas (MEA), a atividade EMG foi normalizada usando-se a amplitude média registrada durante o ciclo da marcha. Na segunda técnica (MAX), o valor máximo durante o ciclo da marcha foi usado. No terceiro procedimento (CVM), a atividade EMG foi normalizada com a obtida durante uma contração voluntária máxima.

Houve várias diferenças entre as três técnicas, com o método MAX identificando diferenças na atividade do retofemoral entre os membros lesados e não lesados. A técnica CVM identificou diferenças na atividade do gastrocnêmio entre os dois membros. Quando um indivíduo é capaz de produzir uma contração voluntária máxima, o método de normalização CVM tem sido recomendado como a melhor técnica de normalização, mas, novamente, como já dissemos, o procedimento de normalização adequado pode depender da natureza da questão investigada.

Medidas Quantitativas Apropriadas

A amplitude da atividade EMG medida durante a marcha é geralmente obtida a partir do sinal detectado do envelope linear (Patla, 1985; Shiavi et al., 1998; veja capítulo 4). Ao computar o envelope linear, é importante levar em consideração as fontes de variabilidade, garantindo que os sinais da tarefa da marcha sejam registrados com ruído mínimo. Uma filtragem passa-baixas de cerca de 10 Hz é recomendada (Shiavi et al., 1998). Informações confiáveis podem frequentemente ser obtidas com apenas três passadas (Arsenault et al., 1986c; Shiavi et al., 1998), embora sob algumas condições possa haver uma considerável variabilidade interpassada. Se a variabilidade observada entre as passadas é uma preocupação, o uso de escores médios de pelo menos 10 passadas é apropriado (Winter, 1991). Nivelar pela média o envelope linear sobre várias passadas pode minimizar as características de alta frequência do envelope linear, o que pode ser indesejável. Uma solução recomendada por Herschler e Milner (1978) é aplicar o que eles chamam de um "filtro de suavização" aos envelopes múltiplos. Essa técnica pode ser implementada usando-se um filtro passa-baixas, como descrito no capítulo 4. A técnica de Herschler e Milner otimiza a consistência observada no envelope linear ao longo de vários ciclos da passada. Outras técnicas foram sugeridas, tais como o uso de um filtro de Hamming com um comprimento de janela de 32 ms (Kadaba et al., 1985) e o uso de filtros envelope com frequências de corte de passa-baixas e altas de 3 e 25 Hz (Kleissen, 1990).

Recentemente, técnicas multivariadas de estatística também têm sido usadas num esforço para resumir as informações fornecidas de muitos grupos musculares. Até agora, essas técnicas incluíram análise fatorial (Ivanenko et al., 2004), análise de grupos (*clusters*) (Mulroy et al., 2003; Wootten et al., 1990) e métodos de rede neural e wavelet (Chau, 2001). Novas pesquisas podem dar um panorama sobre quais informações adicionais podem ser fornecidas por meio da utilização dessas técnicas de análise.

Análise *Onset-Offset* EMG

Uma das medidas importantes em análise da marcha envolve identificação da atividade EMG *onset* e *offset*. Durante o ciclo da marcha, rajadas EMG podem ocorrer prematuramente, serem prolongadas ou defasadas, ou haver outras anormalidades (Perry, 1992). Normalmente, o vasto lateral e o vasto medial oblíquo (VMO), por exemplo, iniciam sua atividade de modo simultâneo. Contudo, em pacientes com dor patelofemoral, a atividade VMO é muitas vezes atrasada (Cowan et al., 2001). A seleção cuidadosa da técnica adequada para identificar o *onset* e o *offset* EMG, então, pode ser muito importante na análise da marcha. No capítulo 4, detalhamos algumas das técnicas disponíveis para a detecção do *onset* e do *offset* EMG. Aqui, daremos alguns exemplos sobre o uso dessas técnicas.

Vários algoritmos têm sido usados para identificar a atividade do *onset* EMG durante a marcha, talvez começando pela inspeção visual ou a estatística "ocular traumática" ("*traumatic ocular*" *statistic*) (por exemplo, Andersson et al., 1997). Usando inspeção visual, alguém simplesmente "fatia as imagens" (*eyeballs*) do ponto no qual o sinal EMG excede a linha de base. Para a análise da marcha, especificamente, outros têm recomendado técnicas mais quantitativas para determinar o *onset* e o *offset* do sinal. Perry (1992) sugere que é apropriado usar uma amplitude EMG acima de 5% do esforço máximo e obtida de um teste muscular manual. Outros têm usado um nível acima do obtido quando o indivíduo está deitado de costas (Bogey et al., 2000), nível que é um múltiplo da estimativa do desvio padrão acima de um teste de linha de base (*baseline trial*) (Allison, 2003; Morey-Klapsing et al., 2004; Wu et al., 2004) ou ainda outros métodos (Allison, 2003; Hodges e Bui, 1996; Micera et al., 2001). Na seleção de uma técnica para determinar o *onset* EMG durante a marcha, é importante identificar um procedimento válido e confiável, garantindo que o sinal não seja contaminado por ruído ou por sinais de músculos adjacentes. Seja qual for o procedimento escolhido, antes de realizar uma análise aprofundada, é altamente recomendado que se compare o *onset* EMG obtido usando o algoritmo escolhido com o *onset* EMG obtido usando inspeção visual.

A atividade de marcha é frequentemente realizada numa esteira, facilitando as conexões dos cabos, algo que pode ser difícil com a locomoção sobre o solo. Contudo, sinais EMG também foram obtidos durante a locomoção sobre o solo (Dubo et al., 1976; Quanbury et al., 1976; Winter e Quanbury, 1975). Avanços em sistemas comerciais de telemetria têm facilitado a aquisição de sinais EMG durante a locomoção sobre esteira e solo. Contudo, a comparação de resultados EMG obtidos de corrida sobre a esteira e sobre o solo tem sido interessante e um tanto equivocada. Em alguns estudos, padrões similares de EMG foram observados durante uma corrida sobre o solo e a esteira, mesmo quando existiam diferenças cinemáticas entre as duas condições. Normalmente, seria de se esperar uma mudança em cinemática para alterar o sinal EMG. Uma possível explicação para a estabilidade do padrão e amplitude EMG quando se comparam corridas nessas duas condições pode ser que a mudança em padrão cinemático entre tarefas seja sutil demais para produzir uma diferença em EMG que possa ser estatisticamente observada (Nymark et al., 2005; Schwab et al., 1983; Wank et al., 1998).

Apresentação Visual de Dados EMG Durante a Marcha

Inúmeras técnicas visuais estão disponíveis para a apresentação dos dados EMG durante a marcha. Frequentemente, apresentações simples dos dados não processados podem ser uma forma importante de fornecer informações ao leitor. A figura 6.3 mostra um exemplo de atividade EMG não processada durante a marcha de um paciente com paralisia cerebral. Esta apresentação da atividade EMG não processada demonstra efetivamente o nível de cocontração que pode estar presente em pacientes com paralisia cerebral.

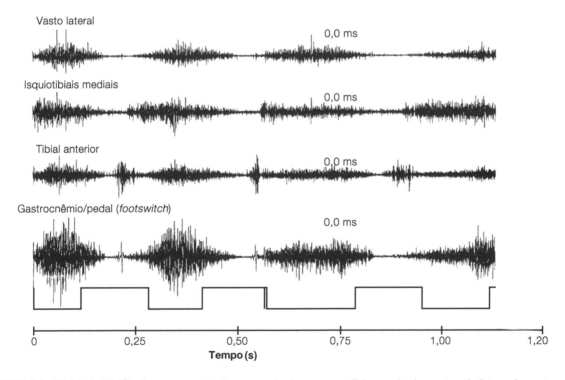

FIGURA 6.3 Atividade EMG não processada de um paciente com paralisia cerebral, mostrando intervalos extensos de cocontração.

Adaptado, com permissão, de R. L. Craik e C.A. Oatis, 1995, *Gait Analysis: Theory and Application* (St. Louis: Mosby), p. 310.

Usando as durações computadas *onset* e *offset*, os períodos durante os quais cada músculo do membro inferior está ativo podem ser apresentados ao longo de uma sequência contínua de tempo, em que 0 representa a pisada com o calcanhar inicial e 100 a pisada com o calcanhar seguinte (figura 6.4). O tipo de apresentação mostrado na figura 6.4 pode ser efetivo para proporcionar uma demonstração de quando os músculos estão "*on*" e "*off*", embora o número possa não ilustrar períodos durante os quais exista atividade menor, possivelmente refletindo atividades posturais secundárias.

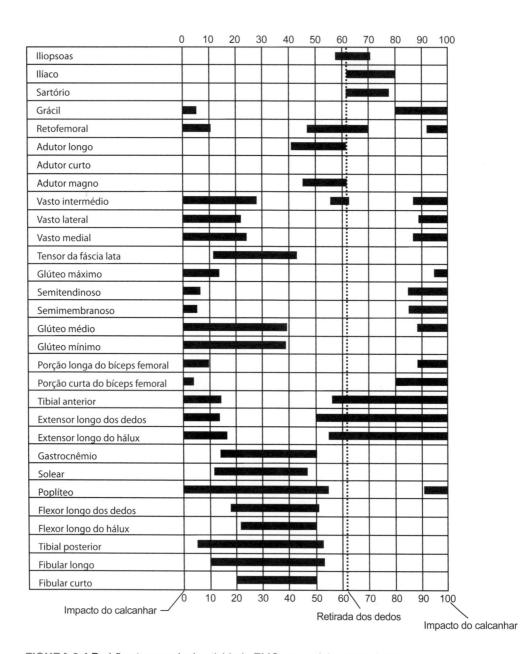

FIGURA 6.4 Padrões temporais de atividade EMG num adulto normal: 0 representa a pisada com o calcanhar inicial, e 100 representa a pisada com o calcanhar seguinte.

Adaptado, com permissão, de R. L. Craik e C.A. Oatis, 1995, *Gait analysis: Theory and application* (St. Louis: Mosby), p. 312.

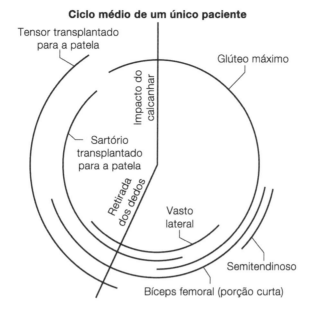

FIGURA 6.5 Apresentação temporal de dados EMG durante o ciclo de marcha usando-se diagramas polares.

De D.H. Sutherland, 1960, "Electromyographic study of transplanted muscles about the knee in poliomyelitic patients", *Journal of Bone and Joint Surgery* 42-A: 926. Adaptado com permissão do The Journal of Bone and Joint Surgery, Inc.

Dados de marcha EMG podem ser apresentados usando um tipo de *diagrama polar* (figura 6.5). Diagramas polares são úteis para atividades cíclicas, nas quais o movimento se repete, como correr, andar ou pedalar. Aqui, os pontos "retirada dos dedos" e "impacto do calcanhar" são usados para fornecer referências do movimento à figura.

Também pode ser desejável mostrar a variabilidade na atividade EMG ciclo a ciclo. Por exemplo, muitos ciclos de passadas podem ser similares a outro, mas alguns podem apresentar rajadas EMG atípicas. Uma maneira de mostrar essa variabilidade é apresentar um tipo de gráfico "raster", no qual o sinal EMG não processado e os correspondentes envelopes lineares são exibidos numa série de ciclos consecutivos (figura 6.6).

A análise de marcha frequentemente inclui também análises cinemáticas e cinéticas, e pode ser útil para apresentar algumas outras características do movimento, bem como o sinal EMG. Por exemplo, pode-se apresentar uma ilustração da cinemática do membro inferior durante o ciclo de marcha em adição à atividade EMG (figura 6.7).

Outras Questões EMG sobre Marcha

Como se poderia esperar, a atividade EMG de cada músculo pode depender da velocidade de caminhada (Hof et al., 2002; Shiavi et al., 1987). Consequentemente, é importante que a velocidade de caminhada seja controlada para cada sujeito. Também existem diferenças consideráveis intersujeitos no perfil de marcha normal, por isso pode ser difícil estabelecer um padrão de marcha "normal" (Arsenault et al., 1986b; Dubo et al., 1976; Winter e Yack, 1987). Dessa forma, ao se utilizar a atividade EMG na análise da marcha, pode ser importante identificar alterações de características gerais entre indivíduos, em vez de apenas diferenças sutis.

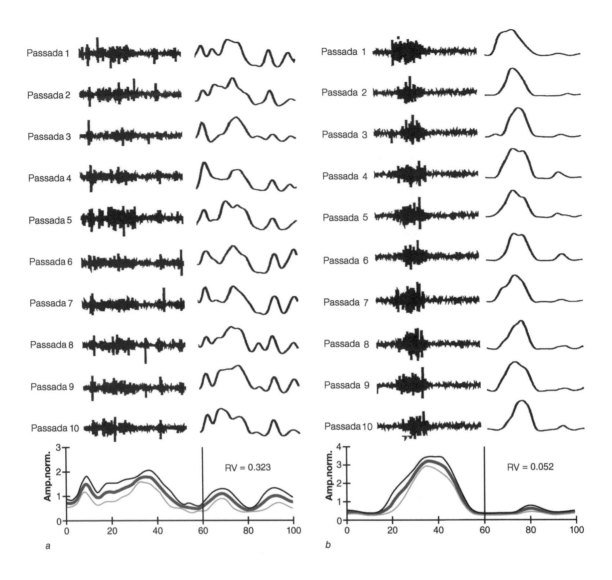

FIGURA 6.6 Apresentação simultânea de EMG não processado e envelopes lineares correspondentes sobre 10 passadas (a) de um paciente hemiparético e (b) de um sujeito saudável.

Reproduzido de *Gait & Posture* 18(1), I.-S. Hwang, H.-M. Lee, R.-J. Cherng, e J.-J. Chen, "Electromyographic analysis of locomotion for healthy and hemiparetic subjects – Study of performance variability and rail effect on treadmill", p. 4, © 2003, com permissão de Elsevier.

Mais recentemente, reconheceu-se que podem haver variações importantes passada a passada num mesmo sujeito. Essas variações podem ser quantificadas e apresentadas usando-se gráficos de *média do conjunto* (*ensamble averaging plots*), no qual os desvios padrão em cada ponto do tempo são apresentados juntamente com a *média do conjunto* (*ensamble averaging*) (figura 6.8).

Normalmente, os pesquisadores optam por estudar ou os músculos do lado esquerdo ou os do direito. Contudo, pode haver alguma assimetria na resposta EMG observada durante a marcha (Arsenault et al., 1986a; Ounpuu e Winter, 1989; Perttunen et al., 2004; Sadeghi et al., 2000). Assim, em indivíduos sem deficiências, pesquisadores com o intuito de avaliar um tratamento ou intervenção utilizando um membro, podem querer incorporar dados do membro homólogo num grupo de controle em vez de usar o membro contralateral como controle.

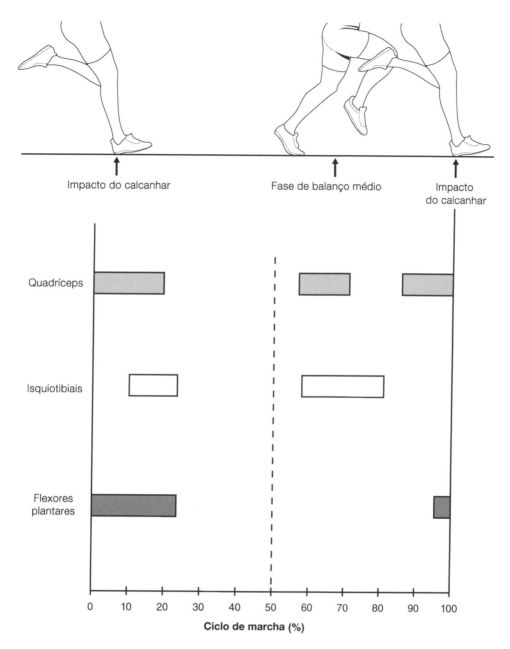

FIGURA 6.7 Tanto o EMG quanto simples dados cinemáticos podem ser apresentados para ilustrar a atividade durante o ciclo de marcha. Nesse exemplo, a perna direita está sendo analisada. A retirada dos dedos ocorre na linha tracejada.

Adaptado, com permissão, de G.H. Schwab, D.R. Moynes, F.W. Jobe e J. Perry, 1983. "Lower extremity electromyographic analysis of running gait", *Clinical Orthopedics and Related Research* 176: 168.

Confiabilidade do Sinal EMG Durante a Marcha

Quando várias passadas estão disponíveis para análise, muitas vezes é tentador usar o ciclo de passadas que parece mais "típico". Contudo, a menos que se analisem várias passadas, a variabilidade entre elas não pode ser determinada. Em indivíduos sem deficiência, apenas três passadas podem ser suficientes para produzir dados EMG confiáveis (Arsenault et al., 1986c). Contudo, em populações de pacientes, o número de passadas necessárias para a *média do conjunto* (*ensamble averaging*) pode ser muito maior. Boa confiabilidade interdia e intradia podem ser obtidas usando-se eletrodos de superfície (Kadaba et al., 1989).

Mudanças cotidianas na localização do eletrodo podem contribuir para a variabilidade na amplitude EMG medida (Campanini et al., 2006). Existem evidências de que a confiabilidade intrassessão é maior para adultos do que para crianças (Granata et al., 2005). Às vezes, a variabilidade passada a passada pode ser indicativa de um processo de doença (Lewek et al., 2006). Novamente, alguns cuidados devem ser tomados de modo a garantir que a mesma velocidade de caminhada seja usada para múltiplas passadas, uma vez que a atividade EMG varia com a velocidade da passada (Shiavi e Griffin, 1983).

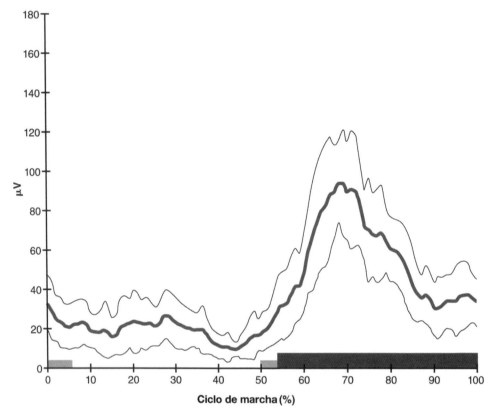

FIGURA 6.8 Atividade do tibial anterior submetida à *média do conjunto* (*ensamble averaged*) de um paciente com paralisia cerebral.

Adaptado de *Gait & Posture* 18 (2), D. Roetenberg, J.H. Buurke, P.H. Veltink, et al., "Surface electromyography analysis for variable gait", p. 117, © 2003, com permissão da Elsevier.

Um exemplo do uso de EMG para análise da marcha é instrutivo para a compreensão de alguns desses princípios. Stackhouse et al. (2007) examinaram a iniciação na marcha em crianças com paralisia cerebral. Além das forças de reação do solo obtidas usando plataformas de força, características EMG do tibial anterior, solear, gastrocnêmio, vasto lateral, retofemoral e isquiotibiais mediais foram avaliadas usando-se eletrodos de superfície comerciais com um sistema de colocação de eletrodo para estudos de marcha descritos por Winter e Yack (1987). A fim de minimizar a atividade de diafonia do gastrocnêmio no músculo solear, os pesquisadores monitoraram o sinal EMG do solear durante a flexão do joelho em cadeia cinética aberta. Os sinais EMG foram filtrados com um corte passa-baixas de 350 Hz e os ganhos de cada amplificador foram ajustados individualmente para se obter ótima resolução de sinal. A atividade EMG basal foi registrada durante a sessão, e esses sinais de linhas de base foram usados para remover o ruído basal durante a tarefa motora. Uma raiz quadrada da média (RQM) de 40 ms com janela móvel (Polcyn et al., 1998) foi usada para processar e exibir os dados. Os sinais EMG foram normalizados ao escore máximo da RQM obtida numa das condições de início da marcha.

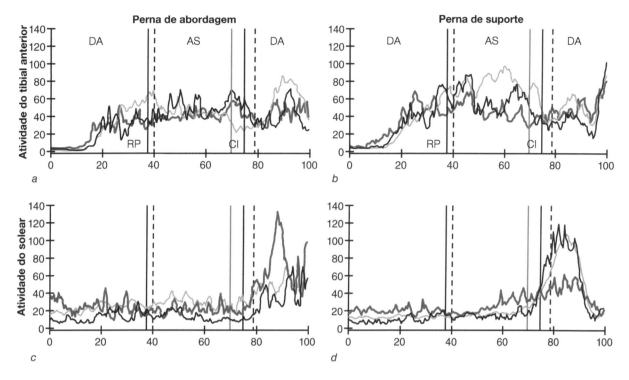

FIGURA 6.9 Atividade EMG durante uma tarefa de início da marcha em pacientes com paralisia cerebral. *(a, b)* atividade EMG do tibial anterior; *(c, d)* atividade EMG do solear. DA = fase de duplo apoio; AS = fase de apoio simples; RP = retirada do pé (*foot-off*) do membro de abordagem; CI = contato inicial do pé do membro de abordagem.

Adaptado de *Gait & Posture* 26(2), C. Stackhouse, P. A. Shewokis, S. R. Pierce, et al., "Gait initiation in children with cerebral palsy", p. 306, com permissão da Elsevier.

Na figura 6.9 podemos ver os resultados, nos quais DA e AS são as fases de duplo e simples apoio, RP indica retirada do pé e CI indica contato inicial do pé. As três linhas indicam diferentes grupos de sujeitos. Os investigadores estavam particularmente interessados nas características do início da marcha. Isso pode ser visto na atividade EMG do tibial anterior prévia ao RP. Note como a normalização dos valores de amplitude EMG para cada músculo facilita a comparação por meio de diferentes músculos e grupos de sujeitos.

PONTOS-CHAVE

- A natureza da questão da pesquisa sendo levantada num estudo pode exigir o uso de eletrodos de fio, bem como de eletrodos de superfície.
- A normalização da amplitude EMG pode ser exigida para se avaliar acuradamente a atividade muscular durante a marcha. Vários procedimentos estão disponíveis para assegurar que o sinal seja adequadamente normalizado sem perda de confiabilidade.
- O envelope linear é frequentemente usado para mostrar e quantificar a amplitude do sinal durante a marcha. A filtragem passa-baixas, que é recomendada, otimiza a consistência ao longo dos vários ciclos de passada.
- Uma vez que a atividade EMG durante a marcha ocorre em rajadas discretas, a seleção cuidadosa de um algoritmo apropriado para determinar os tempos de *onset* e *offset* EMG é importante. Vários algoritmos estão disponíveis para a determinação do tempo de ativação EMG.

- A confiabilidade dos sinais EMG durante a marcha é geralmente boa. Contudo, esta pode ser afetada por fatores como mudanças na velocidade da marcha, diferenças em localização do eletrodo e variabilidade passada a passada.

Momento da Ativação EMG

O problema de identificar o *onset* e o *offset* EMG não se restringe à análise da marcha. Às vezes, uma rajada de impulsos pode estar presente, e pode ser desejável identificar o tempo de latência e a duração de cada rajada. Tais rajadas podem ser registradas pelo uso de arame fino, agulha ou técnicas de EMG de superfície. As rajadas podem ocorrer durante movimentos rápidos, e o investigador poderia estar interessado em identificar a atividade em músculos agonistas ou antagonistas. Como vimos, tais rajadas podem ocorrer durante atividades cíclicas relacionadas à marcha, como caminhar ou correr, como também durante atividades como pedalar ou remar. Os tempos de *offset* EMG talvez precisem ser identificados também, a fim de determinar a duração de uma rajada. Uma variedade de procedimentos está disponível para a detecção dos tempos de começo e fim da rajada EMG. Começamos uma discussão preliminar do tempo de ativação EMG no capítulo 4 e, nesta seção, apresentamos algumas aplicações específicas envolvendo a detecção do *onset* e do *offset* EMG. Algumas excelentes análises já foram publicadas (Delcomyn e Cocatre-Zilgien, 1992; Hodges e Bui, 1996).

Limiar de Detecção

Discutimos em um momento anterior a detecção do limiar, e isso permanece como um dos algoritmos mais frequentemente utilizados para medir o *onset* da rajada. Esse procedimento é bastante efetivo e pode ser prontamente implementado usando-se um processamento computadorizado. O investigador simplesmente declara um limiar acima do qual a atividade EMG é definida para começar. Por exemplo, Baum e Li (2003) conduziram um estudo destinado a avaliar o efeito da frequência e carga do pedalar sobre as características da EMG. Usando eletrodos de superfície, eles registraram sinais EMG de vários músculos do membro inferior enquanto sujeitos pedalavam num ergômetro estacionário. Os dados foram amostrados em 960 amostras por segundo, retificados por onda completa e então suavizados com filtro Butterworth passa-baixas de quarta ordem a 7 Hz. Do envelope linear resultante, o sinal EMG máximo que ocorreu durante o ciclo foi obtido. Em seguida, um valor de limiar de 10% do valor máximo foi usado para calcular os tempos de *onset* e *offset*, embora, em alguns casos, um critério de 20% tenha sido usado, aparentemente porque a atividade considerável foi registrada *entre* rajadas. Assim, uma forma de obter o tempo de *onset* e *offset* é declarar um critério de amplitude de limiar e calcular *onsets* e *offsets* desse critério de amplitude (figura 6.10).

Também é possível calcular a amplitude EMG média basal e declarar o *onset* e o *offset* EMG com base numa medida de variabilidade em torno da linha de base. Por exemplo, Neptune et al. (1997) buscaram compreender melhor as estratégias de coordenação neural resultantes de alterações em cadência durante o pedalar. Eles gravaram a atividade EMG de superfície de vários músculos do membro inferior durante o pedalar, amostrando os dados a 850 amostras por segundo, e usaram uma frequência de corte passa-altas de 12 Hz. Contrações voluntárias máximas foram realizadas ligando e desligando a bicicleta, de modo que a amplitude EMG máxima pôde ser obtida. Esses valores foram usados para normalizar as amplitudes EMGs registradas durante os testes de pedalagem.

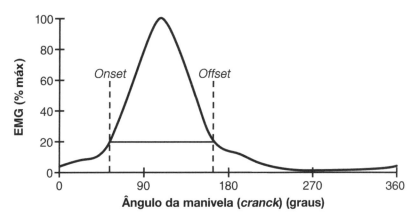

FIGURA 6.10 O tempo de ativação EMG pode ser obtido por meio de medidas de amplitude relativa EMG.

Reproduzido do *Journal of Electromyography and Kinesiology* 13 (2). B. S. Baum e L. Li, "Lower extremity muscle activities during cycling are influenced by load and frequency", p. 185, © 2003, com permissão da Elsevier.

Assim que o *onset* EMG de cada rajada pôde ser calculado, indivíduos foram colocados em posição supina, e a atividade em repouso foi registrada por 10 segundos. Qualquer atividade EMG que fosse três desvios-padrão de amplitude acima da linha de base e durasse pelo menos 50 ms definiria o *onset* da rajada. Essa tarefa foi completada usando-se um programa automatizado. Contudo, os investigadores também realizaram um exame visual e mudaram o limiar "quando necessário". Neptune et al. (1997) usaram uma tabela para relatar o ângulo médio da manivela quando o *onset* da rajada foi identificado.

A ideia de identificar a atividade EMG média em repouso e usar uma medida de variância para detectar o *onset* da rajada foi implementada em outras situações. Bennell et al. (2006) avaliaram o efeito do *taping* patelar no *onset* EMG dos músculos vastos, identificando o momento em que a atividade EMG excedeu a atividade basal por 2 desvios padrão de 25 ms. Chang et al. (2007) usaram o critério de 2 desvios padrão para obter *onset*s durante estudos de marcha pediátrica. Muitos outros estudos têm usado o critério de 2 ou 3 desvios padrão acima da linha de base (Muller e Redfern, 2004).

Técnicas Mais Complexas

Algumas aplicações podem exigir técnicas mais complexas para avaliar as características da rajada. Por exemplo, Santello e McDonagh (1998) precisaram identificar os tempos de *onset* EMG em músculos dos membros inferiores subsequentes a saltos autoiniciados de diferentes alturas. Eles precisaram de um algoritmo que distinguisse entre uma breve rajada imediatamente após rajadas de impulsão e rajadas atrasadas ocorrendo pouco antes da aterrissagem. Um algoritmo de identificação do *onset* EMG que atingisse essa meta em cerca de 95% do tempo, como determinado por inspeção visual, foi concebido. Em alguns casos, rajadas EMG breves e prematuras pareceram preceder a atividade EMG principal, exigindo uma intervenção manual.

Primeiro, o sinal EMG foi amostrado em 2.000 amostras por segundo. Então o sinal EMG não processado foi retificado à onda completa, e uma integração contínua de todos os pontos de dados EMG foi realizada. O EMG integrado (EMGI) e a duração da queda foram, por sua vez, normalizados, e o EMGI normalizado foi plotado contra o tempo de queda normalizado. O tempo do *onset* EMG foi definido como o ponto em que a distância entre a inclinação EMG normalizada e uma linha de referência passando por 0 foi o maior. Essa definição tende a minimizar a identificação de rajadas EMG espúrias.

PONTOS-CHAVE

- Algoritmos baseados na detecção de limiar são frequentemente usados para identificar os tempos de *onset* e *offset* EMG.
- É recomendada a comparação dos resultados obtidos de qualquer algoritmo com os obtidos por exame visual, pelo menos no início de qualquer estudo.
- Técnicas mais complexas para avaliar o tempo de ativação EMG podem ser úteis em situações nas quais o *onset* ou o *offset* são difíceis de identificar.

Potenciais Evocados

Uma informação EMG útil é frequentemente obtida pela estimulação do músculo ou de nervos sensórios ou motores ou pela apresentação de um estímulo visual, auditivo ou outro que resulte numa resposta EMG com o tempo travado. Esses *potenciais evocados* fornecem valiosas informações a clínicos e pesquisadores de EMG sobre o controle motor.

Ondas M

Se o nervo motor é estimulado diretamente, uma resposta chamada *onda M* pode ser registrada diretamente do músculo (figura 6.11). A onda M, também chamada potencial de ação muscular composto (PAMC), pode ser produzida pela estimulação do nervo motor em alguma posição próxima ao músculo ou pela aplicação de um único estímulo elétrico de onda quadrada sobre o músculo. Esse estímulo ativa motoneurônios diretamente.

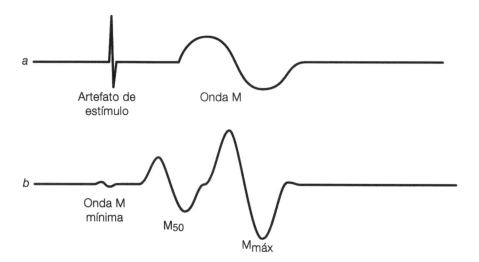

FIGURA 6.11 (*a*) Uma onda M é produzida no músculo em seguida à estimulação dos nervos motores que inervam o músculo. (*b*) Variar a intensidade da estimulação altera a amplitude de resposta da onda M. Por sua vez, M_{50} corresponde a uma onda que é 50% maior do que a $M_{máx}$.

De longe, a medida mais prevalente de amplitude de onda M é $M_{máx}$, ou a onda M de tamanho máximo que pode ser obtida. $M_{máx}$ é uma medida da atividade elétrica máxima que pode ser produzida no músculo e está parcialmente relacionada ao tamanho do músculo (Wee, 2006). O procedimento correto para registrar $M_{máx}$ é administrar um estímulo com uma intensidade suficiente para ativar todos os motoneurônios.

A incapacidade de ativar todos os motoneurônios resultará numa onda M não máxima. Para garantir que as ondas M sejam absolutamente máximas, o protocolo correto é encontrar a intensidade de estímulo que produza a maior amplitude de onda M e então aumentar a intensidade por uma margem de segurança de cerca de 30%, a fim de assegurar que uma onda M máxima absoluta seja evocada pelo estímulo. Embora se pense frequentemente que a estimulação elétrica ative os motoneurônios maiores em primeiro lugar, esse nem sempre é o caso com a estimulação baseada na pele (Knaflitz et al, 1990). Assim, a não utilização de uma intensidade de estímulo apropriada pode resultar em falha na ativação tanto de motoneurônios grandes quanto de pequenos, cujas fibras musculares participem na onda M.

Ondas M são tipicamente evocadas pela estimulação do nervo motor a um músculo, e a resposta EMG subsequente naquele músculo é, então, registrada. Por exemplo, é possível produzir ondas M no músculo solear estimulando o nervo tibial posterior atrás do joelho, na fossa poplítea. A resposta da onda M é registrada usando eletrodos de superfície colocados sobre o músculo solear. Também é possível estimular o músculo diretamente pela colocação do estimulador sobre o ponto motor (por exemplo, Marqueste et al., 2003). Contudo, o artefato de estímulo pode ser maior e, dependendo da distância entre o ponto motor e a zona de registro, o artefato pode interferir no registro da onda M (figura 6.12). Técnicas que podem ajudar a reduzir o artefato de estímulo estão disponíveis (Hines et al., 1996; Knaflitz e Merletti, 1988). Na maioria das vezes, uma duração de estímulo de 0,1 ms é usada. Ao estimular uma área em que dois ou mais nervos motores estejam presentes, deve-se tomar cuidado para garantir que as ondas M não sejam contaminadas pela atividade dos múltiplos músculos.

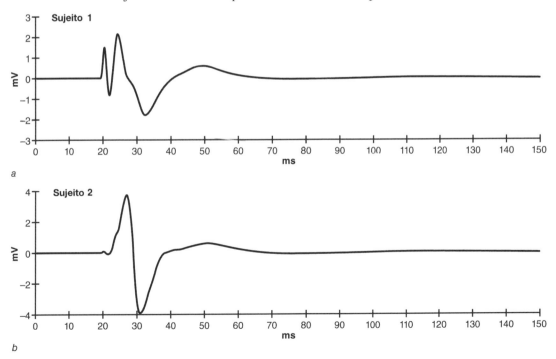

FIGURA 6.12 Ondas M registradas por estimulação do nervo braquial ao bíceps na axila em dois sujeitos diferentes. A resposta onda M pico a pico é maior no sujeito 2 do que no sujeito 1, mas o artefato de estímulo é maior no sujeito 1 do que no 2.

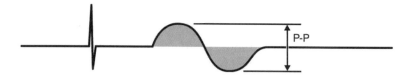

FIGURA 6.13 A onda M pode ser analisada por meio da computação da amplitude pico a pico (P-P) ou da área sob a resposta da onda M (área sombreada).

Existem diversas variáveis de onda M que podem ser usadas para análise. Variáveis de amplitude são mais prevalentes; elas incluem amplitude pico a pico (P-P) e área de onda M (figura 6.13). Alguns observadores também mediram a latência da onda M – o intervalo entre o estímulo e o *onset* da resposta (Linnamo et al., 2001). Contudo, a latência da onda M é muito constante e não sensível a muitas mudanças. Sua duração também tem sido usada como uma medida de critério. Por exemplo, a duração da onda M diminui durante a contração excêntrica e concêntrica, e isso pode estar relacionado a alterações em velocidade de condução da fibra muscular durante a contração (Linnamo et al., 2001). Existe uma sugestão de que a área da onda M possa ser uma variável mais confiável do que sua amplitude, uma vez que os autores de um estudo relataram que a área de onda M não é afetada por estimulação repetida (Aiello et al., 1986). Em estudos destinados a medir a amplitude, ou área P-P da onda M, seria prudente garantir que a taxa de estimulação seja inferior a três estímulos por segundo.

Com um breve exercício, a onda M pode ser melhorada (Hicks et al., 1989). Cupido et al. (1996) descobriram que um minuto de estimulação a 10 ou 20 Hz foi capaz de dobrar o tamanho da onda M. Com exercício prolongado, ela pode ser aumentada ou deprimida, dependendo da natureza da contração muscular (Cupido et al., 1996; Lentz e Nielsen, 2002). A amplitude da onda M também diminui com uma estimulação muscular prolongada, causando fadiga (Tanino et al., 2003). Em geral, a fadiga deprime a onda M (Arnaud et al., 1997), embora um estudo tenha mostrado que correr uma maratona não teve qualquer efeito sobre as características da onda M (Millet et al., 2002). Ela ainda parece não ser afetada por várias semanas de treinamento usando estimulação elétrica funcional (Marqueste et al., 2003).

Ondas M também podem ser produzidas por estimulação do nervo periférico usando estimulação magnética (Al-Mutawaly et al., 2003). A estimulação magnética tem a vantagem de ser geralmente mais confortável do que a estimulação elétrica. Pulsos magnéticos bifásicos, em geral, produzem amplitudes de ondas M maiores do que pulsos monofásicos.

Grandes artefatos de estímulo também podem acompanhar essa onda e dificultar a capacidade de identificar a resposta. Às vezes, artefatos de estímulo podem ser minimizados com vários procedimentos. Em primeiro lugar, é preciso garantir que os eletrodos de registro estejam seguros e fazendo bom contato e que a atividade voluntária durante uma contração muscular esteja livre de interferência de frequência de linha (tipicamente 50 ou 60 Hz). Mover o eletrodo de terra para outro local – como entre os eletrodos de estimulação e gravação –, melhorar o contato do eletrodo de terra ou usar um terra maior também pode reduzir o artefato. Artefatos de estímulo tendem a ser menores com estímulos de menor duração. Existem relatos de que a colocação do eletrodo estimulante sobre uma veia superficial óbvia possa produzir artefatos maiores. Reduza qualquer umidade sobre a pele entre os eletrodos de estimulação e registro limpando a área com álcool para reduzir artefatos conduzidos pela pele. Quando os eletrodos ativos e os estimulantes de referência têm contatos separados, alterar a posição relativa de um eletrodo estimulante por outra pode reduzir o artefato (Kornfield et al., 1985).

Muitos dos mesmos fatores que afetam o eletromiograma de superfície durante a contração voluntária afetam as ondas M. Por exemplo, a aplicação de gelo diminui a amplitude da onda M (Basgoze et al., 1986). Tanto a onda M máxima quanto o reflexo de Hoffman máximo (reflexo H) diminuem com a idade (Scaglioni et al., 2002, 2003). A onda M depende, em parte, do comprimento do músculo e do ângulo da articulação. Maffiuletti e Lepers (2003) descobriram que a onda M medida no retofemoral era 19% maior quando o sujeito estava deitado de costas do que quando medida na posição sentada. Resultados similares foram relatados para a onda M do solear (Allison e Abraham, 1995).

Reflexos H

Hoffmann (1918) foi o primeiro a descrever um fenômeno que hoje conhecemos como reflexo de Hoffmann, ou simplesmente **reflexo H**. Medir o reflexo H é uma técnica poderosa para medir indiretamente a excitabilidade do motoneurônio, embora também seja afetada pela inibição pré-sináptica. O reflexo H é provocado pela liberação de um estímulo submáximo para o nervo periférico (figura 6.14). O estímulo ativa as fibras aferentes Ia e os impulsos dessas sinapses aferentes Ia sobre os motoneurônios. A resposta resultante pode ser registrada no músculo como o reflexo H, ou onda H. Dessa forma, o reflexo H é produzido pela estimulação dos aferentes musculares, evitando o fuso muscular. Esses impulsos aferentes ativam os motoneurônios, produzindo a resposta EMG. Estímulos de baixa intensidade podem recrutar algumas fibras aferentes Ia e produzir uma pequena resposta de reflexo H. Quando a intensidade do estímulo aumenta, o tamanho do reflexo H aumenta até os nervos motores serem ativados pelo estímulo elétrico. Em intensidades maiores de estímulo, os impulsos **antidrômicos** dos motoneurônios colidem com a resposta **ortodrômica** produzida pela ativação de aferentes Ia, e isso resulta em reflexos H menores. Durante a estimulação supramáxima, que produz as maiores ondas M possíveis, o reflexo H está geralmente ausente.

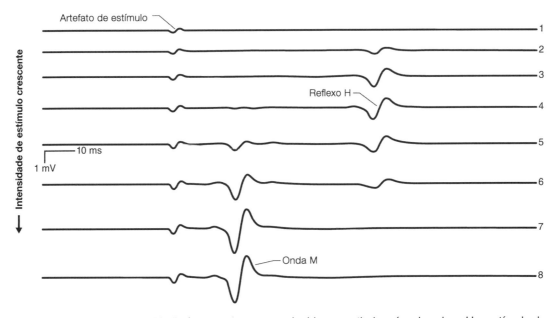

FIGURA 6.14 Reflexos H e ondas M são frequentemente produzidos a partir do músculo solear. Um estímulo de muito baixa intensidade aplicado ao nervo misto não evoca nenhuma resposta (traço 1). Conforme a intensidade do estímulo aumenta, a resposta do reflexo H pode ser registrada. Continuar a aumentar a intensidade resulta em ativação direta de motoneurônios, e uma onda M de latência mais curta pode ser registrada (traço 5). Finalmente, estímulos de intensidade mais alta resultam na extinção da resposta do reflexo H por causa da colisão entre o motoneurônio α e os potenciais de ação aferentes Ia (traço 7).

É comum relatar a magnitude do reflexo H em valores relativos em vez de relatar o valor absoluto (exemplo, o valor em milivolts) da resposta. Tipicamente, a magnitude da onda M máxima é medida primeiro, e a magnitude do reflexo H é, então, normalizada para a máxima resposta da onda M. Dessa forma, o tamanho da resposta produzida pelo reflexo H pode ser reportado em relação à máxima resposta muscular possível. No músculo solear, por exemplo, taxas H/M de cerca de 0,5 são típicas. Em estudos do reflexo H, é importante medir a amplitude da onda M regularmente, uma vez que seus valores podem mudar durante uma sessão de testes (Crone et al., 1999). A confiabilidade teste-reteste do reflexo H é alta (Crayton e King, 1981; Hopkins et al., 2000; Hopkins e Wagie, 2003), embora seja melhor calcular a média das várias respostas dentro de um bloco de testes para se obter uma confiabilidade apropriada (McIlroy e Brooke, 1987).

Tal como acontece com a mensuração de ondas M, um tempo suficiente (pelo menos 5 segundos) deve ser colocado entre estímulos repetidos, uma vez que o tamanho do reflexo H é reduzido com a ativação repetitiva – fenômeno denominado depressão do reflexo H (Crone e Nielsen, 1989; Floeter e Kohn, 1997; Ishikawa et al., 1966; Rossi-Durand et al.,1999). Estímulos tetânicos liberados imediatamente antes do teste podem aumentar o reflexo H (Blom et al., 1964). Uma duração de estímulo de cerca de 1 ms é recomendada (Hugon, 1973; Panizza et al., 1989).

Embora o reflexo H seja mais comumente avaliado no músculo solear, é possível se obter reflexos H dos extensores do joelho por estimulação do nervo femoral na região inguinal (Aiello et al., 1982; Mongia, 1972). Reflexos H também podem ser produzidos no músculo tibial anterior (Brooke et al., 1997; Ellrich et al., 1998), no adutor curto do polegar (Burke et al., 1989), no adutor do hálux (Ellrich et al., 1998), no masseter (Godaux e Desmedt, 1975) e no flexor radial do carpo (Brooke et al., 2000; Jabre, 1981), no qual tem sido demonstrada boa confiabilidade (Christie et al., 2005). Também é possível obter-se uma resposta H no gastrocnêmio (Mongia, 1972; Nadeau e Vanden Abeele 1988), embora cuidados devam ser tomados para se garantir que as respostas não representem diafonia do músculo solear (Perot e Mora, 1993).

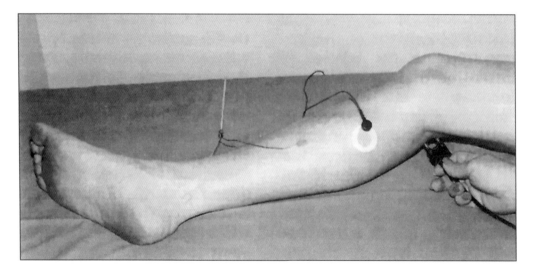

FIGURA 6.15 Reflexos H podem ser provocados no músculo solear por estimulação do nervo poplíteo.

Reproduzido de J. Kimura, 2001, *Electrodiagnosis in diseases of nerve and muscle: Principles and practice*, 3. ed. (New York: Oxford University Press), 469. Com permissão da Oxford University Press Inc.

Para se medir reflexos H do solear, o sujeito é colocado de bruços ou semirrecostado (figura 6.15). Parece que valores similares são obtidos com o sujeito em qualquer das posições (Al-Jawayed et al. 1999). Entretanto, como o movimento passivo afeta o reflexo H (Brooke et al., 1997), o sujeito deve permanecer imóvel durante o teste. A posição do pescoço deve ser padronizada, uma vez que também afeta a onda H por meio do reflexo tônico do pescoço (Hayes e Sullivan, 1976; Rossi et al., 1986). Além disso, o *background* EMG deve ser mantido constante, pois a atividade muscular leve pode aumentar a amplitude do reflexo H (Verrier, 1985). Algumas excelentes análises das técnicas de registros do reflexo H têm sido publicadas (Braddom e Johnson, 1974; Fisher, 1992; Hugon, 1973; Misiaszek, 2003; Pierrot-Deseilligny e Mazevet, 2000; Schieppati, 1987; Zehr, 2002).

Muitas técnicas e estudos conclusivos foram desenvolvidos usando-se o protocolo básico do reflexo H. Por exemplo, a inibição recorrente das *células de Renshaw* pode ser medida usando-se uma técnica de estimulação correlacionada ou condicionante (Barbeau et al., 2000). É possível também medir a inibição pré-sináptica (Frigon et al., 2004; Hultborn et al., 1987), a recíproca (Baret et al, 2003; Day et al., 1984) e a inibição ou facilitação (ou ambas) de outras vias espinhais em grupos de músculos vizinhos ou contralaterais (Cavallari et al., 1985; Robinson et al., 1979).

Estimuladores magnéticos também podem ser usados para produzir reflexos H. De fato, uma modificação da técnica do reflexo H usando estimulação magnética tem sido aplicada para provocar reflexos H em alguns músculos da mão (Mazzocchio et al., 1995).

A proporção de unidades motoras tipo I ativadas pelo estímulo de reflexo H é provavelmente maior do que a proporção de unidades motoras do tipo II (Messina e Cotrufo, 1976). Isso é coerente com a ideia expressa anteriormente, de que pequenos motoneurônios tônicos são responsáveis pelos reflexos monossinápticos espinhais (Homma e Kano, 1962). Tal argumento explica, em parte, por que o solear com fibras tipo I é um bom modelo para medir reflexos H.

Um exercício leve deprime o reflexo H, produzindo um tipo de efeito de relaxamento (deVries et al., 1981). O reflexo H também pode ser deprimido por aspirina (Eke-Okoro, 1982), dor (Ellrich e Treede, 1998), vibração muscular (Martin et al., 1986), alongamento estático e técnicas de facilitação neuromuscular proprioceptiva (FNP) (Etnyre e Abraham, 1986; Guissard et al., 2001). Por outro lado, os reflexos H são reforçados por álcool, cafeína (Eke-Okoro, 1982; Walton et al., 2003) e por *input* vestibular (Rossi e Nuti, 1988). A magnitude da resposta pode ser modificada pelo treinamento usando-se meditação transcendental (Wallace et al., 1983), assim, o reflexo H é modificado durante o movimento (Brooke et al., 2000; Llewellyn et al, 1990; Yang e Whelan, 1993) e durante a preparação para o movimento (Michie et al., 1976). No uso do reflexo H tem sido demonstrado que adaptações de longo prazo em excitabilidade dos motoneurônios são possíveis com treinamento (Carp e Wolpaw, 1995; Trimble e Koceja, 1994). O reflexo H é menor em bailarinas (Koceja et al., 1991) e em adultos mais velhos (Tsuruike et al., 2003) do que em outros grupos. Assim, existem muitas aplicações de técnicas do reflexo H na investigação do desempenho humano.

Ondas V

A *onda V* é considerada uma medida do nível do *drive* central aos motoneurônios durante uma contração máxima. Enquanto indivíduos exercem uma contração isométrica máxima, um estímulo nervoso supramáximo é liberado. Isso resulta numa resposta chamada ondas V, que foram originalmente descritas por Upton et al. (1971). Relatos posteriores indicaram que o treinamento de exercício de resistência poderia potencializar as ondas V

(Aagaard et al., 2002; Sale et al., 1983). Estudos recentes indicam que a magnitude das ondas V é semelhante, independente do tipo de ação muscular (Duclay e Martin, 2005), e que elas variam com a intensidade da contração (Pensini e Martin, 2004).

Ondas F

Como a resposta do reflexo H, as *ondas F* são uma resposta tardia observada no músculo após a estimulação do nervo motor. O mecanismo de geração das ondas F envolve reativação antidrômica ou "*backfiring*" de motoneurônios. O potencial de ação dos motoneurônios viaja antidromicamente à medula espinhal e é depois "refletido" de volta ao longo da via do axônio do motoneurônio ao músculo. Assim, as ondas F diferem do reflexo H na medida em que não são produzidas pela ativação das fibras aferentes Ia. Na verdade, ondas F podem ser produzidas na ausência de inervação aferente (McLeod e Wray, 1966).

Ondas F podem ser obtidas por meio de estímulos de intensidade supramáxima com o sujeito relaxado, gerando uma resposta que tem uma latência similar à do reflexo H. Esse é um método conveniente para determinar o tempo de condução motora para a medula espinhal e de volta ao local de registro, permitindo a determinação de uma latência central.

Reflexos H não podem ser observados em todos os músculos, e as ondas F são mais fáceis de se obter naqueles músculos em que uma resposta H está ausente. Em estudos que usaram reflexos H e ondas F para medir alterações de excitabilidade, respostas similares foram observadas (Walk e Fisher, 1993). Os efeitos dos estímulos condicionantes nas ondas F são similares aos produzidos no reflexo H (Mastaglia e Carroll, 1985). Contudo, quando reflexos H são induzidos, podem corresponder a uma melhor medida de excitabilidade. De fato, alguns sugerem que pode ser inadequado usar ondas F como medida de excitabilidade (Espiritu et al., 2003). Ondas F podem ter o maior valor na avaliação de inibição (Lin e Floeter, 2004). O curso de tempo de inibição e facilitação observado por meio de respostas H e F pode diferir (Inghilleri et al., 2003).

Como com a onda M, a amplitude da resposta F é geralmente medida como amplitude P-P e com a área sob a curva de resposta F. Às vezes, a variabilidade da resposta F (por exemplo, Espiritu et al., 2003) ou o atraso ou latência da resposta (Fisher, 1982) são medidos. Note-se que um número significativo de testes pode ser necessário para a obtenção de resultados confiáveis (Chroni et al., 1996; Gill et al., 1999). Além do papel das ondas F em eletrodiagnóstico, elas têm sido combinadas com potenciais evocados motores (PEM) obtidos durante estimulação magnética transcraniana para determinar se mudanças na excitabilidade ocorrem no córtex motor ou em locais espinhais sob várias condições (Chen et al., 1999; Mercuri et al, 1996; Sohn et al., 2001).

A onda F é aumentada em amplitude sob condições nas quais a excitabilidade espinhal é aumentada (Mercuri et al., 1996; Sica et al., 1976). Como se poderia esperar, a latência da resposta F varia com o comprimento do membro ou a estatura do sujeito (Fisher, 1982; Nobrega et al., 2004). Estudos de uma única unidade motora revelam que a resposta F pode ser observada em cerca de 25% dos neurônios motores, embora alguns indivíduos possam não ter ondas F (Yates e Brown, 1979). Uma observação frequente é que a onda F é bastante variável. Num estudo, 100 estímulos sucessivos foram liberados para o nervo ulnar, e a onda F foi observada nos músculos hipotenares em apenas 30% do tempo entre os 10 primeiros estímulos (Barron et al., 1987).

A amplitude da onda F é pequena, talvez cerca de 1% a 4,5% da onda M máxima (Eisen e Odusote, 1979). Apesar disso, a resposta da onda F tem sido bastante útil no diagnóstico de várias desordens, incluindo a síndrome de Guillain-Barré, a doença de Charcot-Marie-Tooth, as polineuropatias e outros distúrbios.

Velocidade de Condução Nervosa Periférica

Também é possível usar técnicas de EMG para medir a velocidade de condução nervosa sensorial ou motora. Para avaliar a velocidade de condução nervosa motora, o nervo motor é estimulado em dois locais, e os registros são feitos a partir do músculo. Por exemplo, a velocidade de condução nervosa ulnar pode ser determinada em vários locais pela estimulação do punho, do cotovelo ou da axila. Registros podem ser feitos a partir do primeiro interósseo dorsal ou do músculo abdutor do dedo mínimo. A medida de latência entre a estimulação e o *onset* inicial das ondas M resultantes permite o cálculo da velocidade de condução nervosa motora. A latência proximal é subtraída da latência distal, e o resultado é dividido pela distância medida entre os dois pontos de estimulação, resultando na velocidade de condução nervosa motora (figura 6.16). Valores de 50 a 60 m/s são comuns (Ma e Liveson, 1983). Estimuladores magnéticos também podem ser usados para provocar a resposta motora (Benecke, 1996). Uma série de boas referências está disponível e fornece técnicas de velocidade de condução e valores da velocidade de condução normal (Aminoff, 1998; Kimura, 2001; Oh, 2003).

Outros Potenciais Evocados

Existem muitos outros tipos de potenciais que podem ser evocados por estimulação elétrica ou magnética. Por exemplo, com *estimulação magnética transcraniana* (EMT) o córtex motor é ativado, e respostas podem ser observadas usando-se eletrodos de superfície colocados sobre o músculo estimulado. A resposta é chamada *potencial evocado motor* (PEM) e pode ser valiosa numa ampla variedade de experiências de controle motor, como aquelas envolvendo fadiga (Gandevia, 2001), envelhecimento (Peinemann et al., 2001) ou sincronia da atividade motora (Nikolova et al., 2006). Algumas excelentes análises estão disponíveis para o usuário interessado nessas técnicas avançadas (Cracco et al., 1999; Hallett, 1996; Terao e Ugawa, 2002).

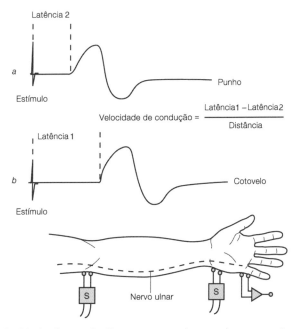

FIGURA 6.16 A velocidade de condução nervosa motora pode ser prontamente avaliada pela utilização de eletrodos de superfície seguindo a estimulação nervosa periférica em dois sítios. Aqui, o nervo ulnar ou mediano pode ser estimulado no punho ou no cotovelo, e a resposta pode ser observada num músculo da mão.

PONTOS-CHAVE

- A onda M, também denominada potencial de ação muscular composto (PAMC), é uma resposta padrão evocada por meio da gravação de uma resposta EMG do músculo após estimulação do nervo motor correspondente.
- Amplitudes P-P ou a área sob a resposta podem ser usadas para quantificar o tamanho das respostas evocadas, como ondas M, reflexos H e os PEMs.
- A amplitude da onda M é sensível à temperatura, à contração muscular ativa, à fadiga e a um breve período de estimulação.
- Reflexos H podem frequentemente ser usados para quantificar o estado de excitabilidade do motoneurônio, embora mudanças em amplitude do reflexo H também possam refletir mudanças em inibição pré-sináptica.
- Inibição recorrente, pré-sináptica e Ib também podem ser medidas usando variantes da técnica de registro do reflexo H.
- Outras respostas evocadas como ondas V (registradas durante as contrações de esforço máximo) e ondas F (registradas por estimulação supramáxima do motoneurônio e observação da resposta evocada na latência aproximada do reflexo H) também são úteis para avaliar a excitabilidade do sistema neuromuscular.
- Técnicas correlacionadas de estimulação podem ser usadas para medir velocidades de condução do nervo sensório ou motor.

Movimentos Balísticos

Movimentos balísticos são movimentos rápidos no membro superior ou inferior. Eles podem ser realizados o mais rapidamente possível para um objetivo (Gabriel e Boucher, 1998) ou em vários deslocamentos predefinidos (Brown e Cooke, 1981). Questões de pesquisa podem envolver o efeito do desuso de curto prazo sobre a velocidade do movimento e características EMG (Vaughan, 1989) ou o efeito das características do sujeito, como sexo (Ives et al., 1993), condições de treinamento (Lee et al., 1999) ou patologia (Berardelli et al., 1996). Certamente, há uma série de estudos visando compreender o controle neural dos movimentos rápidos, que podem exigir medir a atividade EMG dos músculos associados (MacKinnon e Rothwell, 2000).

Os princípios básicos de registro da atividade EMG durante o movimento rápido são similares aos que discutimos anteriormente. A atividade EMG dos músculos do membro superior é provavelmente mais registrada em tarefas que exigem flexão ou extensão de cotovelo. Similar aos problemas encontrados com registro EMG durante a marcha, o artefato de movimento no sinal EMG é um problema potencial durante movimentos rápidos e precisa ser considerado na aplicação dos eletrodos. O pesquisador precisa garantir que os eletrodos não se descolarão parcialmente no movimento. Uma filtragem passa-altas apropriada também é importante. Um ajuste de 10 a 20 Hz é adequado para um filtro passa-altas (Merletti et al., 1999), embora muitas outras sugestões de definição de filtro tenham sido feitas (por exemplo, Potvin e Brown, 2004) e a escolha exata possa ser um questão de decisão do pesquisador, considerando-se as características do projeto. Quando eletrodos de copo são usados, o ato de trançar os fios entre os eletrodos e o amplificador geralmente reduz o ruído da linha.

Um exame de poucos sinais pode revelar alguns dos problemas típicos. Durante um movimento rápido de um único membro para um objetivo, o conhecido padrão trifásico de rajada ocorre (Zehr e Sale, 1994): uma rajada de atividade agonista começa antes do início do movimento e, então, uma rajada de atividade EMG ocorre no músculo antagonista, seguida por uma segunda rajada no agonista. Um envelope linear é frequentemente conveniente (figura 6.17), pois minimiza a atividade basal de baixa amplitude que pode preceder o movimento. A análise "ocular traumática" (*"traumatic ocular" analysis*) permite ao pesquisador compreender mais rapidamente a dinâmica da resposta EMG. Além disso, se muitos testes são realizados nas mais diversas condições (com muitos sujeitos, em diversos dias ou outras condições de tratamento), pode-se observar a variabilidade da resposta plotando o desvio padrão da atividade de amplitude EMG em cada análise de ponto no tempo (por exemplo, figura 6.17*a*, gráfico do meio). Problemas que podem ocorrer durante o registro, como diafonia ou mau contato dos eletrodos, são prontamente identificáveis.

Pode-se apreciar a vantagem de computar e avaliar visualmente o envelope linear comparando a figura 6.17*b*, que plota o sinal EMG retificado, com o envelope linear visto na figura 6.17*a*. Existem alguns casos (o acidente vascular encefálico seria um exemplo) em que nenhum padrão de rajada trifásico pode ser observado e os músculos agonistas e antagonistas podem exibir um pouco de atividade coativada constante (figura 6.17*c*). Finalmente, uma vez que a distância entre eletrodos para músculos agonistas e antagonistas pode ser bastante pequena nesses tipos de experimentos, os pesquisadores que desejem avaliar a coordenação entre esses músculos precisam considerar constantemente a possibilidade de diafonia conduzida por volume, um exemplo visto na figura 6.17*d*. Aqui, uma porção do sinal do bíceps, que é ligeiramente deslocado no tempo (por causa de atrasos em condução de volume), pode ser observada no tríceps. Esse valor é o de um estudo de vários dias. Nesse sujeito, a atividade do tríceps em outros dias foi muito pequena durante a ativação do bíceps, emprestando credibilidade à conclusão de que a diafonia foi evidente durante essa sessão experimental.

PONTOS-CHAVE

- Movimentos muito rápidos, como os produzidos durante contrações balísticas, requerem atenção cuidadosa para registro EMG apropriado e procedimentos de análise.
- Para garantir a qualidade dos sinais EMG na ausência de artefato ou ruído, eletrodos precisam ser aplicados de modo a minimizar alterações na interface pele-eletrodo. Trançar os fios entre os eletrodos pode ser útil para reduzir o ruído na linha.
- Calcular a média das respostas ao longo de vários testes pode ser necessário para se obter uma confiabilidade adequada.
- Na condução de estudos envolvendo gravações agonistas-antagonistas, a seleção e a colocação cuidadosa do eletrodo é importante, e a análise precisa considerar a possibilidade de que a atividade conduzida por volume seja registrada como diafonia.

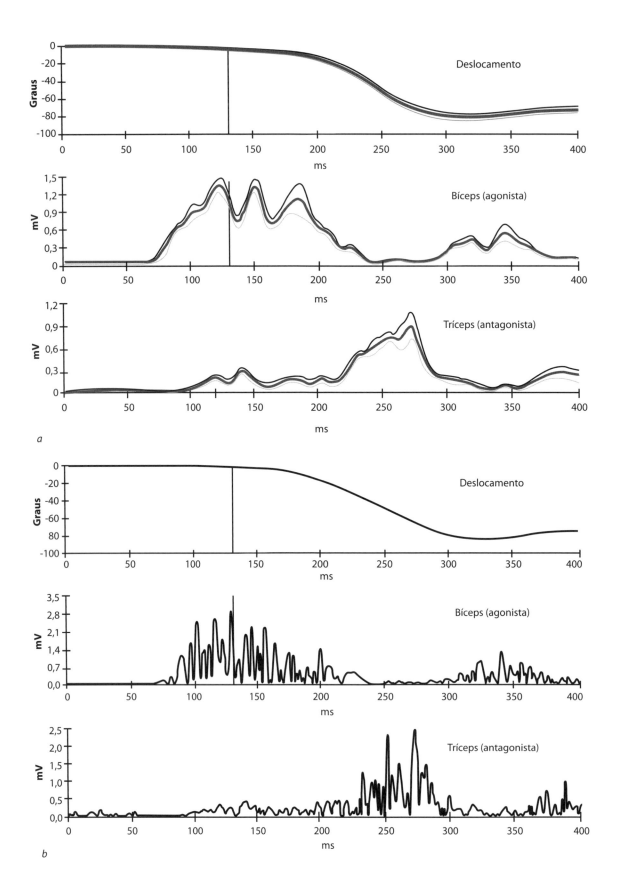

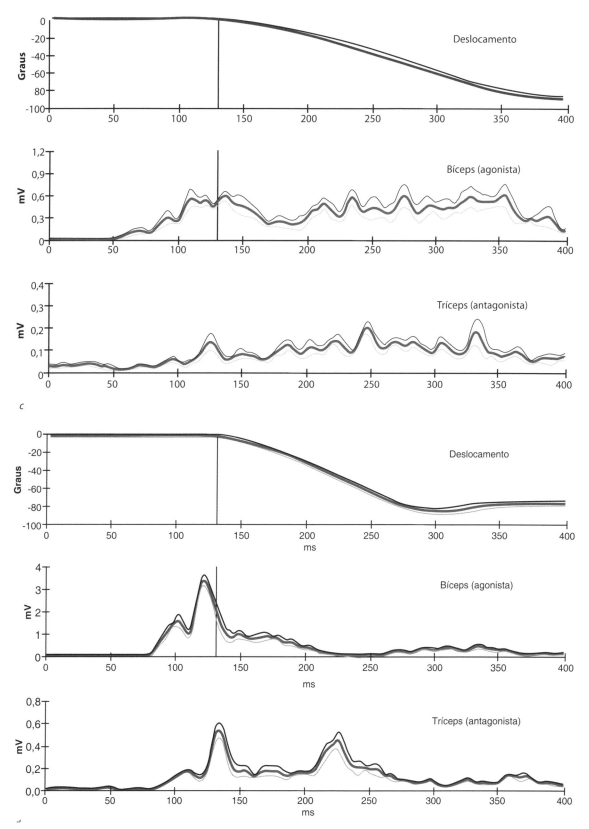

FIGURA 6.17 Envelopes lineares são um método apropriado para analisar as características da resposta EMG durante movimento rápido. (a) Um padrão normal de rajada trifásica. Para cada sinal, a linha média é o valor de amplitude linear médio, enquanto as linhas superiores e inferiores indicam o desvio padrão. (b) O sinal EMG retificado (como discutido no capítulo 4) dos mesmos dados, como em a. (c) Um exemplo no qual nenhum padrão EMG trifásico coordenado é evidente. (d) Um exemplo no qual a atividade do bíceps conduzida por volume é registrada como diafonia no tríceps.

Para Ler Mais

Fisher, M.A. 1992 AAEM minimonograph # 13. H Reflexes and F waves: physiology and clinical indications. *Muscle & Nerve* 15: 1223-3.

Kobayashi, M. e A. Pascual-Leone. 2003. Transcranial magnetic stimulation in neurology. *Lancet* 2: 145-56.

Perry, J. 1992. Dynamic Electromyography. In *Gait analysis: normal and pathological function*. Thorofare, NJ: Slack.

Rechtien, J.J., J.B.Gelblum, A. Haig, and A.J. Gitter. 1996. Technology assessment: dynamic electromyography in gait and motion analysis. *Muscle & Nerve* 19: 396-402.

Shiavi, R. 1985. Electromyographic patterns in adult locomotion: a comprehensive review. *Journal of Rehabilitation Research and Development* 22: 85-98.

Soderberg, G.L., and L. M. Knutson. 2000. A guide for use and interpretation of kinesiologic electromyographic data. *Physical Therapy* 80: 485-98.

Apêndice 2.1

Cálculo de Campos Elétricos

As fases de despolarização e repolarização do potencial de ação da fibra muscular constituem-se em um sistema discreto de carga positiva e negativa chamado *dipolo*. O dipolo cria um campo elétrico que é a soma vetorial de duas cargas distintas. Isso é conhecido como o princípio da superposição. Para mapear o campo elétrico em torno do dipolo, uma pequena carga positiva ($+q_0$) pode ser colocada em diferentes pontos na proximidade em torno do dipolo. O resultado final em cada ponto no espaço é simplesmente a soma das duas cargas individuais, determinadas separadamente. Um exemplo é fornecido aqui para permitir ao leitor compreender como os campos elétricos são construídos à medida que formam a base do potencial registrado no eletrodo. Não se pretende, com isso necessariamente trazer um exemplo fisiologicamente relevante, mas dar uma ideia da mecânica desses cálculos.

Considere duas cargas iguais e opostas que são de 50 µC em magnitude, colocadas a 0,50 m de distância. O objetivo é calcular o campo elétrico na posição A, que é de 0,30 m diretamente acima de $+Q_2$. O sistema físico é descrito na figura 2.1.1. O campo elétrico na posição A, por causa de $-Q_1$, é um vetor que tem componentes x e y. O mesmo é verdadeiro para o campo elétrico na posição A, em razão de $+Q_2$. Os componentes x e y dos campos elétricos, por causa de $-Q_1$ e $+Q_2$ na posição A, devem ser primeiro resolvidos separadamente. A soma dos vetores nas direções x e y é, então, usada para calcular a magnitude e a direção resultantes do campo elétrico na posição A (E_A). Lembre-se de que a equação para o campo elétrico é

$$E = \frac{F}{q_0}$$

Expandindo para a lei de Coulomb:

$$E = k \frac{q_0 Q}{r^2} \cdot \frac{1}{q_0}$$

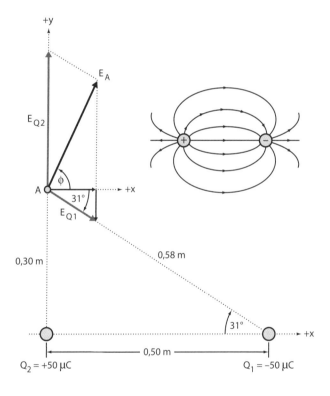

FIGURA 2.1.1 Cálculo do campo de dipolo elétrico num único ponto no espaço (posição A). A inserção ilustra linhas de campo elétrico para o dipolo. Para construir as linhas, muitos pontos diferentes no espaço são avaliados e as cabeças do vetor (*vector heads*) do campo elétrico, ligadas.

A equação se simplifica para que o campo elétrico dependa somente da magnitude da carga Q, produzindo o campo e a distância radial r:

$$E = k\frac{Q}{r^2}$$

Deve ser reconhecido que os pontos entre $-Q_1$, $+Q_2$ e a posição A formam um triângulo retângulo, de modo que o ângulo projetando de $-Q_1$ para a posição A é

$$\theta = \tan^{-1}\left(\frac{0{,}30\text{ m}}{0{,}50\text{ m}}\right) = 31°$$

A hipotenusa do sistema também é a distância radial (r_1) entre Q_1 e a posição A:

$$r_1 = \sqrt{0{,}30^2 + 0{,}50^2} = 0{,}583 \text{ m}$$

O campo elétrico na posição A, causado pela carga $-Q_1$, é:

$$E_{Q1} = k\frac{Q_1}{r_1^2} = 9{,}0\times10^9\,\frac{\text{Nm}^2}{\text{C}^2}\times\frac{50\times10^{-6}\text{C}}{(0{,}58\text{ m})^2} = 1{,}34\times10^6\,\frac{\text{N}}{\text{C}}$$

Esse vetor atua num ângulo de 31° em relação à horizontal, de modo que possa ser resolvido nos componentes x e y. O componente x é positivo, e o componente y é negativo:

$$E_{Q1_x} = 1{,}34\times10^6\,\frac{\text{N}}{\text{C}}\times\cos(31°) = 1{,}15\times10^6\,\frac{\text{N}}{\text{C}}$$

$$E_{Q1_y} = -\left(1{,}34\times10^6\,\frac{\text{N}}{\text{C}}\times\text{sen}(31°)\right) = -6{,}90\times10^5\,\frac{\text{N}}{\text{C}}$$

O campo elétrico na posição A causado pela carga $+Q_2$:

$$E_{Q2} = k\frac{Q_2}{r_2^2} = 9{,}0\times10^9\,\frac{\text{Nm}^2}{\text{C}^2}\times\frac{50\times10^{-6}\text{C}}{(0{,}30\text{ m})^2} = 5{,}00\times10^6\,\frac{\text{N}}{\text{C}}$$

Esse vetor atua ao longo do eixo y no que diz respeito à posição A, logo, não existe componente x e a magnitude plena é, então, dada ao longo do eixo y positivo.

$$E_{Q2_x} = 0$$

$$E_{Q2_y} = 5{,}00\times10^5\,\frac{\text{N}}{\text{C}}$$

Somando os componentes x e y dos campos elétricos causados pelas duas cargas:

$$\sum E_x = E_{Q1_x} + E_{Q2_x} = 1{,}15\times10^6\,\frac{\text{N}}{\text{C}}$$

$$\sum E_y = E_{Q1_y} + E_{Q2_y} = 4{,}31\times10^6\,\frac{\text{N}}{\text{C}}$$

A magnitude e a direção do campo elétrico na posição A, causadas pelas duas cargas, são:

$$E_A = \sqrt{\left(\sum E_x\right)^2 + \left(\sum E_y\right)^2} = 4,46 \times 10^6 \frac{N}{C}$$

$$\phi = \tan^{-1}\left(\frac{\sum E_y}{\sum E_x}\right) = 75,1°$$

Dessa forma, a magnitude do campo elétrico na posição A é 4,46 × 106 N/C e atua num ângulo de 75,1° relativo à horizontal. A inserção da figura 2.1.1 ilustra que as linhas do campo elétrico são construídas pela avaliação de muitas posições diferentes em torno das duas cargas, conectando as cabeças do vetor (*vector heads*) e apontando na direção do campo.

Apêndice 2.2

Cálculo do Potencial Elétrico em um Ponto

O exemplo a seguir ilustra como um potencial elétrico num ponto específico é calculado por causa de um dipolo. O potencial elétrico é aquele gravado por um único eletrodo. A fórmula usada no cálculo é baseada no sistema físico descrito na figura 2.2.1. O ponto de partida é determinar o potencial elétrico num ponto específico (r_a), em razão de uma carga única $(+Q)$. Isso é conseguido usando uma carga muito menor $(+q_0)$. Uma vez que apenas as diferenças em potencial elétrico entre dois pontos podem ser fisicamente medidas, um segundo ponto deve ser selecionado para servir como referência. Por convenção, esse ponto é localizado infinitamente distante $(r_b = \infty)$ de $+Q$ e selecionado de modo que o potencial de referência seja zero $(V_b = 0)$. Isso é análogo à carga de teste positiva $(+q_0)$ que repousa sobre a placa negativamente carregada, na qual já não se tem energia potencial (ver figura 2.3, p. 21). Assim, a mudança em energia potencial elétrica quando $+q_0$ move-se de r_b a r_a é igual ao valor negativo do trabalho realizado pelo campo elétrico, se $+q_0$ for livre para se mover naturalmente a partir de pontos r_a para r_b.

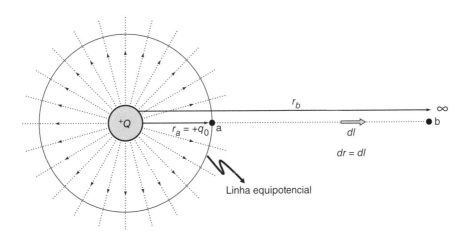

FIGURA 2.2.1 Uma carga pontual positiva $(+Q)$ produz um campo elétrico, representado pelas linhas pontilhadas e estendendo-se radialmente de $+Q$. O potencial elétrico (V) num ponto a é determinado pela movimentação de uma carga de teste positiva muito menor $+q_0$ $(Q >> q_0)$ do ponto a ao b (∞). A integração ocorre a partir do ponto a para b, onde dl é um deslocamento infinitesimal ao longo da linha do campo. O círculo (linha sólida) tem um raio r_a, que constitui uma linha equipotencial que passa através do ponto a.

Se a expressão para diferença de potencial (V_{ba}) é multiplicada por q_0, o resultado é um retorno à diferença em energia potencial elétrica (U_{ba}) entre dois pontos: $\Delta U_{ba} = -\Delta W_{ba}$. Onde dl é um incremento infinitesimal no deslocamento dentro de um campo não uniforme em torno de uma carga pontual

$$U_b - U_a = -\int_a^b F \cdot dl$$

Sabendo que $V = U / q_0$ e $E = F / q_0$, podemos dividir a expressão por q_0 e obter uma relação entre campo elétrico e diferença de potencial:

$$V_b - V_a = -\int_a^b E \cdot dl$$

A fórmula pode ser expandida, se lembrarmos do seguinte:

$$E = k\frac{Q}{r^2}$$

Nesse ponto, podemos nos aprofundar na constante de proporcionalidade definida em coulomb:

$$k = \frac{1}{4\pi\varepsilon_0}$$

onde ε_0 é a permissividade de vácuo ($\varepsilon_0 \approx 8{,}85 \cdot 10^{-12} C^2/Nm^2$). A permissividade de vácuo é uma medida de quantas cargas podem afetar uma a outra num meio que, nesse caso, é ao ar livre.

A distância entre as duas cargas é expressa como uma distância radial quando estamos trabalhando com o campo elétrico (E). O deslocamento infinitesimal dl entre a e b pode ser substituído pelo deslocamento radial infinitesimal equivalente (dr) entre r_a e r_b:

$$V_b - V_a = -\int_a^b \frac{1}{4\pi\varepsilon_0}\frac{Q}{r^2} \cdot dr$$

Movendo a constante para fora do integrando,

$$V_b - V_a = -\frac{Q}{4\pi\varepsilon_0}\int_a^b \frac{1}{r^2} \cdot dr$$

$$V_b - V_a = -\frac{Q}{4\pi\varepsilon_0} \cdot \left[-\frac{1}{r}\right]_{r_a}^{r_b}$$

$$V_b - V_a = -\frac{1}{4\pi\varepsilon_0} \cdot \left[\frac{Q}{r_b} - \frac{Q}{r_a}\right]$$

A uma distância radial infinitamente distante da carga pontual ($r_b = \infty$), o potencial elétrico nesse ponto é ($V_b = 0$), e o termo dentro dos colchetes que inclui (r_b) torna-se infinitesimalmente pequeno. Então, multiplicando ambos os lados por (-1), o potencial elétrico causado por uma carga pontual é

$$V_a = \frac{1}{4\pi\varepsilon_0}\frac{Q}{r_a}$$

Assim, existe uma relação íntima entre o campo elétrico (*E*) e o potencial (*V*). O potencial elétrico é exatamente o mesmo para qualquer posição ao redor da carga (+*Q*), e a distância radial (*r*) permanece constante. A razão é que a força do campo elétrico depende da distância (*r*) da carga (+*Q*). O potencial elétrico reflete a quantidade de trabalho necessária para trazer uma pequena carga (q_0) de um ponto infinitamente distante a um mais próximo no campo elétrico, o que se torna mais difícil de fazer quando o campo oposto se torna mais forte, mais próximo da carga (+*Q*). Para qualquer local que tenha a mesma distância radial (*r*) da carga (+*Q*), o potencial elétrico é o mesmo e constitui uma linha equipotencial (figura 2.2.1).

Temos sido levados a utilizar o princípio de superposição para calcular o potencial num determinado ponto (*P*) no espaço,

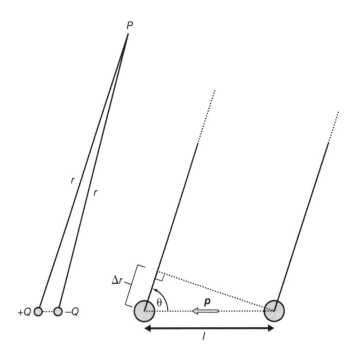

FIGURA 2.2.2 Potencial elétrico (*V*) num ponto (*P*) no espaço causado por um dipolo.

longe de um dipolo elétrico. Nesse caso, o ponto (*P*) pode ser chamado de eletrodo pontual sem área de superfície real. O sistema físico é descrito na figura 2.2.2. Ainda temos que escolher um ponto de referência que é infinitamente distante da fonte do dipolo, onde ($r_b = \infty$) e ($V_b = 0$). A equação básica é extraída do exemplo anterior, exceto pelo fato de que o potencial elétrico em P segue o princípio da superposição, que é a simples soma dos potenciais associados com as duas cargas:

$$V = \sum_{i=1}^{2} V_i = V_{(+)} + V_{(-)}$$

$$V = \frac{1}{4\pi\varepsilon_0}\frac{+Q}{r} + \frac{1}{4\pi\varepsilon_0}\frac{-Q}{r}$$

$$V = \frac{Q}{4\pi\varepsilon_0}\left(\frac{1}{r} - \frac{1}{r + \Delta r}\right)$$

Simplificando por um denominador comum:

$$V = \frac{Q}{4\pi\varepsilon_0} - \frac{Q}{4\pi\varepsilon_0(r+\Delta r)} = \frac{Q(r+\Delta r) - Qr}{4\pi\varepsilon_0(r+\Delta r)}$$

$$V = \frac{Q\Delta r}{4\pi\varepsilon_0 r(r+\Delta r)}$$

Lembre-se de que o eletrodo pontual está muito longe da fonte do dipolo. Como resultado, a distância do dipolo é muito maior do que a distância entre duas cargas ($r \gg l$). Há duas consequências importantes disso: primeiro, o dipolo pode formar a base de um triângulo retângulo, onde $\Delta r \approx l \cos\theta$ (figura 2.2.2); segundo, a distância *r* é tão grande que Δr é insignificante em comparação, podendo, portanto, ser extraída do denominador:

$$V = \frac{Ql\cos\theta}{4\pi\varepsilon_0 r^2}$$

$$V = \frac{1}{4\pi\varepsilon_0}\frac{\vec{p}\cos\theta}{r^2}$$

A quantidade (*Ql*) é chamada de momento de dipolo. O momento de dipolo pode ser representado pelo vetor $\vec{p}$, cuja magnitude é dada por $|\vec{p}|=Ql$ e cuja direção aponta de -*Q* para +*Q*. Essa fórmula é usada extensivamente em engenharia biomédica, pois, numa escala anatômica, a distância entre as cargas do dipolo (ou seja, despolarização e repolarização do potencial de ação) é muito pequena em relação à distância entre o dipolo em si e o eletrodo pontual (Geddes e Baker, 1968).

Uma aplicação fisiológica da equação anterior é baseada no registro do potencial de ação de uma fibra muscular única dentro de um pequeno tanque cheio de fluido extracelular. Os dados fisiológicos seguintes foram usados com a fórmula do dipolo (Boyd et al., 1978; Fuglevand et al., 1992). A magnitude de cada carga sobre a fibra muscular é de 388 nanocoulombs (nC = 10^{-9} C). As cargas estão distantes 0,5 mm sobre a fibra muscular. É possível, então, que um eletrodo pontual sonde o meio externo 360° em torno do dipolo em distâncias radiais fixas, variando de 1 a 2 mm em incrementos de 0,05 milímetros. A condutividade do fluido extracelular (2,44 $\Omega\cdot m^{-1}$) substitui a permissividade do vácuo (ε_0) na constante de proporcionalidade (*k*). Lembre-se de que a condutividade é a recíproca da resistência e reflete o quão bem a corrente flui por um meio.

A figura 2.2.3 mostra uma série de linhas equipotenciais. Cada linha equipotencial corresponde a uma distância de eletrodo radial diferente, mapeada 360° em torno do dipolo.

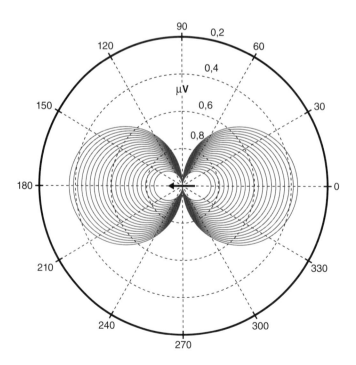

FIGURA 2.2.3 Linhas equipotenciais para um dipolo. O vetor momento de dipolo $|\vec{p}|$ descrito no centro da figura aponta de -*Q* a +*Q*.

O potencial elétrico mais forte está ao longo do eixo dipolar porque uma ou outra carga pode dominar a soma. O potencial elétrico vai para zero no meio do dipolo porque as cargas positivas e negativas têm contribuições iguais. A maior linha equipotencial está associada à menor distância radial de eletrodo (1 mm). Cada incremento de 0,05 mm em distância radial de eletrodo resulta numa diminuição da magnitude das linhas equipotenciais. A linha equipotencial com a menor magnitude está associada à distância radial de eletrodo mais distante (2 mm).

Apêndice 2.3

Circuitos Elétricos

Capacitores

Considere dois capacitores dispostos em série (15 e 5 µF) e um terceiro (10 µF) colocado em paralelo com os outros dois. Os três estão ligados a uma bateria de 120 V (figura 2.3.1). Um exemplo prático é fornecido para determinar o seguinte: (a) a capacitância equivalente do circuito, (b) a carga sobre cada capacitor e (c) a voltagem no capacitor de 15 µF. O primeiro passo é reduzir os capacitores em série a um único equivalente:

$$\frac{1}{C_{2,3}} = \frac{1}{C_2} + \frac{1}{C_3}$$

$$C_{2,3} = \frac{C_2 C_3}{C_2 + C_3} = \frac{15\ \mu F \times 5\ \mu F}{15\ \mu F + 5\ \mu F} = 3{,}75\ \mu F$$

O problema agora pode ser tratado como capacitores conectados em paralelo. O único equivalente para capacitores em paralelo é $C_{eq} = C_1 + C_{2,3} = 13{,}75\ \mu F$. A carga total deve ser calculada em primeiro lugar para determinar como ela é aplicada através do circuito: $Q = C_{eq} V = 1{,}650\ \mu C$.

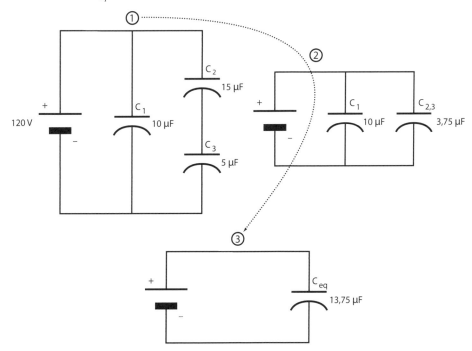

FIGURA 2.3.1 As etapas para encontrar um único circuito equivalente para ambos os arranjos em série e em paralelo de capacitores.

Uma vez que ambas as placas do primeiro capacitor são conectadas diretamente na bateria, os outros dois capacitores têm a carga restante. A carga sobre o primeiro capacitor é $Q_1 = C_1 V = 1.200$ μC. A carga restante para os outros dois capacitores é $Q - Q_1 = 450$ μC. Como uma verificação cruzada, se a voltagem é aplicada ao único equivalente, $Q_{2,3} = C_{2,3} V = 450$ μC. A voltagem no capacitor 15 μF é $V_2 = Q_2 / C_2 = 30$ V. A queda de voltagem restante é de 90 V através do capacitor 5 μF porque o arranjo em série $V = V_1 + V_2$ e a voltagem total é 120 V.

Resistores

Considere o circuito elétrico representado na figura 2.3.2, que é um resistor ($R_1 = 5\ \Omega$) em série com dois resistores em paralelo ($R_2 = 15\ \Omega$ e $R_3 = 10\ \Omega$). Encontre a resistência equivalente e determine o fluxo de corrente total se a fonte for uma bateria de 12 V. Em seguida, determine a corrente e a diferença de potencial em cada resistor. O primeiro passo é simplificar o sistema paralelo para determinar o resistor equivalente para R_2 e R_3:

$$\frac{1}{R_{2,3}} = \frac{1}{R_2} + \frac{1}{R_3}$$

$$R_{2,3} = \frac{R_2 R_3}{R_2 + R_3} = \frac{15\ \Omega \times 10\ \Omega}{15\ \Omega + 10\ \Omega} = 6\ \Omega$$

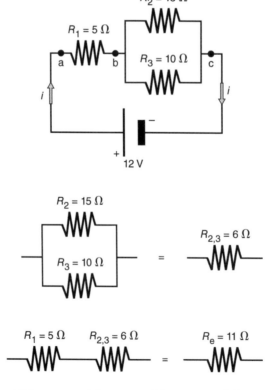

FIGURA 2.3.2 Circuito elétrico com resistores em série e em paralelo.

O segundo passo é considerar o primeiro resistor (R_1) como em série com o resistor equivalente ($R_{2,3}$):

$$R_e = R_1 + R_{2,3} = 5\ \Omega + 6\ \Omega = 11\ \Omega$$

O primeiro resistor recebe a corrente total (i) em todo o circuito:

$$i_1 = \frac{V}{R} = \frac{12\ \text{V}}{11\ \Omega} = 1,1\ \text{A}$$

Para encontrar a corrente e a diferença de potencial (queda de voltagem) sobre cada resistor, devemos primeiro determinar a diferença de potencial em R_1 porque a corrente (i_1) que passa por R_1 é dividida pelo sistema paralelo (R_2 e R_3). A diferença de potencial (V_{ab}) por R_1 é

$$V_{ab} = i_1 R_1 = 1,1\ \text{A} \times 5\ \Omega = 5,5\ \text{V}$$

A voltagem restante (12,0 V - 5,5 V = 6,5 V), em seguida, é aplicada pelo sistema paralelo. Uma vez que R_2 e R_3 estão em paralelo, eles têm a mesma diferença de potencial (V_{bc} = 6,5 V). A corrente nos resistores, portanto, é

$$i_2 = \frac{V_{bc}}{R_2} = \frac{6,5\ \text{V}}{15\ \Omega} = 0,43\ \text{A}$$

$$i_3 = \frac{V_{bc}}{R_3} = \frac{6,5\ \text{V}}{10\ \Omega} = 0,65\ \text{A}$$

Tal como uma verificação cruzada, a corrente que passa pelos resistores no sistema paralelo é acrescentada à corrente total (1,1 A).

Apêndice 2.4

Carregamento de um Capacitor Usando um Resistor

As equações que descrevem o curso do tempo de mudanças em carga sobre as placas do capacitor $q(t)$, a diferença de potencial no capacitor $V_c(t)$ e a corrente no circuito $i(t)$ são utilizadas extensivamente em instrumentação e processamento de sinal. Uma derivação das equações é incluída para facilitar sua compreensão. A abordagem segue os mesmos princípios usados para resolver problemas de equilíbrio estático em mecânica, em que as forças devem se igualar a zero. De acordo com a lei de conservação de energia, as alterações em potencial dentro de um circuito fechado devem se igualar a zero. Isso também é conhecido como Lei das Correntes de Kirchhoff para circuitos elétricos. A diferença de potencial fornecida pela fonte (ε) conduzindo cargas para dentro do circuito é igual à soma de queda de potencial através do resistor ($V_R = iR$) e ao capacitor ($V_c = q/C$), de modo que

$$\sum \Delta V = 0$$

$$\varepsilon - iR - \frac{q}{C} = 0$$

Ambos i e q são relacionados por meio da equação $i = dq/dt$. O objetivo das etapas algébricas a seguir é substituir por i e reorganizar a fórmula para obter uma expressão para carga (q) como uma função do tempo:

$$\varepsilon = R\frac{dq}{dt} + \frac{q}{C}$$

$$-R\frac{dq}{dt} = \frac{q}{C} - \varepsilon$$

$$-R\frac{dq}{dt} = \frac{q - C\varepsilon}{C}$$

$$-\frac{dq}{dt} = \frac{q - C\varepsilon}{C} \cdot \frac{1}{R}$$

$$-\frac{dq}{dt} = \frac{q - C\varepsilon}{RC}$$

$$dq(RC) = -dt(q - C\varepsilon)$$

$$\frac{dq}{q - C\varepsilon} = -\frac{dt}{RC}$$

Integrar para resolver a equação diferencial:

$$\int_0^q \frac{dq}{q-C\mathcal{E}} = -\int_0^t \frac{dt}{RC}$$

$$\int_0^q \frac{dq}{q-C\mathcal{E}} dq = -\frac{dt}{RC} \int_0^t dt$$

$$\ln(q-C\mathcal{E}) = -\frac{t}{RC} + K$$

A constante de integração (K) pode ser avaliada utilizando condições iniciais ($t = 0$ e $q = 0$) no momento antes de o interruptor fechar: $K = \ln(-C\mathcal{E})$. Substituindo de volta na equação original:

$$\ln(q-C\mathcal{E}) = -\frac{t}{RC} + \ln(-C\mathcal{E})$$

$$\ln(q-C\mathcal{E}) - \ln(-C\mathcal{E}) = -\frac{t}{RC}$$

Usando as regras básicas de log:

$$\ln\left(\frac{q-C\mathcal{E}}{-C\mathcal{E}}\right) = -\frac{t}{RC}$$

$$\ln\left(-\frac{q}{C\mathcal{E}} + \frac{-C\mathcal{E}}{-C\mathcal{E}}\right) = -\frac{t}{RC}$$

$$\ln\left(1 - \frac{q}{C\mathcal{E}}\right) = -\frac{t}{RC}$$

Tome o expoente de ambos os lados para remover o log e continue a simplificar e resolver para q:

$$1 - \frac{q}{C\mathcal{E}} = e^{-\frac{t}{RC}}$$

$$1 - e^{-\frac{t}{RC}} = \frac{q}{C\mathcal{E}}$$

$$\frac{1 - e^{-\frac{t}{RC}}}{\frac{1}{C\mathcal{E}}} = q$$

$$\left(1 - e^{-\frac{t}{RC}}\right) C\mathcal{E} = q$$

$$q = C\mathcal{E}\left(1 - e^{-\frac{t}{RC}}\right)$$

A carga como uma função do tempo é, então,

$$q(t) = C\mathcal{E}\left(1 - e^{-\frac{t}{RC}}\right)$$

O curso de tempo da corrente *i(t)* pode ser obtido por diferenciação com relação à carga:

$$i = \frac{dq}{dt}$$

$$i = \frac{d}{dt}\left\{C\varepsilon\left(1 - e^{-\frac{t}{RC}}\right)\right\}$$

Aplicando a regra da cadeia para diferenciar funções compostas:

$$i = C\varepsilon\left(-e^{-\frac{t}{RC}}\right)\left(-\frac{1}{RC}\right)$$

$$i = \frac{\varepsilon}{R}e^{-\frac{t}{RC}}$$

A corrente como uma função do tempo é, então,

$$i(t) = \frac{\varepsilon}{R}e^{-\frac{t}{RC}}$$

Descarregando um Capacitor Usando um Resistor

Nessa situação, o capacitor serve como uma fonte *não renovável*. Ou seja, o capacitor totalmente carregado é semelhante a uma bateria sem uma força eletromotriz para manter uma diferença de potencial e fluxo de corrente através do circuito. Na ausência de uma bateria de (ε = 0), o curso do tempo de *q(t)* pode ser obtido de modo semelhante, como anteriormente descrito:

$$\sum \Delta V = 0$$

$$-\frac{q}{C} - iR = 0$$

$$-\frac{q}{C} - R\frac{dq}{dt} = 0$$

$$-R\frac{dq}{dt} = \frac{q}{C}$$

$$\frac{dq}{q} = -\frac{1}{RC}dt$$

Resolver a equação diferencial, integrando a partir das condições iniciais nas quais no momento (*t* = 0) a carga sobre o capacitor é *q* = *Q*, onde *Q* é o valor máximo:

$$\int_Q^q \frac{1}{q}dt = -\frac{1}{RC}\int_0^t dt$$

$$\left[\ln(q)\right]_Q^q = \left[-\frac{1}{RC}t\right]_0^t$$

$$\ln(q) - \ln(Q) = -\frac{1}{RC}t - 0$$

$$\ln\left(\frac{q}{Q}\right) = -\frac{t}{RC}$$

$$\frac{q}{Q} = e^{-\frac{t}{RC}}$$

$$q = Qe^{-\frac{t}{RC}}$$

A carga em função do tempo é, então,

$$q(t) = Qe^{-\frac{t}{RC}}$$

O mesmo vale também para $i(t)$ enquanto o capacitor está descarregando. Como antes, a relação para $i(t)$ pode ser obtida por diferenciação com relação à carga:

$$i = \frac{dq}{dt}$$

$$i = \frac{d}{dt}\left(Qe^{-\frac{t}{RC}}\right) = Q\left(e^{-\frac{t}{RC}}\right)\left(-\frac{1}{RC}\right)$$

$$i = -\frac{Q}{RC}e^{-\frac{t}{RC}}$$

A corrente como uma função do tempo é, então,

$$i(t) = -\frac{Q}{RC}e^{-\frac{t}{RC}}$$

Apêndice 2.5

A Fibra Muscular como um Circuito RC

A resistividade do mioplasma (ρ_m) e a resistência da membrana da fibra (R_m) são expressas por comprimento unitário ($\Omega \cdot$ cm) porque diminuem ao longo do comprimento da fibra quando mais canais estão disponíveis para a corrente escapar. Da mesma forma, a capacitância da membrana (C_m) é expressa por área unitária (F $\cdot$ cm^2). Os valores fisiológicos para as propriedades elétricas do músculo adutor magno do sapo são tiradas de Katz (1948) para ilustrar as propriedades resistivas e capacitivas das fibras musculares. A resistividade do mioplasma é $\rho_m = 176\ \Omega \cdot$ cm; a capacitância da membrana da fibra muscular é $C_m = 6\ \mu F \cdot$ cm^2; a resistência da membrana da fibra muscular é $R_m = 1500\ \Omega \cdot$ cm^2; e o raio (a) da fibra muscular é 75 μm.

A resistência axial de 1 cm de fibra muscular é determinada não só por seu comprimento (l), mas também por sua área de seção transversal (πa^2) e a resistividade do comprimento por unidade do mioplasma (ρ_m). O comprimento da fibra muscular ($l = 1$ cm) foi selecionado por conveniência:

$$R = \rho_m \left(\frac{l}{A} \right)$$

$$R = \frac{\rho_m l}{\pi a^2} = \frac{(176\ \Omega \cdot \text{cm})(1\ \text{cm})}{\pi \left(75 \times 10^{-4}\ \text{cm} \right)^2} = 9{,}96 \times 10^5\ \Omega$$

Essa resistência é muito grande. Para fornecer um quadro de referência, a resistência para um cabo de extensão de uso doméstico típico (com as mesmas dimensões, feito de fio de cobre) é $4{,}1 \cdot 10^{-5}\ \Omega$. A resistência do fio de cobre é tão pequena que é considerada insignificante em comparação com a dos elementos do resistor real dentro do circuito, sendo ignorada em problemas de circuito.

As mesmas etapas são usadas para determinar a resistência radial da membrana para a corrente de fuga *(R')* ao longo de um comprimento específico ($l = 1$ cm) da fibra muscular. A área de superfície *(2πrl)* do comprimento do segmento específico deve estar relacionada com a resistência à corrente de fuga por área de superfície unitária do músculo (R_m):

$$R' = \frac{R_m}{2\pi a l} = \frac{1500\ \Omega \cdot \text{cm}^2}{2\pi \left(75 \times 10^{-4}\ \text{cm} \right) 1\ \text{cm}} = 3{,}18 \times 10^4\ \Omega$$

O resultado indica que a resistência na direção radial é de apenas 3% daquela na direção axial. Isso significa que a maior parte da corrente foge pela membrana para o fluido intersticial dentro de um segmento de 1 cm da fibra muscular.

Uma quantidade fundamental em eletrofisiologia é a *constante de comprimento* (λ). Trata-se do comprimento do segmento em que as resistências axiais e radiais são iguais. Em distâncias maiores que λ, a resistência axial é maior do que a resistência radial, e a maior parte da corrente escapa pela membrana. Valores típicos para axônios mielinizados e não mielinizados são 0,05 e 0,7 cm, respectivamente. Usando o parâmetro de espaço (λ) em vez de um comprimento arbitrário (λ), podemos encontrar uma solução para o comprimento no qual as duas resistências são iguais para o adutor magno do sapo:

$$\frac{\rho_m \lambda}{\pi a^2} = \frac{R_m}{2\pi a \lambda}$$

$$\lambda = \sqrt{\frac{R_m a}{2\rho_m}}$$

$$\lambda = \sqrt{\frac{1500 \, \Omega \cdot cm^2 \times 75 \times 10^{-4} \, cm}{2 \times 176 \, \Omega \cdot cm}} = 0,179 \, cm$$

A membrana da fibra muscular é muito fina em relação ao seu comprimento, portanto, basicamente parece plana sobre uma seção muito curta. Assim, o interior e o exterior da membrana podem ser tratados da mesma maneira como duas placas planas em que a capacitância é proporcional à área de superfície. Precisamos conhecer a capacitância por área unitária da membrana (C_m) para determinar seu valor ao longo de um segmento de 1 cm de fibra muscular com área de superfície ($2\pi a l$):

$C = C_m(2\pi a l)$

$C = 6 \times 10^{-6} F \cdot cm^2 (2\pi \, 75 \times 10^{-4} \, cm \times 1 \, cm)$

$C = 283 \times 10^{-6} F = 283 \, pF$

A capacitância é também uma função da distância (d) entre placas. No caso das fibras musculares, isso é determinado pela distância entre o fluido intersticial e o mioplasma (veja a figura 2.13, p. 43).

As funções resistivas e capacitivas da membrana muscular fornecem uma representação da fibra como um circuito RC (figura 2.5.1). A unidade de circuito básica inclui dois resistores; um resistor representa resistência axial ao fluxo de corrente pelo mioplasma *(R)*, e o outro representa resistência radial à corrente de fuga (*leakage current*) pela membrana (*R'*). A capacitância da membrana (*C*) e a resistência de fuga (*R'*) estão em paralelo uma com a outra e, juntas, representam a função da membrana da fibra muscular. A força eletromotriz (ε) é um estímulo aplicado que resulta na movimentação de cargas positivas dentro do mioplasma. Todo o comprimento da fibra muscular é, então, representado como uma série de circuitos RC ligados entre si.

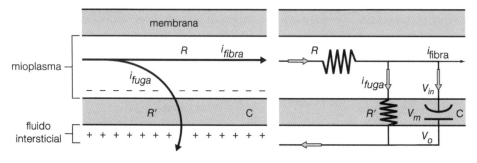

FIGURA 2.5.1 A fibra muscular é modelada como um circuito RC. Todo o comprimento da fibra muscular é, então, uma série de circuitos RC ligados juntos. Cada potencial transmembrana sucessivo (V_m) inclui os efeitos resistivos e capacitivos do circuito precedente através do qual a força eletromotriz deve percorrer. Portanto, existe um declínio progressivo na taxa de aumento do potencial transmembrana e no seu valor máximo.

Reproduzido com permissão de John Wiley & Sons, Inc., de J.W.Kane e M.M. Sternheim, 1984, *Physics*, 2. ed. (New York: Wiley), p. 369.

A força eletromotriz (ε) é um estímulo elétrico *sublimiar* aplicado à membrana para causar uma mudança no potencial transmembrana (V_m). Esse potencial é a diferença entre o potencial elétrico dentro e fora da membrana, e corresponde à diferença de potencial através do capacitor no circuito RC. Assim, uma vez que o interruptor fecha sobre o primeiro circuito (o estímulo é aplicado), a diferença de potencial através da membrana (V_m) vai aumentar gradualmente a 63% de sua carga máxima dentro de τ = RC. Cada unidade de circuito RC sucessiva está mais distante do estímulo e, portanto, inclui os resistores e o capacitor de cada unidade RC anterior em série. Como resultado, a taxa de aumento em potencial transmembrana (V_m) é atenuada com cada unidade de circuito RC adicional e leva cada vez mais tempo para chegar a 63% da carga máxima.

O resistor de fuga (R'), finalmente, afeta o potencial máximo (V_m) através do capacitor da membrana (C). A corrente que deixa o primeiro resistor R é dividida no sistema paralelo entre R' e C. Uma parte da corrente total está no caminho entre R e R'. A carga e a diferença de potencial resultante através do capacitor (V_m) nunca atingem o máximo previsto num circuito RC simples por causa de R'. A queda de potencial através de R e o potencial final através de C são menores do que a força eletromotriz (ε). A corrente de fuga R' resulta numa diminuição constante na diferença de potencial máximo (V_m) através do capacitor de cada par RC adicional. Esse processo continua ao longo da fibra até que a corrente seja completamente dissipada.

A velocidade de condução dos potenciais de ação depende de quão rapidamente a membrana pode ser levada ao limiar, e quão à frente da região ativa a membrana pode ser levada ao limiar pela propagação passiva de cargas positivas. A taxa na qual a membrana pode ser levada ao limiar depende da constante de tempo do RC da membrana (τ = RC). Quanto menor a constante de tempo RC, mais rapidamente a membrana irá despolarizar ao limiar e facilitar a condução. O comprimento da zona que lidera o movimento da corrente despolarizante depende da constante de comprimento (λ). A fórmula para a constante de comprimento (λ) mostra que o comprimento em que R e R' são iguais aumenta com a raiz quadrada do diâmetro ($a^{1/2}$).

Fibras musculares maiores têm uma constante de comprimento maior, o que significa que a corrente despolarizante fluirá adiante, passivamente. Em última análise, isso ocorre porque existe uma diminuição na resistência axial associada a um aumento em diâmetro da fibra. A distância ao longo da fibra muscular na qual o potencial cai para 37% do seu valor máximo também aumenta. O significado do valor 37% deve ser familiar da constante de tempo RC. O potencial de ação tem uma maior extensão à frente (ou *leading edge*), o que traz a área de membrana mais à frente do dipolo itinerante (*traveling dipole*), mais perto do limiar (veja figura 2.5, p. 26). A área da membrana despolarizará mais rapidamente, diminuindo a constante de tempo RC. O resultado é um aumento global na velocidade de condução, com um aumento no tamanho da fibra muscular.

Apêndice 3.1

Efeitos da Extremidade Músculo-Tendão

O PAFM pode ser representado como um quadripolo (+ - - +). Este é usado para construir dois dipolos adjacentes (figura 3.1.1). O meio da porção negativa do PAFM é dividido em dois, com cada porção representada como um dreno de corrente (*current sink*) separado. O dreno de corrente para a primeira metade da negatividade e a fonte de corrente fraca da despolarização passiva são o dipolo líder (DL). O dreno de corrente para a segunda metade da negatividade e a fonte de corrente forte de repolarização constituem o dipolo seguidor (DS) (Dumitru, 2000; Lateva e McGill, 2001; Dimitrova e Dimitrov, 2003).

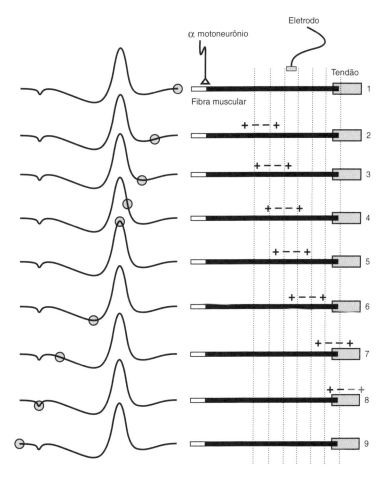

FIGURA 3.1.1 O potencial de ação da fibra muscular (PAFM) (painéis à esquerda) e o dipolo itinerante (painéis à direita). O círculo sobre o PAFM mostra o potencial registrado no eletrodo por causa do quadripolo itinerante. A convenção para polaridade do PAFM é positiva abaixo da horizontal e negativa acima da horizontal.

Desenvolvimentos tecnológicos adicionais em registro do PAFM revelaram a presença de efeitos da extremidade da fibra muscular-tendão. Esse fenômeno é observado como uma positividade menor localizada entre a fase de despolarização e o fim do PAFM, dependendo do comprimento da fibra muscular. A figura 3.1.1 mostra como a relação DS-DL refere-se aos efeitos da extremidade da fibra muscular-tendão. Em cada painel, o PAFM é desenhado à esquerda, e o complexo fibra muscular-tendão à direita. A simetria é presumida de modo que o α-motoneurônio demarca a zona de inervação com o PAFM propagando-se numa distância igual ao longo da fibra muscular em ambas as direções. As linhas verticais mostram qual parte do DS-DL domina o potencial registrado no eletrodo quando o PAFM flui ao longo da membrana (painéis 2-8). Quanto mais longe do eletrodo, menor a influência que uma carga particular tem sobre o potencial registrado. O círculo sobre o PAFM destaca o potencial líquido registrado no eletrodo associado à posição DS-DL para revelar sua evolução. Os painéis superior e inferior retratam estados de repouso da fibra muscular antes e depois do registro do PAFM – painéis 1 e 9, respectivamente.

Quando o PAFM deixa a placa motora terminal, ele pode ser visto como dois dipolos adjacentes fluindo juntos (DS-DL) ao longo da superfície da fibra muscular. Quando o DL entra na proximidade do eletrodo, a polaridade positiva da zona que lidera o movimento é formada (painéis 2 e 3). Os dois drenos de corrente adjacentes aproximam-se e passam sob o eletrodo, dando origem à grande negatividade (painéis 4 e 5). Quando o PAFM continua, o DS tem o maior impacto sobre o potencial registrado no eletrodo. A carga positiva do DS, associada à repolarização, domina a polaridade (painel 6). O PAFM continua fluindo, de modo que o DL está agora sobre o tendão, deixando para trás o DS. Lembre-se de que o potencial líquido é determinado pela diferença ($r_1 - r_2$), que é relativamente pequena para grandes distâncias. Portanto, o potencial registrado no eletrodo é cada vez menos positivo, à medida que a carga do DS tem influência relativamente igual (painel 7). Contudo, como a carga negativa do DS passa sobre o tendão, a carga positiva domina agora o potencial registrado no eletrodo. O potencial elétrico é relativamente pequeno e é registrado como uma positividade menor em direção à extremidade final do PAFM (painel 8). Os efeitos terminais da fibra muscular-tendão são evidentes em PAUMs, mas são indistinguíveis no padrão de interferência mais complexo; eles, no entanto, estão presentes e contribuem para o conteúdo de alta frequência do sinal eletromiográfico de superfície (EMGs). Os efeitos da extremidade da fibra muscular-tendão também são proeminentes nos PAMCs registrados com uma configuração de eletrodo monopolar, mas são reduzidos (não eliminados) pelos efeitos de filtragem espacial de registros bipolares (Lateva et al., 1996; Farina et al., 2002; Dimitrova et al., 2002; Dimitrov et al., 2003).

Apêndice 4.1

Área EMG e Mensuração de *Slope*

A equação seguinte é um algoritmo simples para a integração trapezoidal:

$$\int_{t_1}^{t_n} y(t)dt = \sum_{i=1}^{n} \frac{y_{i-1} + y_i}{2} \Delta t$$

onde n é o número de pontos de dados, y_i é o valor dos dados EMG no tempo t, e Δt é o intervalo de amostragem. As unidades são relatadas como mV·s. A escala de amplitude (mV ou µV) depende da magnitude do EMG. A escala de tempo pode ser em segundos ou milissegundos, dependendo do intervalo de integração.

A integração numérica da forma de onda EMG também é utilizada para determinar a taxa de aumento em uma atividade muscular. Gottlieb et al. (1989) sugeriram que a fase crescente do EMG pode ser razoavelmente aproximada durante um curto período de tempo pela função

emg(t) = at^n

A constante (a) é desconhecida e o expoente (n) deve ser maior do que zero. Integrar a curva EMG de envelope linear detectado no intervalo curto *(T)* resulta numa quantidade que Gottlieb et al. (1989) indicam como (*Q*):

$$Q = a \int_0^T t^n dt = a \frac{T^{n-1}}{n+1}$$

Resolvendo para *a:*

$$a = Q \frac{n+1}{T^{n+1}}$$

Um corte passa-baixas maior resulta numa inclinação (*slope*) que está continuamente mudando como uma função do tempo (*t*). A alternativa mais simples é tomar a inclinação (*m*) da corda entre dois pontos sobre um intervalo específico (*T*). O intervalo escolhido começa no *onset* EMG. Os cálculos de inclinação resultantes são simplificados porque à $t_1 = 0$, a amplitude do EMG é $emg(t_1) = 0$. No final do intervalo, $t_2 = T$ e a amplitude de EMG é $emg(T)$:

$$m = \frac{\Delta emg}{\Delta t} = \frac{emg(T)}{T}$$

Substituindo *emg(t) = at^n* nessa equação, temos:

$$m = \frac{aT^n}{T} = aT^{n-1}$$

Se o resultado da integração para a é substituído na fórmula para inclinação:

$$m = \frac{n+1}{T^2} Q$$

Isso significa que a integração de EMG durante um intervalo de tempo curto pode ser usada para estimar a inclinação média (*average slope*) nesse intervalo de tempo (T). Esse resultado é o mesmo, independentemente da função de potência usada para derivá-lo. Um comprimento de intervalo de 30 ms foi observado para acomodar uma variedade de condições de contração. Embora as unidades para a inclinação de corda sejam mV/s, deve-se lembrar que Q_{30} é obtido pela integração numérica, de modo que as unidades são ainda mV·s.

Apêndice 4.2

Função de Correlação Cruzada

A função de correlação cruzada é formalmente expressa como

$$R'_{xy}(\tau) = \frac{1}{T}\int_0^T x(t)\,y(t+\tau)\,dt$$

$$R_{xy}(\tau) = \frac{R'_{xy}(\tau)}{\sqrt{R_{xx}(0)R_{yy}(0)}}$$

onde T é o período de tempo do sinal (Winter et al., 1994). A primeira expressão $R'_{xy}(\tau)$ é calculada por meio das seguintes etapas. Começando com um tempo de latência $\tau = 0$, multiplique as duas formas de onda para obter o produto $x(t)y(t)$. Encontre a área sob o produto $x(t)y(t)$ usando uma integração trapezoidal para obter o valor da correlação cruzada *não normalizada* num único tempo de latência $\tau = 0$. Substitua $y(t)$ pelo tempo de latência τ, dando $y(t + \tau)$. Em seguida, multiplique o substituído $y(t + \tau)$ por $x(t)$, obtendo $x(t)y(t + \tau)$. Uma vez mais, encontre a área sob o produto $x(t)y(t + \tau)$ usando uma integração trapezoidal para obter o valor da correlação cruzada *não normalizada* ao *próximo único* tempo de latência τ. Repita essas etapas para todos os tempos de latência τ sucessivos.

A expressão normalizada $R_{xy}(\tau)$ emprega valores entre -1,0 e +1,0 quando dividimos cada ponto em $R'_{xy}(\tau)$ pela raiz quadrada do produto das duas funções de autocorrelação $R_{xx}(0)$ e $R_{yy}(0)$. As funções de autocorrelação no tempo de latência $\tau = 0$ são equivalentes a

$$R_{xx}(0) = \sum_{i=1}^{N}(x_i - \bar{x})^2$$

$$R_{yy}(0) = \sum_{i=1}^{N}(y_i - \bar{y})^2$$

O resultado final produzirá $R_{xy}(\tau)$. Os mesmos procedimentos utilizados para calcular a função de correlação cruzada são usados para a função de autocorrelação, exceto quando o sinal está em correlação cruzada com ele mesmo.

Apêndice 4.3

Cálculo dos Coeficientes de Fourier

Aqui, percorremos o processo de calcular os coeficientes de Fourier para a seguinte onda quadrada (figura 4.3.1a). A onda quadrada tem uma amplitude de voltagem P-P entre +V e V com um período de T e está alinhada com o eixo y a T / 2:

$$f(t) = \begin{cases} -V, & -T/2 \leq t \leq 0 \\ +V, & 0 \leq t < T/2 \end{cases}$$

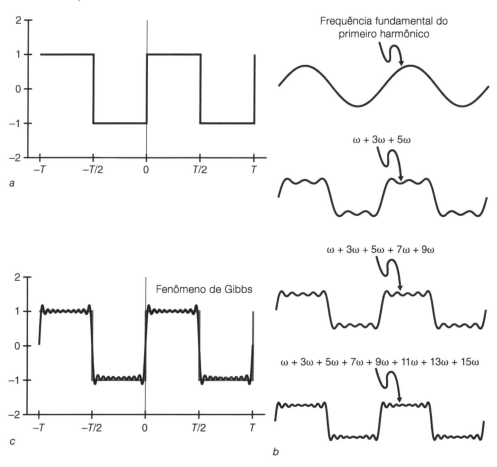

FIGURA 4.3.1 Uma onda quadrada com uma amplitude de voltagem P-P entre +V e -V e um período de T é alinhada com o eixo y em T / 2 (a). A adição progressiva da frequência fundamental (ω) e seus harmônicos de frequência mais alta (n · ω, onde n = ímpar) são usados para sintetizar uma onda quadrada (b). A síntese de Fourier resultante é sobreposta à onda quadrada original para demonstrar o ajuste global (c). A oscilação crescente quando a forma de onda sintetizada chega ao ângulo do quadrado é chamada fenômeno de Gibbs.

A derivação dos valores para os coeficientes de Fourier a_0, a_n e b_n é mostrada nas seguintes equações. Observe que o termo CC é igual à metade da amplitude da onda quadrada sobre o tempo e, portanto, representa seu valor "médio".

$$a_0 = \frac{1}{T} \int_{-T/2}^{+T/2} f(t)dt$$

$$a_0 = \frac{1}{T}\left[\int_{-T/2}^{0} -V dt + \int_{0}^{+T/2} V dt\right]$$

$$a_0 = \frac{1}{T}\left[\left[-V\right]_{-T/2}^{0} + \left[V\right]_{0}^{+T/2}\right]$$

$$a_0 = \frac{1}{T}\left[-VT + VT\right]$$

$$a_0 = 0$$

O coeficiente de a_n é zero para todos os valores de n:

$$a_n = \frac{2}{T} \int_{-T/2}^{+T/2} f(t)\cos(n\omega t)dt$$

$$a_n = \frac{2}{T}\left[\int_{-T/2}^{0} -V\cos(n\omega t)dt + \int_{0}^{+T/2} V\cos(n\omega t)\right]$$

$$a_n = \frac{2}{t}\left[-V\left[n\omega \text{sen}(n\omega t)\right]_{-T/2}^{0} + V\left[n\omega \text{sen}(n\omega t)\right]_{0}^{+T/2}\right]$$

$$a_n = \frac{2}{T}\left[-\frac{V}{n\omega}\left[\text{sen}(n\omega t)\right]_{-T/2}^{0} + \frac{V}{n\omega}\left[\text{sen}(n\omega t)\right]_{0}^{+T/2}\right]$$

$$a_n = \frac{2}{T}\left[-\frac{V}{n\omega}\left[0 - \text{sen}\left(-\frac{n\omega t}{2}\right)\right] + \frac{V}{n\omega}\left[\text{sen}\left(\frac{n\omega t}{2}\right) - 0\right]\right]$$

Lembrando que -sen(-θ) = sen(θ):

$$a_n = \frac{2}{T}\left[-\frac{V}{n\omega}\left[\text{sen}\left(\frac{n\omega t}{2}\right)\right] + \frac{V}{n\omega}\left[\text{sen}\left(\frac{n\omega t}{2}\right)\right]\right]$$

$$a_n = 0$$

O coeficiente b_n existe somente para números ímpares ($2n - 1$):

$$b_n = \frac{2}{T} \int_{-T/2}^{+T/2} f(t)\text{sen}(n\omega t)dt$$

$$b_n = \frac{2}{T}\left[\int_{-T/2}^{0} -V\operatorname{sen}(n\omega t)\,dt + \int_{0}^{+T/2} V\operatorname{sen}(n\omega t)\,dt\right]$$

$$b_n = \frac{2}{T}\left[-V\left[\frac{1}{n\omega}\cos(n\omega t)\right]_{-T/2}^{0} + V\left[\frac{1}{n\omega}\cos(n\omega t)\right]_{0}^{+T/2}\right]$$

$$b_n = \frac{2}{T}\left[\frac{V}{n\omega}\left[\cos(n\omega t)\right]_{-T/2}^{0} - \frac{V}{n\omega}\left[\cos(n\omega t)\right]_{0}^{+T/2}\right]$$

$$b_n = \frac{2}{T}\left[\frac{V}{n\omega}\left[1 - \cos\left(-\frac{n\omega t}{2}\right)\right] - \frac{V}{n\omega}\left[\cos\left(\frac{n\omega t}{2}\right) - 1\right]\right]$$

Lembrando que $-\cos(-\theta) = \cos(\theta)$:

$$b_n = \frac{2}{T}\left[\frac{V}{n\omega}\left[1 - \cos\left(\frac{n\omega t}{2}\right)\right] - \frac{V}{n\omega}\left[\cos\left(\frac{n\omega t}{2}\right) - 1\right]\right]$$

$$b_n = \frac{2}{T}\left[\frac{V}{n\omega}\left[1 - \cos\left(\frac{n\omega t}{2}\right)\right] + \frac{V}{n\omega}\left[1 - \cos\left(\frac{n\omega t}{2}\right)\right]\right]$$

$$b_n = \frac{2V}{n\omega t}\left[2 - 2\cos\left(\frac{n\omega t}{2}\right)\right]$$

Substituímos a_0, a_n, e b_n na fórmula geral:

$$f(t) = \frac{a_0}{2} + \sum_{n=1}^{\infty}\left[a_n \cos(n\omega t) + b_n \operatorname{sen}(n\omega t)\right]$$

Uma vez que $a_0 = 0$,

$$f(t) = \frac{0}{2} + \sum_{n=1}^{\infty}\left[0\cos(n\omega t) + \frac{2V}{n\omega t}\left[2 - 2\cos\left(\frac{n\omega t}{2}\right)\right]\operatorname{sen}(n\omega t)\right]$$

$$f(t) = \sum_{n=1}^{\infty}\left[\frac{V}{n\omega t}\left[2 - 2\cos\left(\frac{n\omega t}{2}\right)\right]\operatorname{sen}(n\omega t)\right]$$

Para simplificar o cálculo, podemos tirar vantagem do fato de que $\omega = 2\pi/T$ também dá $\omega T/2 = \pi$:

$$f(t) = \sum_{n=1}^{\infty}\left[\frac{V}{n\pi}\left[2 - 2\cos(n\pi)\right]\operatorname{sen}(n\omega t)\right]$$

Expandir a série de Fourier para os cinco primeiros termos revela que os coeficientes para b_n existem somente para números ímpares $(2n - 1)$ porque $\cos(n\pi)$ é igual a +1 para todos os números pares e a -1 para todos os números ímpares.

$$f(t) = \frac{4V}{\pi}\operatorname{sen}(\omega t) + \frac{4V}{3\pi}\operatorname{sen}(3\omega t) + \frac{4V}{5\pi}\operatorname{sen}(5\omega t) + \cdots + \frac{4V}{n\pi}\operatorname{sen}(n\omega t)$$

$$f(t) = \frac{4V}{\pi}\left[\operatorname{sen}(\omega t) + \frac{1}{3}\operatorname{sen}(3\omega t) + \frac{1}{5}\operatorname{sen}(5\omega t) + \cdots + \frac{1}{n}\operatorname{sen}(n\omega t) + \right.$$

A parte *b* da figura 4.3.1 ilustra a síntese de Fourier de uma onda quadrada acrescentando progressivamente termos adicionais na série ($2n - 1$). A síntese de Fourier é sobreposta à onda quadrada original na parte *c*. O erro quadrático entre a série de Fourier e a onda quadrada é minimizado quando a série converge; o erro tende a zero quando *n* se aproxima do infinito ($n \to \infty$). A onda quadrada foi especificamente escolhida para ilustrar um conceito adicional. O ângulo da onda quadrada é considerado uma descontinuidade porque é um ponto de interrupção na função *f(x)*. A série de Fourier exibe um erro oscilante perto das descontinuidades, chamado *fenômeno de Gibbs*. A inspeção da figura 4.3.1*c* revela que incorporar mais termos na série não diminui substancialmente o erro. O erro oscilatório apenas comprime em direção à descontinuidade.

Glossário

afterwave – Outro termo para *cauda de potencial*.

aliasing – Fenômeno no qual a frequência do sinal analógico original é reduzida ao sinal digital de menor frequência devido à subamostragem.

ampère (A) – Unidade de corrente.

amplitude de "*spike*" média (ASM) – Amplitude média de pico a pico de todos os "*spikes*" de atividade EMG dentro de uma janela definida.

ângulo de fase – Diferença angular entre dois sinusoides de mesma frequência, mas de posições diferentes ao longo do gráfico amplitude *versus* ângulo.

ânodo – Terminal positivamente carregado.

antidrômico – Que prossegue numa direção oposta à usual. Um impulso antidrômico é um potencial de ação ou série de potenciais de ação transmitidos na direção oposta à direção normal de condução.

área de detecção – Volume de tecido muscular a partir do qual eletrodos EMG podem registrar atividade elétrica. É definida como o volume esférico do tecido muscular que tem um raio igual à distância intereletrodos. Também conhecida como *volume de detecção*.

atraso eletromecânico (AEM) – Intervalo de tempo entre o início da ativação elétrica muscular e o início da força muscular.

campo elétrico *(E)* – Tensão elétrica na vizinhança de uma carga elétrica. Atua para criar forças entre cargas.

capacitância reativa – Capacitância num circuito de corrente alternada (CA).

capacitor – Arranjo de materiais condutores destinado a manter uma carga.

cátodo – Terminal negativamente carregado.

cauda de potencial – Uma fase negativa do potencial de ação da fibra muscular que precede o retorno à linha de base.

circuito RC – Circuito elétrico que contém um resistor e um capacitor.

condução de volume – Processo por meio do qual um potencial de ação é detectado em fluido extracelular e tecidos.

condutância – Capacidade de permitir o fluxo das cargas.

configuração bipolar – Configuração de posicionamento do eletrodo na qual dois eletrodos ativos são colocados sobre ou no interior do músculo. O eletrodo terra é colocado com frequência numa proeminência óssea nas proximidades (eletrodos de superfície) ou na cânula (eletrodos invasivos).

configuração monopolar – Configuração de aplicação de eletrodo EMG na qual um eletrodo ativo é colocado sobre ou no interior do músculo com o eletrodo de referência colocado em um lugar eletricamente neutro, como o tendão associado ao músculo (eletrodos de superfície) ou na cânula (eletrodos invasivos). O eletrodo terra normalmente é colocado numa proeminência óssea nas proximidades.

constante de comprimento (l) – Comprimento do segmento ao longo da fibra muscular ou nervosa em que as resistências axiais e radiais são iguais.

corrente alternada (CA) – Corrente que varia de forma regular entre dois valores.

corrente contínua (CC) – Corrente que é um valor constante.

corrente de fuga (*leakage current*) – Corrente que flui pelo equipamento de laboratório por causa do acoplamento capacitivo entre o chassi e a linha de força "*hot wire*", o circuito interno e outros cabeamentos externos.

corrente elétrica (*i*) – Fluxo de cargas iguais por uma área de superfície definida.

coulomb (C) – Número específico ($6,25 \times 10^{18}$) de cargas elementares positivas ou negativas.

criticamente amortecida – A resposta a um aumento de degrau em voltagem é criticamente amortecida se a saída de voltagem segue o aumento de degrau na voltagem sem qualquer excesso (*overshoot*), oscilações ou "*rings*" antes de estabelecer definitivamente o valor da voltagem de entrada.

determinístico – O comportamento de um sistema físico ou fisiológico é determinístico se ele puder ser descrito por uma função matemática que preveja valores específicos desse sistema no tempo.

diafonia – Presença de potenciais conduzidos por volume nas proximidades de outros músculos próximos que estão contidos no registro EMG e confundem o sinal de interesse.

dipolo – Sistema discreto de duas cargas, uma positiva e outra negativa.

dispersão temporal – Processo no qual potenciais de cada fibra muscular ou nervosa chegam ao eletrodo de registro em tempos ligeiramente diferentes, ampliando o sinal registrado. As diferentes latências podem, às vezes, ser atribuídas a diferenças na velocidade de condução para fibras no interior de uma unidade motora ou de um nervo periférico.

dreno de corrente (*current sink*) – Carga negativa que é forte o suficiente para atrair cargas positivas.

eletrodo ativo – Um sistema EMG em que um pré-amplificador é incorporado ao gabinete do eletrodo para aumentar a amplitude do sinal antes de ele ser enviado ao amplificador.

eletrodo flutuante – Eletrodo EMG de superfície fabricado com a superfície de registro metálico embutida dentro de um pequeno copo. O gel eletrolítico é, então, usado para manter uma ponte condutora com a superfície da pele. Um revestimento de Ag-AgCl é frequentemente utilizado para a superfície de registro metálica.

eletrodo passivo – Sistema EMG em que os eletrodos de superfície não contêm aparelhos eletrônicos adicionais para amplificar o sinal na superfície da pele.

envelope linear – Técnica de demodulação usada para extrair informações de um sinal elétrico que envolve a retificação de onda completa e a filtragem passa-baixas do sinal.

erro de quantização (EQ) – Erro de arredondamento que ocorre quando um nível de voltagem é apresentado a uma placa de conversão analógico-digital que está entre dois valores discretos de conversão digital.

espectro de frequência – Gama de frequências e sua contribuição relativa, que constituem um sinal elétrico.

espectro de potência – Distribuição de potência gerada pela magnitude quadrada do espectro de frequência. O espectro de potência (densidade) indica a contribuição relativa de cada frequência para a potência de sinal total.

estacionário – Fenômeno no qual a média e o desvio padrão do sinal permanecem constantes com a janela de dados de análise. Um sinal é estacionário se satisfizer as condições para estacionariedade.

estocástico – Sinal cujo comportamento pode ser descrito apenas por uma função de densidade de probabilidade, quando valores específicos não podem ser previstos.

filtro comb – Filtro que permite passar algumas frequências enquanto atenua outras.

filtro de entalhe (*notch*) – Filtro que inclui um corte muito estreito a uma frequência específica (por exemplo, 50 ou 60 Hz) para remover uma fonte de ruído indesejado.

filtro digital – Função numérica aplicada a um sinal para alterar seu conteúdo de frequência.

filtro espacial – Filtro que produz alterações na amplitude e no conteúdo de frequência de um sinal. A distância intereletrodos pode atuar como um filtro especial para sinais EMG.

filtro passa-altas – Filtro que atenua sinais de baixa frequência.

filtro passa-baixas – Filtro que atenua sinais de alta frequência.

filtro passa-faixa – Filtro que atenua componentes de alta e baixa frequência, deixando apenas sinais do intervalo médio da frequência.

fonte de corrente – Fonte que fornece cargas positivas.

força eletromotriz (ε) – Energia transferida a cada carga (joules por coulomb) por uma bateria.

frequência média de *spike* (FSM) – Número médio de *spikes* por segundo que ocorrem dentro do padrão de interferência EMG.

frequência de corte – Frequência na qual a amplitude do sinal de entrada é reduzida, normalmente por 3 dB. Pode-se obter essa frequência multiplicando-se a amplitude do sinal de entrada por 0,707. Por exemplo, um sinal de 1 V 1 kHz de entrada (*input*) para um amplificador com uma frequência de corte de 1 kHz terá uma amplitude de saída de 0,707 V.

frequência de Nyquist – Frequência de amostragem que é duas vezes a frequência mais alta presente no sinal analógico original.

frequência de potência média (FPM) – Frequência em que a potência média do sinal ocorre.

frequência de potência mediana (FPMd) – Frequência na qual a potência mediana do sinal ocorre.

frequência de retraimento – veja *frequência de Nyquist*.

fuga de frequência – Frequências falsas dispersadas por meio do espectro de frequência por causa da inclusão de períodos parciais dentro da janela de análise de dados para a transformada rápida de Fourier.

função de correlação cruzada – Função que descreve o grau em que dois sinais são correlacionados e também qualquer atraso de tempo potencial que maximiza a correlação.

impedância (Z) – Resistência total ao fluxo de corrente num circuito de corrente alternada (CA), que inclui resistor e capacitor.

janela móvel – Operação matemática realizada em um intervalo especificado de pontos de dados e denominada "janela". A operação é aplicada a partir de cada ponto de dados no sinal e é repetida movendo-se sequencialmente ponto por ponto ao longo do fluxo de dados.

largura de banda do sinal – Gama de frequências sobre a qual o sinal contém componentes de magnitude considerável. É geralmente definida sobre o espectro de potência, como os pontos angulares que englobam a meia potência do sinal.

loop **de terra** – Fluxo de corrente entre equipamentos em diferentes locais dentro da mesma sala por causa de uma diferença entre seus respectivos potenciais de terra. O resultado é um ruído na linha de força de frequência.

macro-EMG – Técnica EMG criada por Erik Stålberg. O macro-EMG usa dois sinais. Um identifica a atividade de uma fibra muscular individual, geralmente a partir de um eletrodo de agulha. O outro obtém uma gravação "global" do músculo inteiro, em geral a partir da cânula de agulha. A técnica fornece uma estimativa do tamanho da unidade motora.

método duplo limiar – Método usado para determinar o início ou o término (ou ambos) de uma rajada EMG, na qual critérios de amplitude e tempo são aplicados.

onda M – veja *potencial de ação reunido (massed action potential)*.

onda terminal – Fase do potencial de ação da unidade motora que segue o *spike* principal, geralmente atribuída à terminação do potencial de ação na junção neuromuscular.

ortodrômica – Direção normal e habitual de condução do potencial de ação.

período refratário – Intervalo de tempo atrasado ou atraso de tempo. Nas fibras musculares e nervosas, por exemplo, a geração de um potencial de ação resulta num período refratário, durante o qual nenhum potencial de ação adicional pode ser gerado.

ponte de sal – Fenômeno no qual o gel eletrolítico existe entre duas superfícies de gravação através da pele, causando um curto-circuito do eletrodo.

ponto motor – Ponto focal sobre a superfície da pele no qual a estimulação elétrica mais baixa possível produzirá uma contração muscular observável. Essa área corresponde a uma densa coleção de placas motoras terminais.

potência elétrica – Taxa na qual a energia elétrica é fornecida a um circuito.

potenciais de placa terminal em miniatura (PPTMs) – Picos espontâneos de alta frequência gerados na fibra muscular e que algumas vezes podem ser registrados no eletromiograma.

potencial de ação – Sinal elétrico produzido na membrana de um nervo excitável ou célula muscular que é propagado ao longo da membrana para excitar nervos adjacentes ou segmentos de fibra muscular.

potencial de ação da fibra muscular (PAFM) – Potencial de ação produzido na superfície da fibra muscular.

potencial de ação de unidade motora (PAUM) – Sinal elétrico produzido pelo somatório de todos os potenciais de ação da fibra muscular pertencentes a uma unidade motora.

potencial de ação muscular composto (PAMC) – Resposta EMG muscular observada quando um estímulo elétrico é aplicado ao nervo motor periférico, resultando na ativação de várias unidades motoras. Na forma, a resposta é similar a um único potencial de ação da unidade motora, mas maior em magnitude. O número de unidades motoras ativadas pelo estímulo é proporcional à intensidade da estimulação. Também é conhecido como potencial de ação reunido (*massed*) (*onda M*).

potencial de ação reunido (*massed action potential*) (onda M) – Resposta EMG muscular observada quando um estímulo elétrico é aplicado ao nervo motor periférico, resultando na ativação de várias unidades motoras. Na forma, a resposta é semelhante a um único potencial de ação da unidade motora, mas maior em magnitude. O número de unidades motoras ativadas pelo estímulo é proporcional à intensidade da estimulação. Também é conhecido como *potencial de ação muscular composto* (PAMC).

potencial de meia-célula – Diferença de potencial entre o eletrólito na superfície do eletrodo e o meio circundante.

potencial de membrana – Diferença de potencial de voltagem que existe em uma membrana.

raiz quadrada da média (RQM) – Raiz quadrada da média de todos os valores quadráticos da atividade EMG dentro de uma determinada janela de dados.

razão entre variâncias (RV) – Medida da variabilidade em formato entre sucessivas formas de onda. O intervalo é de 0 a 1,0, com um número menor correspondente a uma variabilidade menor.

reflexo H – Registrado a partir da área de pele sobre o músculo, é evocado em resposta à estimulação do nervo periférico com intensidade suficiente para ativar os aferentes musculares.

resistência (R) – Capacidade de impedir o fluxo de cargas.

retículo sarcoplásmico – Sistema de membrana dentro da fibra muscular que armazena e, em seguida, sequestra o Ca^{++} necessário para a produção de força muscular.

sarcolema – Membrana em torno da fibra muscular.

seletividade – Capacidade de registrar uma atividade muscular significativa de um volume local de tecido em vez da diafonia das fibras musculares vizinhas.

sinal de modo comum – Qualquer sinal apresentado de forma idêntica e simultânea por dois amplificadores. A frequência constante do ruído elétrico da linha de força no interior do espaço circundante é um exemplo.

sistema tubular transverso – Sistema de canais correndo perpendicularmente ao sarcolema e pelos quais o potencial de ação da fibra muscular é transportado para ativar regiões mais profundas da fibra.

subamortecido – A resposta a um aumento de degrau em voltagem é subamortecida se a saída (*output*) de voltagem oscilar antes da estabilização do valor da voltagem de entrada (*input*).

superamortecido – A resposta a um aumento de degrau em voltagem é superamortecida se a saída (*output*) de voltagem levar muito tempo para atingir o valor da voltagem de entrada (*input*).

taxa de inervação – Termo que descreve o número de fibras musculares por unidade motora.

terra – Ponto de referência de potencial elétrico zero.

transdução de sinal – Processo por meio do qual um potencial elétrico gerado pelo músculo é convertido em um sinal elétrico que é conduzido por meio de fios convencionais a um amplificador.

tripolo – Sistema discreto de três cargas.

unidade motora (UM) – Um motoneurônio e todas as fibras musculares inervadas por ele.

valor médio retificado (VMR) – Amplitude média do valor absoluto de atividade EMG dentro de uma janela de dados definida.

velocidade de condução da fibra muscular (VCFM) – Velocidade de condução dos potenciais de ação que propagam-se ao longo da membrana da fibra muscular.

volt (V) – Unidade de medida para a diferença de potencial elétrico entre dois pontos dentro de um campo elétrico.

volume de detecção – veja *área de detecção*.

zona de inervação – Localização anatômica que contém um aglomerado denso de junções neuromusculares. Potenciais de ação de unidades motoras (PAUMs) têm origem nessa região e, em seguida, propagam-se bidirecionalmente em direção ao tendão.

Referências

Aagaard, P., E.B. Simonsen, J.L. Andersen, P. Magnusson, and P. Dyhre-Poulsen. 2002. Neural adaptation to resistance training: changes in evoked V-wave and H-reflex responses. *Journal of Applied Physiology* 92: 2309-2318.

Abbs, J.H., V.L. Gracco, and C. Blair. 1984. Functional muscle partitioning during voluntary movement: facial muscle activity for speech. *Experimental Neurology* 85: 469-479.

Aiello, I., G.F. Sau, M. Bissakou, S. Patraskakis, and S. Traccis. 1986. Standardization of changes in M-wave area to repetitive nerve stimulation. *Electromyography and Clinical Neurophysiology* 26: 529-532.

Aiello, I., G. Serra, G. Rosati, and V. Tugnoli. 1982. A quantitative method to analyze the H reflex latencies from vastus medialis muscle: normal values. *Electromyography and Clinical Neurophysiology* 22: 251-254.

Akaboshi, K., Y. Masakado, and N. Chino. 2000. Quantitative EMG and motor unit recruitment threshold using a concentric needle with a quadrifilar electrode. *Muscle & Nerve* 23: 361-367.

Al-Jawayed, I.A., M. Sabbahi, B.R. Etnyre, and S. Hasson. 1999. The H-reflex modulation in lying and a semireclining (sitting) position. *Clinical Neurophysiology* 110: 2044-2048.

Alkner, B.A., P.A. Tesch, and H.E. Berg. 2000. Quadriceps EMG/force relationship in knee extension and leg press. *Medicine and Science in Sports and Exercise* 32: 459-463.

Allison, G.T. 2003. Trunk muscle onset detection technique for EMG signals with ECG artefact. *Journal of Electromyography and Kinesiology* 13: 209-216.

Allison, S.C., and L.D. Abraham. 1995. M-wave stability in H-reflex testing: analysis of three rejection criteria. *Electromyography and Clinical Neurophysiology* 35: 165-168.

Al-Mutawaly, N., H. De Bruin, and G. Hasey. 2003. The effects of pulse configuration on magnetic stimulation. *Journal of Clinical Neurophysiology* 20: 361-370.

Aminoff, M.J. 1998. *Electromyography in clinical practice.* 3rd ed. New York: Churchill Livingstone.

An, K-N., W.P. Cooney, E.Y. Chao, L.J. Askew, and J.R. Daube. 1983. Determination of forces in extensor pollicis longus and flexor pollicis longus of the thumb. *Journal of Applied Physiology* 54: 714-719.

Andersen, J.L. 2003. Muscle fibre type adaptation in the elderly human muscle. *Scandinavian Journal of Medicine and Science in Sports* 13: 40-47.

Andersson, E.A., J. Nilsson, and A. Thorstensson. 1997. Intramuscular EMG from the hip flexor muscles during human locomotion. *Acta Physiologica Scandinavica* 161: 361-370.

Andreassen, S., and L. Arendt-Nielsen. 1987. Muscle fibre conduction velocity in motor units of the human anterior tibial muscle: a new size principle parameter. *Journal of Physiology* 391: 561-571.

Andreassen, S., and A. Rosenfalck. 1978. Recording from a single motor unit during strong effort. *IEEE Transactions on Biomedical Engineering* 25: 501-508.

Aoki, F., H. Nagasaki, and R. Nakamura. 1986. The relation of integrated EMG of the triceps brachii to force in rapid elbow extension. *Tohoku Journal of Experimental Medicine* 149: 287-291.

Arendt-Nielsen, L., N. Gantchev, and T. Sinkjaer. 1992. The influence of muscle length on muscle fibre conduction velocity and development of muscle fatigue. *Electroencephalography and Clinical Neurophysiology* 85: 166-172.

Arendt-Nielsen, L., and K.R. Mills. 1988. Muscle fiber conduction velocity, mean power frequency, mean EMG voltage and force during submaximal fatiguing contractions of human quadriceps. *European Journal of Applied Physiology* 58: 20-25.

Arendt-Nielsen, L., and M. Zwarts. 1989. Measurement of muscle fiber conduction velocity in humans: techniques and applications. *Journal of Clinical Neurophysiology* 6: 173-190.

Arnall, F.A., G.A. Koumantakis, J.A. Oldham, and R.G. Cooper. 2002. Between-days reliability of electromyographic measures of paraspinal muscle fatigue at 40, 50 and 60% levels of maximal voluntary contractile force. *Clinical Rehabilitation* 16: 761-771.

Arnaud, S., M.C. Zattara-Hartmann, C. Tomei, and Y. Jammes. 1997. Correlation between muscle metabolism and changes in M-wave and surface electromyogram: dynamic constant load leg exercise in untrained subjects. *Muscle & Nerve* 20: 1197-1199.

Arsenault, A.B., D.A. Winter, and R.G. Marteniuk. 1986a. Bilateralism of EMG profiles in human locomotion. *American Journal of Physical Medicine* 65: 1-16.

Arsenault, A.B., D.A. Winter, and R.G. Marteniuk. 1986b. Is there a "normal" profile of EMG activity in gait? *Medical and Biological Engineering and Computing* 24: 337-343.

Arsenault, A.B., D.A. Winter, R.G. Marteniuk, and K.C. Hayes. 1986c. How many strides are required for the analysis of electromyographic data in gait? *Scandinavian Journal of Rehabilitation Medicine* 18: 133-135.

Babault, N., M. Pousson, A. Michaut, and J. Van Hoecke. 2003. Effect of quadriceps femoris muscle length on neural activation during isometric and concentric contractions. *Journal of Applied Physiology* 94: 983-990.

Baratta, R.V., M. Solomonow, B-H. Zhou, and M. Zhu. 1998. Methods to reduce the variability of the EMG power spectrum estimates. *Journal of Electromyography and Kinesiology* 8: 279-285.

Barbeau, H., V. Marchand-Pauvert, S. Meunier, G. Nicolas, and E. Pierrot-Deseilligny. 2000. Posture-related changes in heteronymous recurrent inhibition from quadriceps to ankle muscles in humans. *Experimental Brain Research* 130: 345-361.

Baret, M., R. Katz, J.C. Lamy, A. Penicaud, and I. Wargon. 2003. Evidence for recurrent inhibition of reciprocal inhibition from soleus to tibialis anterior in man. *Experimental Brain Research* 152: 133-136.

Barkhaus, P.E., and S.D. Nandedkar. 1996. On the selection of concentric needle electromyogram motor unit action potentials: is the rise time criterion too restrictive? *Muscle & Nerve* 19: 1554-1560.

Barnes, W.S. 1980. The relationship of motor-unit activation to isokinetic muscular contraction at different contractile velocities. *Physical Therapy* 60: 1152-1158.

Barron, S.A., J. Mazliah, and E. Bental. 1987. The minimum F-response latency: results from 10,000 stimuli of normal ulnar nerves. *Electromyography and Clinical Neurophysiology* 27: 499-501.

Basgoze, O., K.Y. Gokce, and S. Narman. 1986. Effects of ice on the amplitude of M wave in distal latency. *Electromyography and Clinical Neurophysiology* 26: 729-734.

Basmajian, J.V., H.C. Clifford, W.D. McLeod, and H.N. Nunnally. 1975. *Computers in electromyography.* Boston: Butterworths.

Basmajian, J.V., W.J. Forrest, and G. Shine. 1966. A simple connector for fine-wire EMG electrodes. *Journal of Applied Physiology* 21: 1680.

Basmajian, J.V., and G. Stecko. 1963. A new bipolar electrode for electromyography. *Journal of Applied Physiology* 17: 849.

Baum, B.S., and L. Li. 2003. Lower extremity muscle activities during cycling are influenced by load and frequency. *Journal of Electromyography and Kinesiology* 13: 181-190.

Bazzy, A.R., J.B. Korten, and G.G. Haddad. 1986. Increase in electromyogram low-frequency power in nonfatigued contracting skeletal muscle. *Journal of Applied Physiology* 61: 1012-1017.

Beck, T.W., T.J. Housh, G.O. Johnson, J.P. Weir, J.T. Cramer, J.W. Coburn, and M.H. Malek. 2005. The effects of interelectrode distance on electromyographic amplitude and mean power frequency during isokinetic and isometric muscle actions of the biceps brachii. *Journal of Electromyography and Kinesiology* 15: 482-495.

Bell, D. 1993. The influence of air temperature on the EMG/force relationship of the quadriceps. *European Journal of Applied Physiology* 67: 256-260.

Bellemare, F., and N. Garzaniti. 1988. Failure of neuromuscular propagation during human maximal voluntary contraction. *Journal of Applied Physiology* 64: 1084-1093.

Bendat, J.S., and A.G. Piersol. 1971. *Random data: analysis and measurement procedures.* New York: Wiley.

Benecke, R. 1996. Magnetic stimulation in the assessment of peripheral nerve disorders. *Bailliere's Clinical Neurology* 5: 115-128.

Benedetti, M.G., F. Catani, T.W. Bilotta, M. Marcacci, E. Mariani, and S. Giannini. 2003. Muscle activation pattern and gait biomechanics after total knee replacement. *Clinical Biomechanics (Bristol, Avon)* 18: 871-876.

Bennell, K., M. Duncan, and S. Cowan. 2006. Effect of patellar taping on vasti onset timing, knee kinematics, and kinetics in asymptomatic individuals with a delayed onset of vastus medialis oblique. *Journal of Orthopaedic Research* 24: 1854-1860.

Benoit, D.L., M. Lamontagne, G. Cerulli, and A. Liti. 2003. The clinical significance of electromyography normalization techniques in subjects with anterior cruciate ligament injury during treadmill walking. *Gait & Posture* 18: 56-63.

Berardelli A., M. Hallett, J.C. Rothwell, R. Agostino, M. Manfredi, P.D. Thompson, and C.D. Marsden. 1996. Single-joint rapid arm movements in normal subjects and in patients with motor disorders. *Brain* 119 (Pt 2): 661-674.

Bigland, B., and O.C.J. Lippold. 1954. The relation between force, velocity and human integrated electrical activity in human muscles. *Journal of Physiology* 123: 214-224.

Bigland-Ritchie, B. 1979. Factors contributing to quantitative surface electromyographic recording and how they are affected by fatigue. *American Review of Respiratory Disease* 119: 95-97.

Bigland-Ritchie, B., R. Johansson, O.C.J. Lippold, S. Smith, and J.J. Woods. 1983. Changes in motoneurone firing rates during sustained maximal voluntary contractions. *Journal of Physiology* 340: 335-346.

Bigland-Ritchie, B., C.G. Kukulka, O.C. Lippold, and J.J. Woods. 1982. The absence of neuromuscular transmission failure in sustained maximal voluntary contractions. *Journal of Physiology* 330: 265-278.

Bilodeau, M., A.B. Arsenault, D. Gravel, and D. Bourbonnais. 1992. Influence of gender on the EMG power spectrum during an increasing force level. *Journal of Electromyography and Kinesiology* 2: 121-129.

Bilodeau, M., M. Cincera, A.B. Arsenault, and D. Gravel. 1997. Normality and stationarity of EMG signals during ramp and step isometric contraction. *Journal of Electromyography and Kinesiology* 7: 87-96.

Bilodeau, M., S. Schindler-Ivens, D.M. Williams, R. Chandran, and S.S. Sharma. 2003. EMG frequency content changes with increasing force and during fatigue in the quadriceps femoris muscle of men and women. *Journal of Electromyography and Kinesiology* 13: 83-92.

Biro, A., L. Griffin, and E. Cafarelli. 2006. Reflex gain of muscle spindle pathways during fatigue. *Experimental Brain Research* 177: 157-166.

Blanksma, N.G., and T.M. van Eijden. 1990. Electromyographic heterogeneity in the human temporalis muscle. *Journal of Dental Research* 69: 1686-1690.

Blijham, P.J., G.J. Hengstman, H.J. Ter Laak, B.G. van Engelen, and M.J. Zwarts. 2004. Muscle-fiber conduction velocity and electromyography as diagnostic tools in patients with suspected inflammatory myopathy: a prospective study. *Muscle & Nerve* 29: 46-50.

Blom, S., K.E. Hagbarth, and S. Skoglund. 1964. Post-tetanic potentiation of H-reflexes in human infants. *Experimental Neurology* 89: 198-211.

Bodine-Fowler, S., A. Garfinkel, R.R. Roy, and V.R. Edgerton. 1990. Spatial distribution of muscle fibers within the territory of a motor unit. *Muscle & Nerve* 13: 1133-1145.

Bogey, R., K. Cerny, and O. Mohammed. 2003. Repeatability of wire and surface electrodes in gait. *American Journal of Physical Medicine* 82: 338-344.

Bogey, R.A., J. Perry, E.L. Bontrager, and J.K. Gronley. 2000. Comparison of across-subject EMG profiles using surface and multiple indwelling wire electrodes during gait. *Journal of Electromyography and Kinesiology* 10: 255-259.

Bonato, P., M.S. Cheng, J. Gonzalez-Cueto, A. Leardini, J. O'Connor, and S.H. Roy. 2001. EMG-based measures of fatigue during a repetitive squat exercise. *IEEE Engineering and Medicine in Biology Magazine* 20: 133-143.

Bouisset, S. 1973. EMG and muscle force in normal motor activities. In *New developments in electromyography and clinical neurophysiology,* ed. Desmedt, J.E. (1: 547-583). Basel: Karger.

Bouisset, S., and F. Goubel. 1973. Integrated electromyographical activity and muscle work. *Journal of Applied Physiology* 35: 695-702.

Bouisset, S., and B. Maton. 1972. Quantitative relationship between surface EMG and intramuscular electromyographic activity in voluntary movement. *American Journal of Physical Medicine* 51: 285-295.

Bower, J.S., T.G. Sandercock, E. Rothman, P.H. Abbrecht, and D.R. Dantzker. 1984. Time domain analysis of diaphragmatic electromyogram during fatigue in men. *Journal of Applied Physiology* 57: 913-916.

Boyd, D.C., P.D. Lawrence, and P.J.A. Bratty. 1978. On modeling the single motor unit action potential. *IEEE Transactions on Biomedical Engineering* 25: 236-243.

Braddom, R.L., and E.W. Johnson. 1974. H reflex: review and classification with suggested clinical uses. *Archives of Physical Medicine and Rehabilitation* 55: 412-417.

Broman, H., G. Bilotto, and C.J. De Luca. 1985a. A note on the noninvasive estimation of muscle fiber conduction velocity. *IEEE Transactions on Biomedical Engineering* 32: 341-344.

Broman, H., G. Bilotto, and C.J. De Luca. 1985b. Myoelectric signal conduction velocity and spectral parameters: influence of force and time. *Journal of Applied Physiology* 58: 1428-1437.

Bronks, R., and J.M. Brown. 1987. IEMG/force relationships in rapidly contracting human hand muscles. *Electromyography and Clinical Neurophysiology* 27: 509-515.

Brooke, J.D., W.E. McIlroy, M. Miklic, W.R. Staines, J.E. Misiaszek, G. Peritore, and P. Angerilli. 1997. Modulation of H reflexes in human tibialis anterior muscle with passive movement. *Brain Research* 766: 236-239.

Brooke, J.D., G. Peritore, W.R. Staines, W.E. McIlroy, and A. Nelson. 2000. Upper limb H reflexes and somatosensory evoked potentials modulated by movement. *Journal of Electromyography and Kinesiology* 10: 211-215.

Brown, S.H., and J.D. Cooke. 1981. Amplitude- and instructiondependent modulation of movement-related electromyogram activity in humans. *Journal of Physiology* 316: 97-107.

Brown, W.F. 1984. *The physiological and technical basis of electromyography.* Boston: Butterworths.

Buchthal, F., C. Guld, and P. Rosenfalck. 1957. Volume conduction of the spike of the motor unit potential investigated with a new type of multieletrode. *Acta Physiologica Scandinavica* 38: 331-354.

Buchthal, F., P. Pinelli, and P. Rosenfalck. 1954. Action potential parameters in normal human muscle and their physiological determinants. *Acta Physiologica Scandinavica* 32: 219-229.

Buchthal, F., and P. Rosenfalck. 1973. On the structure of motor units. In *New developments in electromyography and clinical neurophysiology,* ed. Desmedt, J.E. Basel: Karger.

Bulgheroni, P., M.V. Bulgheroni, L. Andrini, P. Guffanti, and A. Giughello. 1997. Gait patterns after anterior cruciate ligament reconstruction. *Knee Surgery, Sports Traumatology, Arthroscopy* 5: 14-21.

Burden, A.M., M. Trew, and V. Baltzopoulos. 2003. Normalisation of gait EMGs: a re-examination. *Journal of Electromyography and Kinesiology* 13: 519-532.

Burke, D., R.W. Adams, and N.F. Skuse. 1989. The effects of voluntary contraction on the H reflex of human limb muscles. *Brain* 112: 417-433.

Burke, R.E., P. Rudomin, and F.E. Zajac III. 1970. Catch property in single mammalian motor units. *Science* 168: 122-124.

Cahan, L.D., J.M. Adams, J. Perry, and L.M. Beeler. 1990. Instrumented gait analysis after selective dorsal rhizotomy. *Developmental Medicine and Child Neurology* 32: 1037-1043.

Calder, K., L.A. Hall, S.M. Lester, G.I. Inglis, and D.A. Gabriel. 2005. Reliability of the biceps brachii M-wave. *Journal of NeuroEngineering and Rehabilitation* 2:33. http://www.jneuroengrehab.com/content/2/1/33.

Callaghan, M.J., C.J. McCarthy, and J.A. Oldham. 2001. Electromyographic fatigue characteristics of the quadriceps in patellofemoral pain syndrome. *Manual Therapy* 6: 27-33.

Campanini, I., A. Merlo, P. Degola, R. Merletti, G. Vezzosi, and D. Farina. 2006. Effect of electrode location on EMG signal envelope in leg muscles during gait. *Journal of Electromyography and Kinesiology* 17(4): 515-526.

Carp, J.S., and J.R. Wolpaw. 1995. Motoneuron properties after operantly conditioned increase in primate H-reflex. *Journal of Neurophysiology* 73: 1365-1373.

Cavallari, P., E. Fournier, R. Katz, K. Malmgren, E. Pierrot-Deseilligny, and M. Shindo. 1985. Cutaneous facilitation of transmission in Ib reflex pathways in the human upper limb. *Experimental Brain Research* 60: 197-199.

Chaffin, D.B., M. Lee, and A. Freivalds. 1980. Muscle strength assessment from EMG analysis. *Medicine and Science in Sports and Exercise* 12: 205-211.

Chang, W.N., J.S. Lipton, A.I. Tsirikos, and F. Miller. 2007. Kinesiological surface electromyography in normal children: range of normal activity and pattern analysis. *Journal of Electromyography and Kinesiology* 17: 437-445.

Chau, T. 2001. A review of analytical techniques for gait data. Part 2: Neural network and wavelet methods. *Gait & Posture* 13: 102-120.

Chen, R., B. Corwell, and M. Hallett. 1999. Modulation of motor cortex excitability by median nerve and digit stimulation. *Experimental Brain Research* 129: 77-86.

Christie, A.D., J.G. Inglis, J.P. Boucher, and D.A. Gabriel. 2005. Reliability of the FCR H-reflex. *Journal of Clinical Neurophysiology* 22: 204-209.

Christie, A., and G. Kamen. 2006. Doublet discharges in motoneurons of young and older adults. *Journal of Neurophysiology* 95: 2787-2795.

Chroni, E., N. Taub, and C.P. Panayiotopoulos. 1996. The importance of sample size for the estimation of F wave latency parameters in the peroneal nerve. *Electroencephalography and Clinical Neurophysiology* 101: 375-378.

Clancy, E.A., D. Farina, and R. Merletti. 2005. Cross-comparison of time- and frequency-domain methods for monitoring the myoelectric signal during a cyclic, force-varying, fatiguing hand-grip task. *Journal of Electromyography and Kinesiology* 15: 256-265.

Clancy, E.A., and N. Hogan. 1999. Probability density of the surface electromyogram and its relation to amplitude detectors. *IEEE Transactions on Biomedical Engineering* 46: 730-739.

Clancy, E.A., E.L. Morin, and R. Merletti. 2002. Sampling, noise-reduction and amplitude estimation issues in surface electromyography. *Journal of Electromyography and Kinesiology* 12: 1-16.

Cooper, R. 1963. Electrodes. *American Journal of EEG Technology* 3: 91-101.

Cowan, S.M., K.L. Bennell, P.W. Hodges, K.M. Crossley, and J. McConnell. 2001. Delayed onset of electromyographic activity of vastus medialis obliquus relative to vastus lateralis in subjects with patellofemoral pain syndrome. *Archives of Physical Medicine and Rehabilitation* 82: 183-189.

Cracco, R.Q., J.B. Cracco, P.J. Maccabee, and V.E. Amassian. 1999. Cerebral function revealed by transcranial magnetic stimulation. *Journal of Neuroscience Methods* 86: 209-219.

Craik, R.L., and C.A. Oatis. 1995. *Gait analysis: theory and application.* St. Louis: Mosby.

Cram, J.R., G.S. Kasman, and J. Holtz. 1998. *Introduction to surface electromyography.* Gaithersburg, MD: Aspen.

Crayton, J.W., and S. King. 1981. Inter-individual variability of the H-reflex in normal subjects. *Electromyography and Clinical Neurophysiology* 21: 183-200.

Crone, C., L.L. Johnsen, H. Hultborn, and G.B. Orsnes. 1999. Amplitude of the maximum motor response (Mmax) in human muscles typically decreases during the course of an experiment. *Experimental Brain Research* 124: 265-270.

Crone, C., and J. Nielsen. 1989. Methodological implications of the post activation depression of the soleus H-reflex in man. *Experimental Brain Research* 78: 28-32.

Cruz Martinez, A., and J.M. López Terradas. 1992. Motor unit remodelling in Duchenne muscular dystrophy. Electrophysiological assessment. *Electromyography and Clinical Neurophysiology* 32: 351-358.

Cupido, C.M., V. Galea, and A.J. McComas. 1996. Potentiation and depression of the M wave in human biceps brachii. *Journal of Physiology* 491 (Pt 2): 541-550.

Currier, D.P. 1972. Maximal isometric tension of the elbow extensors at varied positions. 2. Assessment of extensor components by quantitative electromyography. *Physical Therapy* 52: 1265-1276.

Darling, W.G., J.D. Cooke, and S.H. Brown. 1989. Control of simple arm movements in elderly humans. *Neurobiology of Ageing* 10: 149-157.

Daube, J.R. 1991. AAEM minimonograph #11: needle examination in clinical electromyography. *Muscle & Nerve* 14: 685-700.

Day, B.L., C.D. Marsden, J.A. Obeso, and J.C. Rothwell. 1984. Reciprocal inhibition between the muscles of the human forearm. *Journal of Physiology* 349: 519-534.

De la Barrera, E.J., and T.E. Milner. 1994. The effects of skinfold thickness on the selectivity of surface EMG. *Electroencephalography and Clinical Neurophysiology* 93: 91-99.

De Luca, C.J. 1979. Physiology and mathematics of myoelectric signals. *IEEE Transactions on Biomedical Engineering* 26: 313-325.

De Luca, C.J., and R. Merletti. 1988. Surface myoelectric signal cross-talk among muscles of the leg. *Electroencephalography and Clinical Neurophysiology* 69: 568-575.

De Luca, C.J., and E.J. Van Dyk. 1975. Derivation of some parameters of myoelectric signals recorded during sustained constant force isometric contractions. *Biophysical Journal* 15: 1167-1180.

Delcomyn, F., and J.H. Cocatre-Zilgien. 1992. Computer method for identifying bursts in trains of spikes. In *Methods in Neurosciences* Vol. 10, *Computer and computations in the neurosciences,* ed. Conn, M. (pp. 228-240). New York: Academic Press.

deVries, H.A. 1968. EMG fatigue curves in postural muscles. A possible etiology for idiopathic low back pain. *American Journal of Physical Medicine* 47: 175-181.

deVries, H.A., R.K. Burke, R.T. Hopper, and J.H. Sloan. 1976. Relationship of resting EMG level to total body metabolism with reference to the origin of "tissue noise." *American Journal of Physical Medicine* 55: 139-147.

deVries, H.A., R.A. Wiswell, R. Bulbulian, and T. Moritani. 1981. Tranquilizer effect of exercise. Acute effects of moderate aerobic exercise on spinal reflex activation level. *American Journal of Physical Medicine* 60: 57-66.

DiFabio, R.P. 1987. Reliability of computerized surface electromyography for determining the onset of muscle activity. *Physical Therapy* 67: 43-48.

Dimitrov, G.V., and N.A. Dimitrova. 1998. Fundamentals of power spectra of extracellular potentials produced by skeletal muscle fibre of finite length. Part I: Effect of fiber anatomy. *Medical Engineering and Physics* 20: 580-587.

Dimitrov, G.V., C. Disselhorst-Klug, N.A. Dimitrova, E. Schulte, and G. Rau. 2003. Simulation analysis of the ability of different types of multi-electrodes to increase selectivity of detection and to reduce cross-talk. *Journal of Electromyography and Kinesiology* 13: 125-138.

Dimitrova, N.A., and G.V. Dimitrov. 2003. Interpretation of EMG changes with fatigue: facts, pitfalls, and fallacies. *Journal of Electromyography and Kinesiology* 13: 13-36.

Dimitrova, N.A., G.V. Dimitrov, and Z.C. Lateva. 1991. Influence of the fiber length on the power spectra of single muscle fiber extracellular potentials. *Electromyography and Clinical Neurophysiology* 31: 387-398.

Dimitrova, N.A., G.V. Dimitrov, and O.A. Nikitin. 2001. Longitudinal variations of characteristic frequencies of skeletal muscle fiber potentials detected by a bipolar electrode or multi-electrode. *Journal of Medical Engineering and Technology* 25: 34-40.

Dimitrova, N.A., G.V. Dimitrov, and O.A. Nikitin. 2002. Neither high-pass filtering nor mathematical differentiation of the EMG signals can considerably reduce crosstalk. *Journal of Electromyography and Kinesiology* 12: 235-246.

Doud, J.R., and J.M. Walsh. 1995. Muscle fatigue and muscle length interaction: effect on the EMG frequency components. *Electromyography and Clinical Neurophysiology* 35: 331-339.

Drake, J.D.M., and J.P. Callaghan. 2006. Elimination of electrocardiogram from electromyogram signals: an evaluation of currently used removal techniques. *Journal of Electromyography and Kinesiology* 16: 175-187.

Dubo, H.I., M. Peat, D.A. Winter, A.O. Quanbury, D.A. Hobson, T. Steinke, and G. Reimer. 1976. Electromyographic temporal analysis of gait: normal human locomotion. *Archives of Physical Medicine and Rehabilitation* 57: 415-420.

Dubowitz, V., and M.H. Brooke. 1973. *Muscle biopsy: a modern approach.* Philadelphia: Saunders.

Duchateau, J., S. Le Bozec, and K. Hainaut. 1986. Contributions of slow and fast muscles of triceps surae to a cyclic movement. *European Journal of Applied Physiology* 55: 476-481.

Duclay, J., and A. Martin. 2005. Evoked H-reflex and V-wave responses during maximal isometric, concentric, and eccentric muscle contraction. *Journal of Neurophysiology* 94: 3555-3562.

Dumitru, D. 2000. Physiologic basis of potentials recorded in electromyography. *Muscle & Nerve* 23: 1667-1685.

Dumitru, D., and J.C. King. 1992. Far-field potentials in circular volumes: evidence to support the leading/trailing dipole model. *Muscle & Nerve* 15: 101-105.

Dwyer, D., J. Browning, and S. Weinstein. 1999. The reliability of muscle biopsies taken from vastus lateralis. *Journal of Science and Medicine in Sport* 2: 333-340.

Ebenbichler, G.R., P. Bonato, S.H. Roy, S. Lehr, M. Posch, J. Kollmitzer, and C.U. Della. 2002. Reliability of EMG time-frequency measures of fatigue during repetitive lifting. *Medicine and Science in Sports and Exercise* 34: 1316-1323.

Ebenbichler, G., J. Kollmitzer, M. Quittan, F. Uhl, C. Kirtley, and V. Fialka. 1998. EMG fatigue patterns accompanying isometric fatiguing knee-extensions are different in mono and bi-articular muscles. *Electroencephalography and Clinical Neurophysiology* 109: 256-262.

Eberstein, A., and B. Beattie. 1985. Simultaneous measurement of muscle conduction velocity and EMG power spectrum changes during fatigue. *Muscle & Nerve* 8: 768-773.

Edstrom, L., and E. Kugelberg. 1968. Histochemical composition, distribution of fibres and fatiguability of single motor units. Anterior tibial muscle of the rat. *Journal of Neurology, Neurosurgery and Psychiatry* 31: 424-433.

Edwards, R.G., and O.J. Lippold. 1956. The relation between force and integrated electrical activity in fatigued muscle. *Journal of Physiology* 132: 677-681.

Eisen, A., and K. Odusote. 1979. Amplitude of the F wave: a potential means of documenting spasticity. *Neurology* 29: 1306-1309.

Eke-Okoro, S.T. 1982. The H-reflex studied in the presence of alcohol, aspirin, caffeine, force and fatigue. *Electromyography and Clinical Neurophysiology* 22: 579-589.

Elfving, B., D. Liljequist, E. Mattsson, and G. Németh. 2002. Influence of interelectrode distance and force level on the spectral parameters of surface electromyographic recordings from the lumbar muscles. *Journal of Electromyography and Kinesiology* 12: 295-304.

Elfving, B., G. Nemeth, I. Arvidsson, and M. Lamontagne. 1999. Reliability of EMG spectral parameters in repeated measurements of back muscle fatigue. *Journal of Electromyography and Kinesiology* 9: 235-243.

Ellrich, J., H. Steffens, R.D. Treede, and E.D. Schomburg. 1998. The Hoffmann reflex of human plantar foot muscles. *Muscle & Nerve* 21: 732-738.

Ellrich, J., and R.D. Treede. 1998. Convergence of nociceptive and non-nociceptive inputs onto spinal reflex pathways to the tibialis anterior muscle in humans. *Acta Physiologica Scandinavica* 163: 391-401.

English, A.W., and O.I. Weeks. 1989. Electromyographic crosstalk within a compartmentalized muscle of the cat. *Journal of Physiology* 416: 327-336.

English, A.W., S.L. Wolf, and R.L. Segal. 1993. Compartmentalization of muscles and their motor nuclei: the partitioning hypothesis. *Physical Therapy* 73: 857-867.

Espiritu, M.G., C.S. Lin, and D. Burke. 2003. Motoneuron excitability and the F wave. *Muscle & Nerve* 27: 720-727.

Etnyre, B.R., and L.D. Abraham. 1986. H-reflex changes during static stretching and two variations of proprioceptive neuromuscular facilitation techniques. *Electroencephalography and Clinical Neurophysiology* 63: 174-179.

Farina, D., F. Leclerc, L. Arendt-Nielsen, O. Buttelli, and P. Madeleine. 2006. The change in spatial distribution of upper trapezius muscle activity is correlated to contraction duration. *Journal of Electromyography and Kinesiology* 18: 16-25.

Farina, D., and R. Merletti. 2000. Comparison of algorithms for estimation of EMG variables during voluntary isometric contractions. *Journal of Electromyography and Kinesiology* 10: 337-349.

Farina, D., and R. Merletti. 2004. Methods for estimating muscle fibre conduction velocity from surface electromyographic signals. *Medical and Biological Engineering and Computing* 42: 432-445.

Farina, D., R. Merletti, B. Indino, M. Nazzaro, and M. Pozzo. 2002. Surface EMG crosstalk between knee extensor muscles: experimental and model results. *Muscle & Nerve* 26: 681-695.

Feinstein, B., B. Lindegard, E. Nyman, and G. Wohlfart. 1955. Morphologic studies of motor units in normal human muscles. *Acta Anatomica* 23: 127-142.

Fiorito, A., S. Rao, and R. Merletti. 1994. Analogue and digital instruments for non-invasive estimation of muscle fiber conduction velocity. *Medical and Biological Engineering and Computing* 32: 521-529.

Fisher, M.A. 1982. F response latency determination. *Muscle & Nerve* 5: 730-734.

Fisher, M.A. 1992. AAEM minimonograph #13. H reflexes and F waves: physiology and clinical indications. *Muscle & Nerve* 15: 1223-1233.

Floeter, M.K., and A.F. Kohn. 1997. H-reflexes of different sizes exhibit differential sensitivity to low frequency depression. *Electroencephalography and Clinical Neurophysiology* 105: 470-475.

Forsman, M., L. Birch, Q. Zhang, and R. Kadefors. 2001. Motor unit recruitment in the trapezius muscle with special reference to coarse arm movements. *Journal of Electromyography and Kinesiology* 11: 207-216.

Freund, H.J., H.J. Budingen, and V. Dietz. 1975. Activity of single motor units from human forearm muscles during voluntary isometric contractions. *Journal of Neurophysiology* 38: 933-946.

Frigon, A., D.F. Collins, and E.P. Zehr. 2004. Effect of rhythmic arm movement on reflexes in the legs: modulation of soleus H-reflexes and somatosensory conditioning. *Journal of Neurophysiology* 91: 1516-1523.

Fuglevand, A.J., D.A. Winter, A.E. Patla, and D. Stashuk. 1992. Detection of motor unit action potentials with surface electrodes: influence of electrode size and spacing. *Biological Cybernetics* 67: 143-153.

Fuglevand, A.J., K.M. Zackowski, K.A. Huey, and R.M. Enoka. 1993. Impairment of neuromuscular propagation during human fatiguing contractions at submaximal forces. *Journal of Physiology* 460: 549-572.

Fuglsang-Frederiksen, A., and A. Mansson. 1975. Analysis of electrical activity of normal muscle in man at different degrees of voluntary effort. *Journal of Neurology, Neurosurgery and Psychiatry* 38: 683-694.

Funk, D.A., K-N. An, B.F. Morrey, and J.R. Daube. 1987. Electromyographic analysis of muscles across the elbow joint. *Journal of Orthopaedic Research* 5: 529-538.

Gabriel, D.A. 2000. Reliability of SEMG spike parameters during concentric contractions. *Electromyography and Clinical Neurophysiology* 40: 423-430.

Gabriel, D.A. 2002. Changes in kinematic and EMG variability while practicing a maximal performance task. *Journal of Electromyography and Kinesiology* 12: 407-412.

Gabriel, D.A., J.R. Basford, and K.N. An. 2001. Assessing fatigue with electromyographic spike parameters. *IEEE Engineering and Medicine in Biology Magazine* 20: 90-96.

Gabriel, D., and J. Boucher. 1998. Practice effects on the timing and magnitude of antagonist activity during ballistic elbow flexion to a target. *Research Quarterly for Exercise and Sport* 69: 30-37.

Gabriel, D.A., S.M. Lester, S.A. Lenhardt, and E.D.J. Cambridge. 2007. Analysis of surface EMG spike shape across different levels of isometric force. *Journal of Neuroscience Methods* 159: 142-152.

Gabriel, D.A., J.Y. Matsumoto, D.H. Davis, B.L. Currier, and K-N. An. 2004. Multidirectional neck strength and electromyographic activity for normal controls. *Clinical Biomechanics* 19: 653-658.

Gandevia, S.C. 2001. Spinal and supraspinal factors in human muscle fatigue. *Physiological Reviews* 81: 1725-1789.

Gans, C. and F. deVree. 1987. Functional bases of fiber length and angulation in muscle. *Journal of Morphology* 192: 63-85.

Gantchev, N., A. Kossev, A. Gydikov, and Y. Gerasimenko. 1992. Relation between the motor units recruitment threshold and their potentials propagation velocity at isometric activity. *Electromyography and Clinical Neurophysiology* 32: 221-228.

Garland, S.J., and L. Griffin. 1999. Motor unit double discharges: statistical anomaly or functional entity? *Canadian Journal of Applied Physiology* 24: 113-130.

Gates, H.J., and W.J. Betz. 1993. Spatial distribution of muscle fibers in a lumbrical muscle of the rat. *Anatomical Record* 236: 381-389.

Gath, I., and E. Stålberg. 1977. On the volume conduction in human skeletal muscle: in situ measurements. *Electroencephalography and Clinical Neurophysiology* 43: 106-110.

Gath, I., and E. Stålberg. 1982. On the measurement of fibre density in human muscles. *Electroencephalography and Clinical Neurophysiology* 54: 699-706.

Geddes, L.A., and L.E. Baker. 1968. *Principles of applied biomedical instrumentation.* New York: Wiley.

Geddes, L.A., L.E. Baker, and M. McGoodwin. 1967. The relationship between electrode area and amplifier input impedance in recording muscle action potentials. *Medical and Biological Engineering* 5: 561-569.

Gerdle, B., and A.R. Fugl-Meyer. 1992. Is the mean power frequency shift of the EMG a selective indicator of fatigue of the fast twitch motor units? *Acta Physiologica Scandinavica* 145: 129-138.

Gerdle, B., M.L. Wretling, and K. Henriksson-Larsen. 1988. Do the fibre-type proportion and the angular velocity influence the mean power frequency of the electromyogram? *Acta Physiologica Scandinavica* 134: 341-346.

Gerilovsky, L., D. Karadimov, and B. Ianakiev. 1991. Hypoxia reduces the conduction velocity of the excitation along the striated muscles in man. *Electromyography and Clinical Neurophysiology* 31: 203-208.

Gielen, F.L.H., W. Wallinga de Jonge, and K.L. Boon. 1984. Electrical conductivity of skeletal muscle tissue: experimental results from different muscles in vivo. *Medical and Biological Engineering and Computing* 22: 569-577.

Gill, N.W. III, T.M. Ruediger, R.D. Gochis, W.C. Werling, J.H. Moore, S.C. Allison, S. Shaffer, and F.B. Underwood. 1999. Test-retest reliability of the ulnar F-wave minimum latency in normal adults. *Electromyography and Clinical Neurophysiology* 39: 195-200.

Giroux, B., and M. Lamontagne. 1990. Comparisons between surface electrodes and intramuscular wire electrodes in isometric and dynamic conditions. *Electromyography and Clinical Neurophysiology* 30: 397-405.

Glass, G.V., and K.D. Hopkins. 1996. *Statistical methods in psychology and education.* 3rd ed. Boston: Allyn and Bacon.

Godaux, E., and J.E. Desmedt. 1975. Human masseter muscle: H- and tendon reflexes. Their paradoxical potentiation by muscle vibration. *Archives of Neurology* 32: 229-238.

Gondran, C., E. Siebert, S. Yacoub, and E. Novakov. 1996. Noise of surface biopotential electrodes based on NASICON ceramic and Ag-AgCl. *Medical and Biological Engineering and Computing* 34: 460-466.

Gottlieb, G.L., D.M. Corcos, and G.C. Agarwal. 1989. Organizing principles for single-joint movements I. A speed-insensitive strategy. *Journal of Neurophysiology* 62: 342-357.

Granata, K.P., D.A. Padua, and M.F. Abel. 2005. Repeatability of surface EMG during gait in children. *Gait & Posture* 22: 346-350.

Gregor, R.J., and T.A. Abelew. 1994. Tendon force measurements and movement control: a review. *Medicine and Science in Sports and Exercise* 26: 1359-1372.

Gregor, R.J., P.V. Komi, and M. Jarvinen. 1987. Achilles tendon forces during cycling. *International Journal of Sports Medicine* 8: 9-14.

Gruener, R., L.Z. Stern, and R.R. Weisz. 1979. Conduction velocities in single fibers of diseased human muscle. *Neurology* 29: 1293-1297.

Guissard, N., J. Duchateau, and K. Hainaut. 2001. Mechanisms of decreased motoneurone excitation during passive muscle stretching. *Experimental Brain Research* 137: 163-169.

Hagg, G.M. 1992. Interpretation of EMG spectral alterations and alteration indexes at sustained contraction. *Journal of Applied Physiology* 73: 1211-1217.

Håkansson, C. 1956. Conduction velocity and amplitude of the action potential as related to circumference in the isolated fibre of frog muscle. *Acta Physiologica Scandinavica* 39: 291-312.

Hallett, M. 1996. Transcranial magnetic stimulation: a tool for mapping the central nervous system. *Electroencephalography and Clinical Neurophysiology Supplement* 46: 43-51.

Hammelsbeck, M., and W. Rathmayer. 1989. Intracellular Na+, K+ and Cl− activity in tonic and phasic muscle fibers of the crab Eriphia. *Pflugers Archiv* 413: 487-492.

Hannaford, B., and S. Lehman. 1986. Short time Fourier analysis of the electromyogram: fast movements and constant contraction. *IEEE Transactions on Biomedical Engineering* 12: 1173-1181.

Hayashi, K., R.G. Miller, and K.W. Brownell. 1987. Three-dimensional architecture of sarcoplasmic reticulum and T-system in human skeletal muscle. *Anatomical Record* 218: 275-283.

Hayes, K.C., and J. Sullivan. 1976. Tonic neck reflex influence on tendon and Hoffmann reflexes in man. *Electromyography and Clinical Neurophysiology* 16: 251-261.

He, W., M.Z. Wang, and Z.M. Wang. 2005. Effect of change of plasma K+ and pH value induced by exercise on muscle fatigue and surface EMG. *Sichuan Da Xue Bao Yi Xue Ban* 36: 112-114, 118.

Henneman, E., G. Somjen, and D.O. Carpenter. 1965. Excitability and inhibitability of motoneurons of different sizes. *Journal of Neurophysiology* 28: 599-620.

Hermens, H.J., B. Freriks, C. Disselhorst-Klug, and G. Rau. 2000. Development of recommendations for SEMG sensors and sensor placement procedures. *Journal of Electromyography and Kinesiology* 10: 361-374.

Heron, M.I., and F.J. Richmond. 1993. In-series fiber architecture in long human muscles. *Journal of Morphology* 216: 35-45.

Herschler, C., and M. Milner. 1978. An optimality criterion for processing electromyographic (EMG) signals relating to human locomotion. *IEEE Transactions on Biomedical Engineering* 25: 413-420.

Hicks, A., J. Fenton, S. Garner, and A.J. McComas. 1989. M wave potentiation during and after muscle activity. *Journal of Applied Physiology* 66: 2606-2610.

Hines, A.E., P.E. Crago, G.J. Chapman, and C. Billian. 1996. Stimulus artifact removal in EMG from muscles adjacent to stimulated muscles. *Journal of Neuroscience Methods* 64: 55-62.

Hodges, P.W., and B.H. Bui. 1996. A comparison of computerbased methods for the determination of onset of muscle contraction using electromyography. *Electroencephalography and Clinical Neurophysiology* 101: 511-519.

Hof, A.L. 1991. Errors in frequency parameters of EMG power spectra. *IEEE Transactions on Biomedical Engineering* 38: 1077-1088.

Hof, A.L., H. Elzinga, W. Grimmius, and J.P. Halbertsma. 2002. Speed dependence of averaged EMG profiles in walking. *Gait & Posture* 16: 78-86.

Hoffmann, P. 1918. Über die Beziehungen der Schenreflexe zur willkurlichen Bewegun zum Tonus. *Zeitschrift fur Biologie* 68: 351-370.

Holewijn, M., and R. Heus. 1992. Effects of temperature on electromyogram and muscle function. *European Journal of Applied Physiology* 65: 541-545.

Holtermann, A., and K. Roeleveld. 2006. EMG amplitude distribution changes over the upper trapezius muscle are similar in sustained and ramp contractions. *Acta Physiologica (Oxford)* 186: 159-168.

Holtermann, A., K. Roeleveld, and J.S. Karlsson. 2005. Inhomogeneities in muscle activation reveal motor unit recruitment. *Journal of Electromyography and Kinesiology* 15: 131-137.

Homma, S., and M. Kano. 1962. Electrical properties of the tonic reflex arc in the human proprioceptive reflex. In *A symposium on muscle receptors,* ed. Barker, D. Hong Kong: Hong Kong University Press.

Hong, C.Z., and W.T. Liberson. 1987. Propagation of compound muscle action potentials measured with small surface recording electrodes. *Electromyography and Clinical Neurophysiology* 27: 415-417.

Hopf, H.C., R.L. Herbort, M. Gnass, H. Gunther, and K. Lowitzsch. 1974. Fast and slow contraction times associated with fast and slow spike conduction of skeletal muscle fibres in normal subjects and in spastic hemiparesis. *Zeitschrift für Neurologie* 206: 193-202.

Hopkins, J.T., C.D. Ingersoll, M.L. Cordova, and J.E. Edwards. 2000. Intrasession and intersession reliability of the soleus H-reflex in supine and standing positions. *Electromyography and Clinical Neurophysiology* 40: 89-94.

Hopkins, J.T., and N.C. Wagie. 2003. Intrasession and intersession reliability of the quadriceps Hoffmann reflex. *Electromyography and Clinical Neurophysiology* 43: 85-89.

Hugon, M. 1973. Methodology of the Hoffmann reflex in man. In *New developments in electromyography and clinical neurophysiology,* ed. Desmedt, J.E. (3: 277-293). Basel: Karger.

Huigen, E., A. Peper, and C.A. Grimbergen. 2002. Investigation into the origin of the noise of surface electrodes. *Medical and Biological Engineering and Computing* 40: 332-338.

Hultborn, H., S. Meunier, C. Morin, and E. Pierrot-Deseilligny. 1987. Assessing changes in presynaptic inhibition of Ia fibres: a study in man and the cat. *Journal of Physiology* 389: 729-756.

Hunter, I.W., R.E. Kearney, and L.A. Jones. 1987. Estimation of the conduction velocity of muscle action potentials using phase and impulse response function techniques. *Medical and Biological Engineering and Computing* 25: 121-126.

Ikegawa, S., M. Shinohara, T. Fukunaga, J.P. Zbilut, and C.L.J. Webber. 2000. Nonlinear time-course of lumbar muscle fatigue using recurrence quantifications. *Biological Cybernetics* 82: 373-382.

Inbar, G.F., J. Allin, and H. Kranz. 1987. Surface EMG spectral changes with muscle length. *Medical and Biological Engineering and Computing* 25: 683-689.

Inghilleri, M., C. Lorenzano, A. Conte, V. Frasca, M. Manfredi, and A. Berardelli. 2003. Effects of transcranial magnetic stimulation on the H reflex and F wave in the hand muscles. *Clinical Neurophysiology* 114: 1096-1101.

Inman, V.T., H.J. Ralston, C.M. Saunders, B. Feinstein, and E.W. Wright. 1952. Relation of human electromyogram to muscular tension. *Electroencephalography and Clinical Neurophysiology* 4: 187-194.

Ishikawa, K., K. Ott, R.W. Porter, and D. Stuart. 1966. Low frequency depression of the H wave in normal and spinal man. *Experimental Neurology* 15: 140-156.

Ivanenko, Y.P., R.E. Poppele, and F. Lacquaniti. 2004. Five basic muscle activation patterns account for muscle activity during human locomotion. *Journal of Physiology* 556: 267-282.

Ives, J.C., L. Abraham, and W. Kroll. 1999. Neuromuscular control mechanisms and strategy in arm movements of attempted supranormal speed. *Research Quarterly for Exercise and Sport* 70: 335-348.

Ives J.C., W.P. Kroll, and L.L. Bultman. 1993. Rapid movement kinematic and electromyographic control characteristics in males and females. *Research Quarterly for Exercise and Sport* 64: 274-283.

Jabre, J.F. 1981. Surface recording of the H-reflex of the flexor carpi radialis. *Muscle & Nerve* 4: 435-438.

Jacobson, W.J., R.H. Gabel, and R.A. Brand. 1995. Surface vs. fine-wire electrode ensemble-averaged signals during gait. *Journal of Electromyography and Kinesiology* 5: 37-44.

Jarcho, L.W., C. Eyzaguirre, B. Berman, and J.J. Lilenthal. 1952. Spread of excitation in skeletal muscle: some factors contributing to the form of the electromyogram. *American Journal of Physiology* 163: 446-457.

Jensen, B.R., B. Schibye, K. Sogaard, E.B. Simonsen, and G. Sjøgaard. 1993. Shoulder muscle load and muscle fatigue among industrial sewing-machine operators. *European Journal of Applied Physiology* 67: 467-475.

Johnson, S.W., P.A. Lynn, J.S.G. Miller, and G.A.L. Reed. 1977. Miniature skin-mounted preamplifier for measurement of surface electromyographic potentials. *Medical and Biological Engineering and Computing* 15: 710-711.

Jonas, D., C. Bischoff, and B. Conrad. 1999. Influence of different types of surface electrodes on amplitude, area and duration of the compound muscle action potential. *Clinical Neurophysiology* 110: 2171-2175.

Juel, C. 1988. Muscle action potential propagation velocity changes during activity. *Muscle & Nerve* 11: 714-719.

Kadaba, M.P., H.K. Ramakrishnan, M.E. Wootten, J. Gainey, G. Gorton, and G.V. Cochran. 1989. Repeatability of kinematic, kinetic, and electromyographic data in normal adult gait. *Journal of Orthopaedic Research* 7: 849-860.

Kadaba, M.P., M.E. Wootten, J. Gainey, and G.V. Cochran. 1985. Repeatability of phasic muscle activity: performance of surface and intramuscular wire electrodes in gait analysis. *Journal of Orthopaedic Research* 3: 350-359.

Kadefors, R. 1973. Myoelectric signal processing as an estimation problem. In *New developments in EMG and clinical neurophysiology,* ed. Desmedt, J.E. (vol. 1, pp. 519-539). Basel: Karger.

Kamen, G. 2004. Electromyographic kinesiology. In *Research methods in biomechanics,* ed. Robertston, D.G.E., Caldwell, D.G., Hamill, J., Kamen, G., and Whittlesey, S.N. (pp. 163-181). Champaign, IL: Human Kinetics.

Kamen, G., and A. Roy. 2000. Motor unit synchronization in young and old adults. *European Journal of Applied Physiology* 81: 403-410.

Kamen, G., S.V. Sison, C.C. Du, and C. Patten. 1995. Motor unit discharge behavior in older adults during maximal-effort contractions. *Journal of Applied Physiology* 79: 1908-1913.

Kamibayashi, L.K., and F.J. Richmond. 1998. Morphometry of human neck muscles. *Spine* 23: 1314-1323.

Kaplanis, P.A., C.S. Pattichis, L.J. Hadjileontiadis, and V.C. Roberts. 2009. Surface EMG analysis on normal subjects based on isometric voluntary contraction. *Journal of Electromyography and Kinesiology* 19:157-171.

Karlsson, J.S., B.E. Erlandson, and B. Gerdle. 1994. A personal computer-based system for real-time analysis of surface EMG signal during static and dynamic contractions. *Journal of Electromyography and Kinesiology* 4: 170-180.

Karlsson, S., and B. Gerdle. 2001. Mean frequency and signal amplitude of the surface EMG of the quadriceps muscles increase with increasing torque—a study using the continuous wavelet transform. *Journal of Electromyography and Kinesiology* 11: 131-140.

Karlsson, J.S., N. Östlund, B. Larrson, and B. Gerdle. 2003. An estimation of the influence of force decrease on mean spectral frequency shift of the EMG during repetitive maximal dynamic knee extensions. *Journal of Electromyography and Kinesiology* 13: 461-468.

Katz, B. 1948. The electrical properties of the muscle fibre membrane. *Proceedings of the Royal Society of London (Biology)* 135: 506-534.

Katz, B. 1966. *Nerve, muscle, and synapse.* New York: McGraw-Hill.

Kaufman, K.R., K-N. An, W.J. Litchy, and E.Y.S. Chao. 1991. Physiological prediction of muscle forces—II. Application to isokinetic exercise. *Neuroscience* 40: 793-804.

Kawazoe, Y., H. Kotani, T. Maetani, T. Hamada, and H. Yatani. 1981. Integrated electromyography activity and biting force during rapid isometric contraction of fatigued masseter muscle in man. *Archives of Oral Biology* 26: 795-801.

Keenan, K.G., D. Farina, K.S. Maluf, R. Merletti, and R.M. Enoka. 2005. Influence of amplitude cancellation on the simulated surface electromyogram. *Journal of Applied Physiology* 98: 120-131.

Kilbom, A., G.M. Hägg, and C. Kall. 1992. One-handed load carrying—cardiovascular, muscular and subjective indices of endurance and fatigue. *European Journal of Applied Physiology* 65: 52-58.

Kimura, J. 2001. *Electrodiagnosis in diseases of nerve and muscle: principles and practice.* New York: Oxford.

Klein, A.B., L. Snyder-Mackler, S.H. Roy, and C.J. De Luca. 1991. Comparison of spinal mobility and isometric trunk extensor forces with electromyographic spectral analysis in identifying low back pain. *Physical Therapy* 71: 445-454.

Kleinpenning, P.H., H.J.M. Gootzen, A. Van Oosterom, and D.F. Stegeman. 1990. The equivalent source description representing the extinction of an action potential at a muscle fiber ending. *Mathematical Biosciences* 101: 41-61.

Kleissen, R.F. 1990. Effects of electromyographic processing methods on computer-averaged surface electromyographic profiles for the gluteus medius muscle. *Physical Therapy* 70: 716-722.

Knaflitz, M., and P. Bonato. 1999. Time-frequency methods applied to muscle fatigue assessment during dynamic contractions. *Journal of Electromyography and Kinesiology* 9: 337-350.

Knaflitz, M., and R. Merletti. 1988. Suppression of simulation artifacts from myoelectric-evoked potential recordings. *IEEE Transactions on Biomedical Engineering* 35: 758-763.

Knaflitz, M., R. Merletti, and C.J. De Luca. 1990. Inference of motor unit recruitment order in voluntary and electrically elicited contractions. *Journal of Applied Physiology* 68: 1657-1667.

Knight, C.A., and G. Kamen. 2005. Superficial motor units are larger than deeper motor units in human vastus lateralis muscle. *Muscle & Nerve* 31: 475-480.

Knoll, Z., R.M. Kiss, and L. Kocsis. 2004. Gait adaptation in ACL deficient patients before and after anterior cruciate ligament reconstruction surgery. *Journal of Electromyography and Kinesiology* 14: 287-294.

Knowlton, G.C., T.F. Hines, K.V. Keever, and R.L. Bennett. 1956. Relation between electromyogram voltage and load. *Journal of Applied Physiology* 9: 472-476.

Koceja, D.M., J.R. Burke, and G. Kamen. 1991. Organization of segmental reflexes in trained dancers. *International Journal of Sports Medicine* 12: 285-289.

Koh, T.J., and M.D. Grabiner. 1992. Cross talk in surface electromyograms of human hamstring muscles. *Journal of Orthopaedic Research* 10: 701-709.

Kohlrausch, A. 1912. Über das electromyogramm roter und weisser Musclen. *Archiv fuer Anatomie und Physiologie, Physiologische Abteilung* 283-295.

Komi, P.V. 1973. Relationship between muscle tension, EMG and velocity of contraction under concentric and eccentric work. In *New developments in electromyography and clinical neurophysiology,* ed. Desmedt, J.E. (1: 596-606). Basel: Karger.

Komi, P.V., and E.R. Buskirk. 1970. Reproducibility of electromyographic measurements with inserted wire electrodes and surface electrodes. *Electromyography* 10: 357-367.

Korner, L., P. Parker, C. Almstrom, P. Herberts, and R. Kadefors. 1984. The relation between spectral changes of the myoelectric signal and the intramuscular pressure of human skeletal muscle. *European Journal of Physiology* 52: 202-206.

Kornfield, M.J., J. Cerra, and D.G. Simons. 1985. Stimulus artifact reduction in nerve conduction. *Archives of Physical Medicine and Rehabilitation* 66: 232-234.

Kossev, A., N. Gantchev, A. Gydikov, Y. Gerasimenko, and P. Christova. 1992. The effect of muscle fiber length change on motor units potentials propagation velocity. *Electromyography and Clinical Neurophysiology* 32: 287-294.

Kramer, M., V. Ebert, L. Kinzl, C. Dehner, M. Elbel, and E. Hartwig. 2005. Surface electromyography of the paravertebral muscles in patients with chronic low back pain. *Archives of Physical Medicine and Rehabilitation* 86: 31-36.

Krause, K.H., I. Magyarosy, H. Gall, E. Ernst, D. Pongratz, and P. Schoeps. 2001. Effects of heat and cold application on turns and amplitude in surface EMG. *Electromyography and Clinical Neurophysiology* 41: 67-70.

Krogh-Lund, C. 1993. Myo-electric fatigue and force failure from submaximal static elbow flexion sustained to exhaustion. *European Journal of Applied Physiology* 67: 389-401.

Krogh-Lund, C., and K. Jorgensen. 1991. Changes in conduction velocity, median frequency, and root mean squareamplitude of the electromyogram during 25% maximal voluntary contraction of the triceps brachii muscle, to limit endurance. *European Journal of Applied Physiology* 63: 60-69.

Krogh-Lund, C., and K. Jorgensen. 1993. Myo-electric fatigue manifestations revisited: power spectrum, conduction velocity, and amplitude of human elbow flexor muscles during isolated and repetitive endurance contractions at 30% maximal voluntary contraction. *European Journal of Applied Physiology and Occupational Physiology* 66: 161-173.

Kroon, G.W., M. Naeije, and T.L. Hansson. 1986. Electromyographic power-spectrum changes during repeated fatiguing contractions of the human masseter muscle. *Archives of Oral Biology* 9: 603-608.

Kujirai, T., M.D. Caramia, J.C. Rothwell, B.L. Day, P.D. Thompson, A. Ferbert, S. Wroe, P. Asselman, and C.D. Marsden. 1993. Corticocortical inhibition in human motor cortex. *Journal of Physiology* 471: 501-519.

Kukulka, C.G., A.G. Russell, and M.A. Moore. 1986. Electrical and mechanical changes in human soleus muscle during sustained maximum isometric contractions. *Brain Research* 362: 47-54.

Lagerlund, T.D. 1996. Electricity and electronics in clinical neurophysiology. In *Clinical neurophysiology,* ed. Daube, J.R. (pp. 3-17). Philadelphia: Davis.

Landjerit, B., B. Maton, and G. Peres. 1988. In vivo muscular force analysis during the isometric flexion on a monkey's elbow. *Journal of Biomechanics* 21: 577-584.

Lang, A.H., and K.M. Vaahtoranta. 1973. The baseline, the time characteristics and the slow after waves of the motor unit potential. *Electroencephalography and Clinical Neurophysiology* 25: 387-394.

Larsson, B., S. Karlsson, M. Eriksson, and B. Gerdle. 2003. Test-retest reliability of EMG and peak torque during repetitive maximum concentric knee extensions. *Journal of Electromyography and Kinesiology* 13: 281-287.

Lateva, Z.C., and K.C. McGill. 1998. The physiological origin of the slow afterwave in muscle action potentials. *Electroencephalography and Clinical Neurophysiology* 109: 462-469.

Lateva, Z.C., and K.C. McGill. 2001. Estimating motor-unit architectural properties by analyzing motor-unit action potential morphology. *Clinical Neurophysiology* 112: 127-135.

Lateva, Z.C., K.C. McGill, and C.G. Burgar. 1996. Anatomical and electrophysiological determinants of the human thenar compound muscle action potential. *Muscle & Nerve* 19: 1457-1468.

Lateva, Z.C., K.C. McGill, and M.E. Johanson. 2002. Electrophysiological evidence of adult human skeletal muscle fibres with multiple endplates and polyneuronal innervation. *Journal of Physiology (London)* 544: 549-565.

Lawrence, J.H., and C.J. De Luca. 1983. Myoelectric signal versus force relationship in different human muscles. *Journal of Applied Physiology* 54: 1653-1659.

Lee, J.B., T. Matsumoto, T. Othman, M. Yamauchi, A. Taimura, E. Kaneda, N. Ohwatari, and M. Kosaka. 1999. Coactivation of the flexor muscles as a synergist with the extensors during ballistic finger extension movement in trained kendo and karate athletes. *International Journal of Sports Medicine* 20: 7-11.

Lentz, M., and J.F. Nielsen. 2002. Post-exercise facilitation and depression of M wave and motor evoked potentials in healthy subjects. *Clinical Neurophysiology* 113: 1092-1098.

Lewek, M.D., J. Scholz, K.S. Rudolph, and L. Snyder-Mackler. 2006. Stride-to-stride variability of knee motion in patients with knee osteoarthritis. *Gait & Posture* 23: 505-511.

Lexell, J. 1995. Human aging, muscle mass, and fiber type composition. *Journals of Gerontology Series A, Biological Sciences and Medical Sciences* 50: 11-16.

Lexell, J., K. Henriksson-Larsen, and M. Sjostrom. 1983. Distribution of different fibre types in human skeletal muscles. 2. A study of cross-sections of whole m. vastus lateralis. *Acta Physiologica Scandinavica* 117: 115-122.

Li, L., and G.E. Caldwell. 1999. Coefficient of cross correlation and the time domain correspondence. *Journal of Electromyography and Kinesiology* 9: 385-389.

Li, W., and K. Sakamoto. 1996a. The influence of location of electrode on muscle fiber conduction velocity and EMG power spectrum during voluntary isometric contraction measured with surface array electrodes. *Applied Human Science* 15: 25-32.

Li, W., and K. Sakamoto. 1996b. Distribution of muscle fiber conduction velocity of m. biceps brachii during voluntary isometric contraction with use of surface array electrodes. *Applied Human Science* 15: 41-53.

Libet, B., and B. Feinstein. 1951. Analysis of changes in electromyograms with changing muscle length. *American Journal of Physiology* 167: 805.

Lin, J.Z., and M.K. Floeter. 2004. Do F-wave measurements detect changes in motor neuron excitability? *Muscle & Nerve* 30: 289-294.

Lin, M.I., H.W. Liang, K.H. Lin, and Y.H. Hwang. 2004. Electromyographical assessment on muscular fatigue—an elaboration upon repetitive typing activity. *Journal of Electromyography and Kinesiology* 14: 661-669.

Lind, A.R., and J.S. Petrofsky. 1979. Amplitude of the surface electromyogram during fatiguing isometric contractions. *Muscle & Nerve* 2: 257-264.

Lindström, L., R. Kadefors, and I. Petersén. 1977. An electromyographic index for localized muscle fatigue. *Journal of Applied Physiology* 43: 750-754.

Lindström, L.H., and R.I. Magnusson. 1977. Interpretation of myoelectric power spectra: a model and its applications. *Proceedings of the IEEE* 65: 653-662.

Lindström, L., R. Magnusson, and I. Petersén. 1970. Muscular fatigue and action potential conduction velocity changes studied with frequency analysis of EMG signals. *Electromyography* 4: 341-356.

Lindström, L., and I. Petersén. 1983. Power spectrum analysis of EMG signals and its applications. In *Computer-aided electromyography,* ed. Desmedt, J.E. (pp. 1-51). Basel: Karger.

Linnamo, V., V. Strojnik, and P.V. Komi. 2001. EMG power spectrum and maximal M-wave during eccentric and concentric actions at different force levels. *Acta Physiologica Pharmacologica Bulgarica* 26: 33-36.

Lippold, O.C.J. 1952. The relation between integrated action potentials in a human muscle and its isometric tension. *Journal of Physiology* 117: 492-499.

Llewellyn, M., J.F. Yang, and A. Prochazka. 1990. Human H-reflexes are smaller in difficult beam walking than in normal treadmill walking. *Experimental Brain Research* 83: 22-28.

Loeb, G.E., and C. Gans. 1986. *Electromyography for experimentalists.* Chicago: University of Chicago Press.

Loscher, W.N., A.G. Cresswell, and A. Thorstensson. 1994. Electromyographic responses of the human triceps surae and force tremor during sustained submaximal isometric plantar flexion. *Acta Physiologica Scandinavica* 152: 73-82.

Lowery, M., P. Nolan, and M. O'Malley. 2002. Electromyogram median frequency, spectral compression and muscle fibre conduction velocity during sustained sub-maximal contraction of the brachioradialis muscle. *Journal of Electromyography and Kinesiology* 12: 111-118.

Lowery, M., and M.J. O'Malley. 2003. Analysis and simulation of changes in EMG amplitude during high-level fatiguing contractions. *IEEE Transactions on Biomedical Engineering* 50: 1052-1062.

Lowery, M.M., N.S. Stoykov, and T.A. Kuiken. 2003. A simulation study to examine the use of cross-correlation as an estimate of surface EMG cross talk. *Journal of Applied Physiology* 94: 1324-1334.

Lynn, P.A., N.D. Bettles, A.D. Hughes, and S.W. Johnson. 1978. Influences of electrode geometry on bipolar recordings of the surface electromyogram. *Medical and Biological Engineering and Computing* 16: 651-660.

Ma, D.M., and J.A. Liveson. 1983. *Nerve conduction handbook.* Philadelphia: Davis.

MacFarlane, W.V., and J.D. Meares. 1958. Intracellular recording of action and after-potentials of frog muscle between 0 and 45° C. *Journal of Physiology* 142: 97-109.

MacIsaac, D., P.A. Parker, and R.N. Scott. 2000. Non-stationary myoelectric signals and muscle fatigue. *Methods in Information Medicine* 39: 125-129.

MacIsaac, D., P.A. Parker, and R.N. Scott. 2001a. The short-time Fourier transform and muscle fatigue assessment in dynamic contractions. *Journal of Electromyography and Kinesiology* 11: 439-449.

MacIsaac, D.T., P.A. Parker, R.N. Scott, K.B. Englehart, and C. Duffley. 2001b. Influences of dynamic factors on myoelectric parameters. *IEEE Engineering and Medicine in Biology Magazine* 20: 82-89.

MacKinnon, C.D., and J.C. Rothwell. 2000. Time-varying changes in corticospinal excitability accompanying the triphasic EMG pattern in humans. *Journal of Physiology* 528 (Pt 3): 633-645.

Maffiuletti, N.A., and R. Lepers. 2003. Quadriceps femoris torque and EMG activity in seated versus supine position. *Medicine and Science in Sports and Exercise* 35: 1511-1516.

Malek, M.H., J.W. Coburn, J.P. Weir, T.W. Beck, and T.J. Housh. 2006. The effects of innervation zone on electromyographic amplitude and mean power frequency during incremental cycle ergometry. *Journal of Neuroscience Methods* 155: 126-133.

Mambrito, B., and C.J. De Luca. 1984. A technique for detection, decomposition and analysis of the EMG signal. *Electroencephalography and Clinical Neurophysiology* 58: 175-188.

Marmarelis, P.Z., and V.Z. Marmarelis. 1978. *Analysis of physiological systems: the white-noise approach.* New York: Plenum Press.

Marqueste, T., F. Hug, P. Decherchi, and Y. Jammes. 2003. Changes in neuromuscular function after training by functional electrical stimulation. *Muscle & Nerve* 28: 181-188.

Martin, B.J., J.P. Roll, and G.M. Gauthier. 1986. Inhibitory effects of combined agonist and antagonist muscle vibration on H-reflex in man. *Aviation, Space and Environmental Medicine* 57: 681-687.

Martin, S., and D. MacIsaac. 2006. Innervation zone shift with changes in joint angle in the brachial biceps. *Journal of Electromyography and Kinesiology* 16: 144-148.

Maruyama, A., K. Matsunaga, N. Tanaka, and J.C. Rothwell. 2006. Muscle fatigue decreases short-interval intracortical inhibition after exhaustive intermittent tasks. *Clinical Neurophysiology* 117: 864-870.

Mastaglia, F.L., and W.M. Carroll. 1985. The effects of conditioning stimuli on the F-response. *Journal of Neurology, Neurosurgery and Psychiatry* 48: 182-184.

Masuda, K., T. Masuda, T. Sadoyama, M. Inaki, and S. Katsuta. 1999. Changes in surface EMG parameters during static and dynamic fatiguing contractions. *Journal of Electromyography and Kinesiology* 9: 39-46.

Masuda, T., T. Kizuka, J.Y. Zhe, H. Yamada, K. Saitou, T. Sadoyama, and M. Okada. 2001. Influence of contraction force and speed on muscle fiber conduction velocity during dynamic voluntary exercise. *Journal of Electromyography and Kinesiology* 11: 85-94.

Masuda, T., H. Miyano, and T. Sadoyama. 1983. The distribution of myoneural junctions in the biceps brachii investigated by surface electromyography. *Electroencephalography and Clinical Neurophysiology* 56: 597-603.

Masuda, T., and T. Sadoyama. 1987. Skeletal muscles from which the propagation of the motor unit action potentials is detectable with a surface electrode array. *Electroencephalography and Clinical Neurophysiology* 67: 421-427.

Masuda, T., and T. Sadoyama. 1989. Processing of myoelectric signals for estimating the location of innervation zones in the skeletal muscles. *Frontiers in Medical and Biological Engineering* 1: 299-314.

Masuda, T., T. Sadoyama, and M. Shiraishi. 1996. Dependence of average muscle fibre conduction velocity on voluntary contraction force. *Journal of Electromyography and Kinesiology* 6: 267-276.

Mathur, S., J.J. Eng, and D.L. MacIntyre. 2005. Reliability of surface EMG during sustained contractions of the quadriceps. *Journal of Electromyography and Kinesiology* 15: 102-110.

Maton, B., and S. Bouisset. 1977. The distribution of activity among the muscles of a single group during isometric contraction. *European Journal of Applied Physiology* 37: 101-109.

Maton, B., and D. Gamet. 1989. The fatigability of two agonistic muscles in human isometric voluntary submaximal contraction: an EMG study. II. Motor unit firing rate and recruitment. *European Journal of Applied Physiology* 58: 369-374.

Matthijsse, P.C., K.M. Hendrich, W.H. Rijnsburger, R.D. Woittiez, and P.A. Huijing. 1987. Ankle angle effects on endurance time, median frequency and mean power of gastrocnemius EMG power spectrum: a comparison between individual and group analysis. *Ergonomics* 30: 1149-1159.

Mazzocchio, R., J.C. Rothwell, and A. Rossi. 1995. Distribution of Ia effects onto human hand muscle motoneurones as revealed using an H reflex technique. *Journal of Physiology* 489 (Pt 1): 263-273.

McGill, K.C., Z.C. Lateva, and S. Xiao. 2001. A model of the muscle action potential for describing the leading edge, terminal wave, and slow afterwave. *IEEE Transactions on Biomedical Engineering* 48: 1357-1365.

McGillem, C.D., and G.R. Cooper. 1984. *Continuous and discrete signal and system analysis.* 2nd ed. New York: Holt, Rinehart, and Winston.

McIlroy, W.E., and J.D. Brooke. 1987. Within-subject reliability of the Hoffmann reflex in man. *Electromyography and Clinical Neurophysiology* 27: 401-404.

McKeon, B., S. Gandevia, and D. Burke. 1984. Absence of somatotopic projection of muscle afferents onto motoneurons of same muscle. *Journal of Neurophysiology* 51: 185-194.

McLeod, J.G., and S.H. Wray. 1966. An experimental study of the F wave in the baboon. *Journal of Neurology, Neurosurgery and Psychiatry* 29: 196-200.

Mercuri, B., E.M. Wassermann, P. Manganotti, K. Ikoma, A. Samii, and M. Hallett. 1996. Cortical modulation of spinal excitability: an F-wave study. *Electroencephalography and Clinical Neurophysiology* 101: 16-24.

Merletti, R., D. Farina, and M. Gazzoni. 2003. The linear electrode array: a useful tool with many applications. *Journal of Electromyography and Kinesiology* 13: 37-47.

Merletti, R., D. Farina, H.J. Hermens, B. Freriks, and J. Harlaar, 1999. European recommendations for signal processing methods for surface electromyography. In *European recommendations for surface electromyography*, ed. Hermens, H.J., B. Freriks, R. Merletti, D.F. Stegeman, J.H. Blok, G. Rau, C. Disselhorst-Klug, and G. Hagg (pp. 57-70). Enschede, Netherlands: Roessingh Research and Development.

Messina, C., and R. Cotrufo. 1976. Different excitability of type 1 and type 2 alpha-motoneurons. The recruitment curve of H- and M-responses in slow and fast muscles of rabbits. *Journal of the Neurological Sciences* 28: 57-63.

Metral, S., and G. Cassar. 1981. Relationship between force and integrated EMG activity during voluntary isometric anisotonic contraction. *European Journal of Applied Physiology* 46: 185-198.

Micera, S., G. Vannozzi, A.M. Sabatini, and P. Dario. 2001. Improving detection of muscle activation intervals: characteristics of novel statistical algorithms designed to overcome the limitations of traditional methods. *IEEE Engineering in Medicine and Biology* 20: 38-46.

Michie, P.T., A.M. Clarke, J.D. Sinden, and L.C. Glue. 1976. Reaction time and spinal excitability in a simple reaction time task. *Physiology and Behavior* 16: 311-315.

Millet, G.Y., R. Lepers, N.A. Maffiuletti, N. Babault, V. Martin, and G. Lattier. 2002. Alterations of neuromuscular function after an ultramarathon. *Journal of Applied Physiology* 92: 486-492.

Milner-Brown, H.S., and R.B. Stein. 1975. The relation between the surface electromyogram and muscular force. *Journal of Physiology (London)* 246: 549-569.

Milsum, J.H., R.E. Kearney, and H.H. Kwee. 1973. Interactive use of laboratory computer for biomechanical studies. In *Biomechanics III: medicine and sport,* ed. Cerquiglini, S., Venerando, A., and Wartenweiler, J. (vol. 8, pp. 84-103). Basel: Karger.

Misiaszek, J.E. 2003. The H-reflex as a tool in neurophysiology: its limitations and uses in understanding nervous system function. *Muscle & Nerve* 28: 144-160.

Misulis, K.E. 1989. Basic electronics for clinical neurophysiology. *Journal of Clinical Neurophysiology* 6: 41-74.

Mitrovic, S., G. Lüder, and H.C. Hopf. 1999. Muscle fiber conduction velocity at different states of isotonic contraction. *Muscle & Nerve* 22: 1126-1128.

Mogk, J.P.M., and P.J. Keir. 2003. Crosstalk in surface electromyography of the proximal forearm during gripping tasks. *Journal of Electromyography and Kinesiology* 13: 63-71.

Mohr, K.J., R.S. Kvitne, M.M. Pink, B. Fideler, and J. Perry. 2003. Electromyography of the quadriceps in patellofemoral pain with patellar subluxation. *Clinical Orthopedics and Related Research* 415: 261-271.

Mongia, S.K. 1972. H reflex from quadriceps and gastrocnemius muscles. *Electromyography and Clinical Neurophysiology* 12: 179-190.

Morey-Klapsing, G., A. Arampatzis, and G.P. Bruggemann. 2004. Choosing EMG parameters: comparison of different onset determination algorithms and EMG integrals in a joint stability study. *Clinical Biomechanics (Bristol, Avon)* 19: 196-201.

Mori, S., and A. Ishida. 1976. Synchronization of motor units and its simulation in parallel feedback system. *Biological Cybernetics* 21: 107-111.

Morimoto, S. 1986. Effect of length change in muscle fibers on conduction velocity in human motor units. *Japanese Journal of Physiology* 36: 773-782.

Morimoto, S., and M. Masuda. 1984. Dependence of conduction velocity on spike interval during voluntary muscular contraction in human motor units. *European Journal of Applied Physiology and Occupational Physiology* 53: 191-195.

Moritani, T., and H.A. deVries. 1978. Reexamination of the relationship between the surface integrated electromyogram and force of isometric contraction. *American Journal of Physical Medicine* 57: 263-277.

Moritani, T., M. Muro, and A. Nagata. 1986. Intramuscular and surface electromyogram changes during muscle fatigue. *Journal of Applied Physiology* 60: 1179-1185.

Mortimer, J.T., R. Magnusson, and I. Petersen. 1970. Conduction velocity in ischemic muscle: effect on EMG frequency spectrum. *American Journal of Physiology* 219: 1324-1329.

Moss, R.F., P.B. Raven, J.P. Knochel, J.R. Peckham, and J.D. Blachley. 1983. The effect of training on resting muscle membrane potentials. In *Biochemistry of exercise,* ed. Knuttgen, H.G., Vogel, J.A., and Poortmans, J. (pp. 806-811). Champaign, IL: Human Kinetics.

Muller, M.L., and M.S. Redfern. 2004. Correlation between EMG and COP onset latency in response to a horizontal platform translation. *Journal of Biomechanics* 37: 1573-1581.

Mulroy, S., J. Gronley, W. Weiss, C. Newsam, and J. Perry. 2003. Use of cluster analysis for gait pattern classification of patients in the early and late recovery phases following stroke. *Gait & Posture* 18: 114-125.

Muro, M., A. Nagata, K. Murakami, and T. Moritani. 1982. Surface EMG power spectral analysis of neuro-muscular disorders during isometric and isotonic contractions. *American Journal of Physical Medicine* 61: 244-254.

Nadeau, M., and J. Vanden Abeele. 1988. Maximal H- and M-responses of the right and left gastrocnemius lateralis and soleus muscles. *Electromyography and Clinical Neurophysiology* 28: 307-311.

Nandedkar, S.D., D.B. Sanders, and E.V. Stålberg. 1985. Selectivity of electromyographic recording techniques: a simulation study. *Medical and Biological Engineering and Computing* 23: 536-540.

Nandedkar, S.D., J.C. Sigl, Y.I. Kim, and E.V. Stålberg. 1984. Radial decline of the extracellular action potential. *Medical and Biological Engineering and Computing* 22: 564-568.

Neptune, R.R., S.A. Kautz, and M.L. Hull. 1997. The effect of pedaling rate on coordination in cycling. *Journal of Biomechanics* 30: 1051-1058.

Newcomer, K.L., T.D. Jacobson, D.A. Gabriel, D.R. Larson, R.H. Brey, and K-N. An. 2002. Muscle activation patterns in subjects with and without low back pain. *Archives of Physical Medicine and Rehabilitation* 83: 816-821.

Ng, J.K., and C.A. Richardson. 1996. Reliability of electromyographic power spectral analysis of back muscle endurance in healthy subjects. *Archives of Physical Medicine and Rehabilitation* 77: 259-264.

Nightingale, A. 1960. The graphic representation of movement. II. Relationship between muscle force and the EMG in the stand-at-ease position. *Annals of Physical Medicine* 5: 187-191.

Nikolova, M., N. Pondev, L. Christova, W. Wolf, and A.R. Kossev. 2006. Motor cortex excitability changes preceding voluntary muscle activity in simple reaction time task. *European Journal of Applied Physiology* 98: 212-219.

Nishizono, H., T. Fujimoto, H. Ohtake, and M. Miyashita. 1990. Muscle fiber conduction velocity and contractile properties estimated from surface electrode arrays. *Electroencephalography and Clinical Neurophysiology* 75: 75-81.

Nobrega, J.A., D.S. Pinheiro, G.M. Manzano, and J. Kimura. 2004. Various aspects of F-wave values in a healthy population. *Clinical Neurophysiology* 115: 2336-2342.

Nordander, C., J. Willner, G.A. Hansson, B. Larsson, J. Unge, L. Granquist, and S. Skerfving. 2003. Influence of the subcutaneous fat layer, as measured by ultrasound, skinfold calipers, and BMI, on the EMG amplitude. *European Journal of Applied Physiology* 89: 514-519.

Nourbakhsh, M.R., and C.G. Kukulka. 2004. Relationship between muscle length and moment arm on EMG activity of human triceps surae muscle. *Journal of Electromyography and Kinesiology* 14: 263-273.

Nymark, J.R., S.J. Balmer, E.H. Melis, E.D. Lemaire, and S. Millar. 2005. Electromyographic and kinematic nondisabled gait differences at extremely slow overground and treadmill walking speeds. *Journal of Rehabilitation, Research and Development* 42: 523-534.

Nyquist, Henry. 1928. Certain topics in telegraph transmission theory. *Transactions of the American Institute of Electrical Engineers* 47: 617-644.

Ödman, S., and P. Öberg. 1982. Movement-induced potentials in surface electrodes. *Medical and Biological Engineering and Computing* 20: 159-166.

Oh, S.J. 2003. *Clinical electromyography: nerve conduction studies.* 3rd ed. Philadelphia: Lippincott Williams & Wilkins.

Okada, M. 1987. Effect of muscle length on surface EMG wave forms in isometric contractions. *European Journal of Applied Physiology* 56: 482-486.

Okajima, Y., Y. Tomita, R. Ushijima, and N. Chino. 2000. Motor unit sound in needle electromyography: assessing normal and neuropathic units. *Muscle & Nerve* 23: 1076-1083.

Onishi, H., R. Yagi, K. Akasaka, K. Momose, K. Ihashi, and Y. Handa. 2000. Relationship between EMG signals and force in human vastus lateralis muscle using multiple bipolar wire electrodes. *Journal of Electromyography and Kinesiology* 10: 59-67.

Ounpuu, S., and D.A. Winter. 1989. Bilateral electromyographical analysis of the lower limbs during walking in normal adults. *Electroencephalography and Clinical Neurophysiology* 72: 429-438.

Panizza, M., J. Nilsson, and M. Hallett. 1989. Optimal stimulus duration for the H reflex. *Muscle & Nerve* 12: 576-579.

Parker, P.A., and R.N. Scott. 1986. Myoelectric control of prostheses. *Critical Reviews in Biomedical Engineering* 13: 283-310.

Patla, A.E. 1985. Some characteristics of EMG patterns during locomotion: implications for the locomotor control process. *Journal of Motor Behavior* 17: 443-461.

Patterson, P.E., and M. Anderson. 1999. The use of self organizing maps to evaluate myoelectric signals. *Biomedical Science and Instrumentation* 35: 147-152.

Peinemann, A., C. Lehner, B. Conrad, and H.R. Siebner. 2001. Age-related decrease in paired-pulse intracortical inhibition in the human primary motor cortex. *Neuroscience Letters* 313: 33-36.

Pensini, M., and A. Martin. 2004. Effect of voluntary contraction intensity on the H-reflex and V-wave responses. *Neuroscience Letters* 367: 369-374.

Pernus, F., and I. Erzen. 1991. Arrangement of fiber types within fascicles of human vastus lateralis muscle. *Muscle & Nerve* 14: 304-309.

Perot, C., and I. Mora. 1993. H reflexes in close muscles: cross-talk or genuine responses? *Electroencephalography and Clinical Neurophysiology* 89: 104-107.

Perotto, A.O., D. Morrison, E.F. Delagi, and J. Iazzetti. 2005. *Anatomic guide for the electromyographer*. 4th ed. Springfield, IL: Thomas.

Perry, J. 1992. *Gait analysis: normal and pathological function*. Thorofare, NJ: Slack.

Perry, J., and G.A. Bekey. 1981. EMG-force relationships in skeletal muscle. *Critical Reviews in Biomedical Engineering* 7: 1-22.

Perry, J., C.S. Easterday, and D.J. Antonelli. 1981. Surface versus intramuscular electrodes for electromyography of superficial and deep muscles. *Physical Therapy* 61: 7-15.

Perry, J., and M.M. Hoffer. 1977. Preoperative and postoperative dynamic electromyography as an aid in planning tendon transfers in children with cerebral palsy. *Journal of Bone and Joint Surgery (American)* 59: 531-537.

Perttunen, J.R., E. Anttila, J. Sodergard, J. Merikanto, and P.V. Komi. 2004. Gait asymmetry in patients with limb length discrepancy. *Scandinavian Journal of Medicine and Science in Sports* 14: 49-56.

Petrofsky, J., and M. Laymon. 2005. Muscle temperature and EMG amplitude and frequency during isometric exercise. *Aviation, Space and Environmental Medicine* 76: 1024-1030.

Petrofsky, J.S., and A.R. Lind. 1980. The influence of temperature on the amplitude and frequency components of the EMG during brief and sustained isometric contractions. *European Journal of Applied Physiology* 44: 189-200.

Phanachet, I., T. Whittle, K. Wanigaratne, and G.M. Murray. 2004. Minimal tonic firing rates of human lateral pterygoid single motor units. *Clinical Neurophysiology* 115: 71-75.

Pierrot-Deseilligny, E., and D. Mazevet. 2000. The monosynaptic reflex: a tool to investigate motor control in humans. Interest and limits. *Neurophysiologie Clinique* 30: 67-80.

Podnar, S. 2004. Usefulness of an increase in size of motor unit potential sample. *Clinical Neurophysiology* 115: 1683-1688.

Podnar, S., and M. Mrkaic´. 2003. Size of motor unit potential sample. *Muscle & Nerve* 27: 196-201.

Polcyn, A.F., L.A. Lipsitz, D.C. Kerrigan, and J.J. Collins. 1998. Age-related changes in the initiation of gait: degradation of central mechanisms for momentum generation. *Archives of Physical Medicine and Rehabilitation* 79: 1582-1589.

Polgar, J., M.A. Johnson, D. Weightman, and D. Appleton. 1973. Data on fibre size in thirty-six human muscles. An autopsy study. *Journal of the Neurological Sciences* 19: 307-318.

Potvin, J.R. 1997. Effects of muscle kinematics on surface EMG amplitude and frequency during fatiguing dynamic contractions. *Journal of Applied Physiology* 82: 144-151.

Potvin, J.R., and S.H. Brown. 2004. Less is more: high pass filtering, to remove up to 99% of the surface EMG signal power, improves EMG-based biceps brachii muscle force estimates. *Journal of Electromyography and Kinesiology* 14: 389-399.

Prilutsky, B.I., R.J. Gregor, and M.M. Ryan. 1998. Coordination of two-joint rectus femoris and hamstrings during the swing phase of human walking and running. *Experimental Brain Research* 120: 479-486.

Quanbury, A.O., C.D. Foley, D.A. Winter, R.M. Letts, and T. Steinke. 1976. Clinical telemetry of EMG and temporal information during gait. *Biotelemetry* 3: 129-137.

Rababy, N., R.E. Kearney, and I.W. Hunter. 1989. Method for EMG conduction velocity estimation which accounts for input and output noise. *Medical and Biological Engineering* 27: 125-129.

Ravier, P., O. Buttelli, R. Jennane, and P. Couratier. 2005. An EMG fractal indicator having different sensitivities to changes in force and muscle fatigue during voluntary static muscle contractions. *Journal of Electromyography and Kinesiology* 15: 210-221.

Reber, L., J. Perry, and M. Pink. 1993. Muscular control of the ankle in running. *American Journal of Sports Medicine* 21: 805-810.

Redfern, M.S., R.E. Hughes, and D.B. Chaffin. 1993. High-pass filtering to remove electrocardiographic interference from torso EMG recordings. *Clinical Biomechanics* 8: 44-48.

Reid, M.B., G.J. Grubwieser, D.S. Stokic, S.M. Koch, and A.A. Leis. 1993. Development and reversal of fatigue in human tibialis anterior. *Muscle & Nerve* 16: 1239-1245.

Rich, C., and E. Cafarelli. 2000. Submaximal motor unit firing rates after 8 wk of isometric resistance training. *Medicine and Science in Sports and Exercise* 32: 190-196.

Richmond, F.J., and D.G. Stuart. 1985. Distribution of sensory receptors in the flexor carpi radialis muscle of the cat. *Journal of Morphology* 183: 1-13.

Robertson, D.G.E., and J.J. Dowling. 2003. Design responses of Butterworth and critically damped digital filters. *Journal of Electromyography and Kinesiology* 13: 569-573.

Robinson, K.L., J.S. McIlwain, and K.C. Hayes. 1979. Effects of H-reflex conditioning upon the contralateral alpha motoneuron pool. *Electroencephalography and Clinical Neurophysiology* 46: 65-71.

Roeleveld, K., D.F. Stegeman, H.M. Vingerhoets, and A. Van Oosterom. 1997. Motor unit potential contribution to surface electromyography. *Acta Physiologica Scandinavica* 160: 175-183.

Roman-Liu, D., T. Tokarski, and K. Wojcik. 2004. Quantitative assessment of upper limb muscle fatigue depending on the conditions of repetitive task load. *Journal of Electromyography and Kinesiology* 14: 671-682.

Rossi, A., R. Mazzocchio, and D. Nuti. 1986. Tonic neck influences on lower limb extensor motoneurons in man. *Electromyography and Clinical Neurophysiology* 26: 207-216.

Rossi, A., and D. Nuti. 1988. The effects of caloric vestibular stimulation on the soleus alpha motoneurons reinvestigated in man. *Electromyography and Clinical Neurophysiology* 28: 409-413.

Rossi-Durand, C., K.E. Jones, S. Adams, and P. Bawa. 1999. Comparison of the depression of H-reflexes following previous activation in upper and lower limb muscles in human subjects. *Experimental Brain Research* 126: 117-127.

Roy, S.H., C.J. De Luca, and D.A. Casavant. 1989. Lumbar muscle fatigue and chronic lower back pain. *Spine* 14: 992-1001.

Roy, S.H., G. De Luca, M.S. Cheng, A. Johansson, L.D. Gilmore, and C.J. De Luca. 2007. Electro-mechanical stability of surface EMG sensors. *Medical and Biological Engineering and Computing* 45: 447-457.

Rubinstein, S., and G. Kamen. 2005. Decreases in motor unit firing rate during sustained maximal-effort contractions in young and older adults. *Journal of Electromyography and Kinesiology* 15: 536-543.

Rutkove, S.B. 2001. Effects of temperature on neuromuscular electrophysiology. *Muscle & Nerve* 24: 867-882.

Sadeghi, H., P. Allard, F. Prince, and H. Labelle. 2000. Symmetry and limb dominance in able-bodied gait: a review. *Gait & Posture* 12: 34-45.

Sadoyama, T., and T. Masuda. 1987. Changes of the average muscle fiber conduction velocity during a varying force contraction. *Electroencephalography and Clinical Neurophysiology* 67: 495-497.

Sadoyama, T., T. Masuda, and H. Miyano. 1985. Optimal conditions for the measurement of muscle fibre conduction velocity using surface electrode arrays. *Medical and Biological Engineering and Computing* 23: 339-342.

Sadoyama, T., T. Masuda, H. Miyata, and S. Katsuta. 1988. Fibre conduction velocity and fibre composition in human vastus lateralis. *European Journal of Applied Physiology and Occupational Physiology* 57: 767-771.

Saitou, K., T. Masuda, D. Michikami, R. Kojima, and M. Okada. 2000. Innervation zones of the upper and lower limb muscles estimated by using multichannel surface EMG. *Journal of Human Ergology (Tokyo)* 29: 35-52.

Sakamoto, K., and W. Li. 1997. Effect of muscle length on distribution of muscle fiber conduction velocity for M. biceps brachii. *Applied Human Science* 16: 1-7.

Sale, D.G., J.D. MacDougall, A.R. Upton, and A.J. McComas. 1983. Effect of strength training upon motoneuron excitability in man. *Medicine and Science in Sports and Exercise* 15: 57-62.

Santello, M., and M.J. McDonagh. 1998. The control of timing and amplitude of EMG activity in landing movements in humans. *Experimental Physiology* 83: 857-874.

Sbriccoli, P., I. Bazzucchi, A. Rosponi, M. Bernardi, G. De Vito, and F. Felici. 2003. Amplitude and spectral characteristics of biceps brachii sEMG depend upon speed of isometric force generation. *Journal of Electromyography and Kinesiology* 13: 139-147.

Scaglioni, G., A. Ferri, A.E. Minetti, A. Martin, J. Van Hoecke, P. Capodaglio, A. Sartorio, and M.V. Narici. 2002. Plantar flexor activation capacity and H reflex in older adults: adaptations to strength training. *Journal of Applied Physiology* 92: 2292-2302.

Scaglioni, G., M.V. Narici, N.A. Maffiuletti, M. Pensini, and A. Martin. 2003. Effect of ageing on the electrical and mechanical properties of human soleus motor units activated by the H reflex and M wave. *Journal of Physiology (London)* 548: 649-661.

Schieppati, M. 1987. The Hoffmann reflex: a means of assessing spinal reflex excitability and its descending control in man. *Progress in Neurobiology* 28: 345-376.

Schulte, E., D. Farina, R. Merletti, G. Rau, and C. Disselhorst-Klug. 2004. Influence of muscle fibers shortening on estimates of conduction velocity and spectral frequencies from surface electromyographic signals. *Medical and Biological Engineering and Computing* 42: 477-486.

Schulte, E., L.A. Kallenberg, H. Christensen, C. Disselhorst-Klug, H.J. Hermens, G. Rau, and K. Sogaard. 2006. Comparison of the electromyographic activity in the upper trapezius and biceps brachii muscle in subjects with muscular disorders: a pilot study. *European Journal of Applied Physiology* 96: 185-193.

Schwab, G.H., D.R. Moynes, F.W. Jobe, and J. Perry. 1983. Lower extremity electromyographic analysis of running gait. *Clinical Orthopedics and Related Research* 176: 166-170.

Segal, R.L. 1992. Neuromuscular compartments in the human biceps brachii muscle. *Neuroscience Letters* 140: 98-102.

Segal, R.L., P.A. Catlin, E.W. Krauss, K.A. Merick, and J.B. Robilotto. 2002. Anatomical partitioning of three human forearm muscles. *Cells, Tissues, Organs* 170: 183-197.

Segal, R.L., S.L. Wolf, M.J. DeCamp, M.T. Chopp, and A.W. English. 1991. Anatomical partitioning of three multiarticular human muscles. *Acta Anatomica (Basel)* 142: 261-266.

Seki, K., and M. Narusawa. 1996. Firing rate modulation of human motor units in different muscles during isometric contraction with various forces. *Brain Research* 719: 1-7.

Sherrington, C.S. 1906. *The integrative action of the nervous system.* New Haven, CT: Yale University Press.

Shiavi, R. 1985. Electromyographic patterns in adult locomotion: a comprehensive review. *Journal of Rehabilitation Research and Development* 22: 85-98.

Shiavi, R., H.J. Bugle, and T. Limbird. 1987. Electromyographic gait assessment, part 1: adult EMG profiles and walking speed. *Journal of Rehabilitation Research and Development* 24: 13-23.

Shiavi, R., C. Frigo, and A. Pedotti. 1998. Electromyographic signals during gait: criteria for envelope filtering and number of strides. *Medical and Biological Engineering and Computing* 36: 171-178.

Shiavi, R., and N. Green. 1983. Ensemble averaging of locomotor electromyographic patterns using interpolation. *Medical and Biological Engineering and Computing* 21: 537-578.

Shiavi, R., and P. Griffin. 1983. Changes in electromyographic gait patterns of calf muscles with walking speed. *IEEE Transactions on Biomedical Engineering* 30: 73-76.

Sica, R.E.P., O.P. Sanz, and A. Colombi. 1976. Potentiation of the F wave by remote voluntary contraction in man. *Electromyography and Clinical Neurophysiology* 16: 623-625.

Simons, D.G. 2001. Do endplate noise and spikes arise from normal motor endplates? *American Journal of Physical Medicine* 80: 134-140.

Sinderby, C.A., A.S. Comtois, R.G. Thomson, and A.E. Grassino. 1996. Influence of the bipolar electrode transfer function on the electromyogram power spectrum. *Muscle & Nerve* 19: 290-301.

Skinner, S.R., and D.K. Lester. 1986. Gait electromyographic evaluation of the long-toe flexors in children with spastic cerebral palsy. *Clinical Orthopedics and Related Research* 207: 70-73.

Smith, G. 1989. Padding point extrapolation techniques for the Butterworth digital filter. *Journal of Biomechanics* 22: 967-971.

Sohn, Y.H., A. Kaelin-Lang, H.Y. Jung, and M. Hallett. 2001. Effect of levetiracetam on human corticospinal excitability. *Neurology* 57: 858-863.

Sollie, G., H.J. Hermens, K.L. Boon, W. Wallinga-De Jonge, and G. Zilvold. 1985a. The measurement of the conduction velocity of muscle fibres with surface EMG according to the cross-correlation method. *Electromyography and Clinical Neurophysiology* 25: 193-204.

Sollie, G., H.J. Hermens, K.L. Boon, W. Wallinga-De Jonge, and G. Zilvold. 1985b. The boundary conditions for measurement of the conduction velocity of muscle fibers with surface EMG. *Electromyography and Clinical Neurophysiology* 25: 45-56.

Solomonow, M., R. Baratta, M. Bernardi, B. Zhou, Y. Lu, M. Zhu, and S. Acierno. 1994. Surface and wire EMG crosstalk in neighbouring muscles. *Journal of Electromyography and Kinesiology* 4: 131-142.

Solomonow, M., C. Baten, J. Smit, R. Baratta, H. Hermens, R. D'Ambrosia, and H. Shoji. 1990. Electromyogram power spectra frequencies associated with motor unit recruitment strategies. *Journal of Applied Physiology* 68: 1177-1185.

Stackhouse, C., P.A. Shewokis, S.R. Pierce, B. Smith, J. McCarthy, and C. Tucker. 2007. Gait initiation in children with cerebral palsy. *Gait & Posture* 26: 301-308.

Stålberg, E. 1966. Propagation velocity in human muscle fibers in situ. *Acta Physiologica Scandinavica Supplementum* 287: 1-112.

Staudenmann, D., I. Kingma, A. Daffertshofer, D.F. Stegeman, and J.H. van Dieen. 2006. Improving EMG-based muscle force estimation by using a high-density EMG grid and principal component analysis. *IEEE Transactions on Biomedical Engineering* 53: 712-719.

Stephens, J.A., and A. Taylor. 1972. Fatigue of maintained voluntary muscle contraction in man. *Journal of Physiology* 220: 1-18.

Strommen, J.A., and J.R. Daube. 2001. Determinants of pain in needle electromyography. *Clinical Neurophysiology* 112: 1414-1418.

Stulen, F.B., and C.J. De Luca. 1981. Frequency parameters of the myoelectric signal as a measure of muscle conduction velocity. *IEEE Transactions on Biomedical Engineering* 28: 515-523.

Sutherland, D.H. 2001. The evolution of clinical gait analysis part l: kinesiological EMG. *Gait & Posture* 14: 61-70.

Tam, H.W., and J.G. Webster. 1977. Minimize electrode motion artifact by skin abrasion. *IEEE Transactions on Biomedical Engineering* 24: 134-139.

Tang, A., and W.Z. Rymer. 1981. Abnormal force–EMG relations in paretic limbs of hemiparetic human subjects. *Journal of Neurology, Neurosurgery and Psychiatry* 44: 690-698.

Tanino, Y., S. Daikuya, T. Nishimori, K. Takasaki, and T. Suzuki. 2003. M wave and H-reflex of soleus muscle before and after electrical muscle stimulation in healthy subjects. *Electromyography and Clinical Neurophysiology* 43: 381-384.

Tanji, J., and M. Kato. 1973. Recruitment of motor units in voluntary contraction of a finger muscle in man. *Experimental Neurology* 40: 759-770.

Terao, Y., and Y. Ugawa. 2002. Basic mechanisms of TMS. *Journal of Clinical Neurophysiology* 19: 322-343.

Thorstensson, A., H. Carlson, M.R. Zomlefer, and J. Nilsson. 1982. Lumbar back muscle activity in relation to trunk movements during locomotion in man. *Acta Physiologica Scandinavica* 116: 13-20.

Thorstensson, A., A.J. Karlsson, J.H.T. Viitasalo, P. Luhtanen, and P.V. Komi. 1976. Effect of strength training on EMG of human skeletal muscle. *Acta Physiologica Scandinavica* 98: 232-236.

Trimble, M.H., and D.M. Koceja. 1994. Modulation of the triceps surae H-reflex with training. *International Journal of Neuroscience* 76: 293-303.

Troni, W., R. Cantello, and I. Rainero. 1983. Conduction velocity along human muscle fibers in situ. *Neurology* 33: 1453-1459.

Trontelj, J.V. 1993. Muscle fiber conduction velocity changes with length. *Muscle & Nerve* 16: 506-512.

Tsuruike, M., D.M. Koceja, K. Yabe, and N. Shima. 2003. Age comparison of H-reflex modulation with the Jendrassik maneuver and postural complexity. *Clinical Neurophysiology* 114: 945-953.

Tucker, K.J., and K.S. Türker. 2007. Triceps surae stretch and voluntary contraction alters maximal M-wave magnitude. *Journal of Electromyography and Kinesiology* 17: 203-211.

Upton, A.R., A.J. McComas, and R.E. Sica. 1971. Potentiation of "late" responses evoked in muscles during effort. *Journal of Neurology, Neurosurgery and Psychiatry* 34: 699-711.

Van Boxtel, A., P. Goudswaard, G.M. van der Molen, and W.J. van den Bosch. 1983. Changes in electromyogram power spectra of facial and jaw-elevator muscle during fatigue. *Journal of Applied Physiology* 54: 51-58.

Van Der Hoeven, J.H., and F. Lange. 1994. Supernormal muscle fiber conduction velocity during intermittent isometric exercise in human muscle. *Journal of Applied Physiology* 77: 802-806.

Van Der Hoeven, J.H., T.P. Links, M.J. Zwarts, and T.W. Van Weerden. 1994. Muscle fiber conduction velocity in the diagnosis of familial hypokalemic periodic paralysis—invasive versus surface determination. *Muscle & Nerve* 17: 898-905.

Van Der Hoeven, J.H., T.W. Van Weerden, and M.J. Zwarts. 1993. Long-lasting supernormal conduction velocity after sustained maximal isometric contraction in human muscle. *Muscle & Nerve* 16: 312-320.

van Eijden, T.M., and M.C. Raadsheer. 1992. Heterogeneity of fiber and sarcomere length in the human masseter muscle. *Anatomical Record* 232: 78-84.

van Vugt, J.P.P., and J.G. van Dijk. 2001. A convenient method to reduce crosstalk in surface EMG. *Clinical Neurophysiology* 112: 583-592.

Vaughan, V.G. 1989. Effects of upper limb immobilization on isometric muscle strength, movement time, and triphasic electromyographic characteristics. *Physical Therapy* 69: 119-129.

Verrier, M.C. 1985. Alterations in H reflex magnitude by variations in baseline EMG excitability. *Electroencephalography and Clinical Neurophysiology* 60: 492-499.

Vestergaard-Poulsen, P., C. Thomsen, T. Sinkjaer, and O. Henriksen. 1995. Simultaneous 31P-NMR spectroscopy and EMG in exercising and recovering human skeletal muscle: a correlation study. *Journal of Applied Physiology* 79: 1469-1478.

Vint, P.F., and R.N. Hinrichs. 1999. Longer integration intervals reduce variability and improve reliability of EMG derived from maximal isometric exertions. *Journal of Applied Biomechanics* 15: 210-220.

Vint, P.F., S.P. McLean, and M. Harron. 2001. Electromechanical delay in isometric actions initiated from nonresting levels. *Medicine and Science in Sports and Exercise* 33: 978-983.

Voss, E.J., J. Harlaar, and G.J. Van Ingen Schenau. 1991. Electromechanical delay during knee extensor contractions. *Medicine and Science in Sports and Exercise* 23: 1187-1193.

Walk, D., and M.A. Fisher. 1993. Effects of cutaneous stimulation on ipsilateral and contralateral motoneuron excitability: an analysis using H reflexes and F waves. *Electromyography and Clinical Neurophysiology* 33: 259-264.

Wallace, R.K., P.J. Mills, D.W. Orme-Johnson, M.C. Dillbeck, and E. Jacobe. 1983. Modification of the paired H reflex through the transcendental meditation and TM-Sidhi program. *Experimental Neurology* 79: 77-86.

Wallinga-De Jonge, W., F.L. Gielen, P. Wirtz, P. De Jong, and J. Broenink. 1985. The different intracellular action potentials of fast and slow muscle fibres. *Electroencephalography and Clinical Neurophysiology* 60: 539-547.

Walmsley, R.P. 1977. Electromyographic study of the phasic activity of peroneus longus and brevis. *Archives of Physical Medicine and Rehabilitation* 58: 65-69.

Walter, C.B. 1984. Temporal quantification of electromyography with reference to motor control research. *Human Movement Science* 3: 155-162.

Walthard, K.M., and M. Tchicaloff. 1971. Motor points. In *Electrodiagnosis and electromyography*, ed. Licht, S. (3rd ed., pp. 153-170). New Haven, CT: Elizabeth Licht.

Walton, C., J. Kalmar, and E. Cafarelli. 2003. Caffeine increases spinal excitability in humans. *Muscle & Nerve* 28: 359-364.

Wank, V., U. Frick, and D. Schmidtbleicher. 1998. Kinematics and electromyography of lower limb muscles in overground and treadmill running. *International Journal of Sports Medicine* 19: 455-461.

Wee, A.S. 2006. Correlation between the biceps brachii muscle bulk and the size of its evoked compound muscle action potential. *Electromyography and Clinical Neurophysiology* 46: 79-82.

Weresh, M.J., R.H. Gabel, R.A. Brand, and D.S. Tearse. 1994. Popliteus function in ACL-deficient patients. *Iowa Orthopaedic Journal* 14: 85-93.

Westad, C., R.H. Westgaard, and C.J. De Luca. 2003. Motor unit recruitment and derecruitment induced by brief increase in contraction amplitude of the human trapezius muscle. *Journal of Physiology* 552: 645-656.

Weytjens, J.L.F., and D. van Steenberghe. 1984. Spectral analysis of the surface electromyogram as a tool for studying rate modulation: a comparison between theory, simulation, and experiment. *Biological Cybernetics* 50: 95-103.

Williams, D.M., S. Sharma, and M. Bilodeau. 2002. Neuromuscular fatigue of elbow flexor muscles of dominant and non-dominant arms in healthy humans. *Journal of Electromyography and Kinesiology* 12: 287-294.

Windhorst, U., T.M. Hamm, and D.G. Stuart. 1989. On the function of muscle and reflex partitioning. *Behavioral and Brain Sciences* 12: 629-681.

Winkel, J., and K. Jørgensen. 1991. Significance of skin temperature changes in surface electromyography. *European Journal of Applied Physiology* 63: 345-348.

Winter, D.A. 1991. *The biomechanics and motor control of human gait: normal, elderly and pathological* (pp. 1-143). 2nd ed. Waterloo, ON: University of Waterloo Press.

Winter, D.A. 2005. *Biomechanics and motor control of human movment.* 3rd ed. Hoboken, NJ: Wiley.

Winter, D.A., A.J. Fuglevand, and S.E. Archer. 1994. Crosstalk in surface electromyography: theoretical and practical estimates. *Journal of Electromyography* 4: 15-26.

Winter, D.A., and A.Q. Quanbury. 1975. Multichannel biotelemetry systems for use in EMG studies, particularly in locomotion. *American Journal of Physical Medicine* 54: 142-147.

Winter, D.A., and H.J. Yack. 1987. EMG profiles during normal human walking: stride-to-stride and inter-subject variability. *Electroencephalography and Clinical Neurophysiology* 67: 402-411.

Wolf, S. 1983. *Guide to electronic measurements and laboratory practice.* Englewood Cliffs, NJ: Prentice-Hall.

Woods, J.J., and B. Bigland-Ritchie. 1983. Linear and nonlinear surface EMG/force relationships in human muscles. An anatomical/functional argument for the existence of both. *American Journal of Physical Medicine* 62: 287-299.

Wootten, M.E., M.P. Kadaba, and G.V. Cochran. 1990. Dynamic electromyography. II. Normal patterns during gait. *Journal of Orthopaedic Research* 8: 259-265.

Wu, G., W. Liu, J. Hitt, and D. Millon. 2004. Spatial, temporal and muscle action patterns of Tai Chi gait. *Journal of Electromyography and Kinesiology* 14: 343-354.

Yaar, I., and L. Niles. 1992. Muscle fiber conduction velocity and mean power spectrum frequency in neuromuscular disorders and in fatigue. *Muscle & Nerve* 15: 780-787.

Yamada, M., K. Kumagai, and A. Uchiyama. 1991. Muscle fiber conduction velocity studied by the multi-channel surface EMG. *Electromyography and Clinical Neurophysiology* 31: 251-256.

Yang, J.F., and P.J. Whelan. 1993. Neural mechanisms that contribute to cyclical modulation of the soleus H-reflex in walking in humans. *Experimental Brain Research* 95: 547-556.

Yang, J.F., and D.A. Winter. 1984. Electromyographic amplitude normalization methods: improving their sensitivity as diagnostic tools in gait analysis. *Archives of Physical Medicine and Rehabilitation* 65: 517-521.

Yates, S.K., and W.F. Brown. 1979. Characteristics of the F response: a single motor unit study. *Journal of Neurology, Neurosurgery and Psychiatry* 42: 161-170.

Young, C.C., S.E. Rose, E.N. Biden, M.P. Wyatt, and D.H. Sutherland. 1989. The effect of surface and internal electrodes on the gait of children with cerebral palsy, spastic diplegic type. *Journal of Orthopaedic Research* 7: 732-737.

Yu, B., D.A. Gabriel, L.A. Nobel, and K-N. An. 1999. Determination of the optimum cutoff frequency for a low-pass digital filter. *Journal of Applied Biomechanics* 15: 318-329.

Zecca, M., S. Micera, M.C. Carrozza, and P. Dario. 2002. Control of multifunctional prosthetic hands by processing the electromyographic signal. *Critical Reviews in Biomedical Engineering* 30: 459-485.

Zehr, E.P. 2002. Considerations for use of the Hoffmann reflex in exercise studies. *European Journal of Applied Physiology* 86: 455-468.

Zehr, E.P., and D.G. Sale. 1994. Ballistic movement: muscle activation and neuromuscular adaptation. *Canadian Journal of Applied Physiology* 19: 363-378.

Zigmond, M.J., F.E. Bloom, S.C. Landis, J.L. Roberts, and L.R. Squire. 1999. *Fundamental neuroscience.* New York: Academic Press.

Zipp, P. 1982. Recommendations for the standardization of lead positions in surface electromyography. *European Journal of Applied Physiology* 50: 41-54.

Zuniga, E.N., and D.G. Simons. 1969. Nonlinear relationship between averaged electromyogram potential and muscle tension in normal subjects. *Archives of Physical Medicine and Rehabilitation* 50: 613-620.

Zwarts, M.J., and L. Arendt-Nielsen. 1988. The influence of force and circulation on average muscle fibre conduction velocity during local muscle fatigue. *European Journal of Applied Physiology and Occupational Physiology* 58: 278-283.

Zwarts, M.J., and D.F. Stegeman. 2003. Multichannel surface EMG: basic aspects and clinical utility. *Muscle & Nerve* 28: 1-17.

Índice de Autores

A

Aagaard, P. 190
Abbs, J. H. 3
Abelew, T. A. 158
Abraham, L. D. 187, 189
Aiello, I. 186, 188
Akaboshi, K. 62
Al-Jawayed, I. A. 189
Alkner, B. A. 157
Allison, G. T. 174
Allison, S. C. 187
Al-Mutawaly, N. 186
Aminoff, M. J. 191
An, K-N. 64
Andersen, J. L. 10
Anderson, M. 156
Andersson, E. A. 171, 174
Andreassen, S. 8, 62, 65, 69
Aoki, F. 157
Arendt-Nielsen, L. 6-8, 124, 164
Arnall, F. A. 166
Arnaud, S. 186
Arsenault, A. B. 173, 177-178, 179

B

Babault, N. 14
Baker, L. E. 60, 204
Baratta, R. V. 146
Barbeau, H. 189
Baret, M. 189
Barkhaus, P. E. 63
Barnes, W. S. 157
Barron, S. A. 190
Basgoze, O. 187
Basmajian, J. V. 63, 137
Baum, B. S. 182
Bazzy, A. R. 15
Beattie, B. 163
Beck, T. W. 70
Bekey, G. A. 158
Bell, D. 59, 157
Bellemare, F. 160, 163
Bendat, J. S. 97, 106, 137, 140
Benecke, R. 191
Benedetti, M. G. 170
Bennell, K. 183
Benoit, D. L. 173

Berardelli, A. 192
Betz, W. J. 10
Bigland, B. 157
Bigland-Ritchie, B. 157, 160, 164
Bilodeau, M. 141, 158
Biro, A. 166
Blanksma, N. G. 3
Blijham, P. J. 8
Blom, S. 188
Bodine-Fowler, S. 10
Bogey, R. 170
Bogey, R. A. 174
Bonato, P. 141, 166
Boucher, J. P. 192
Bouisset, S. 157-158
Bower, J. S. 162
Boyd, D. C. 204
Braddom, R. L. 189
Broman, H. 123-124, 164
Bronks, R. 157
Brooke, J. D. 188-189
Brooke, M. H. 10
Brown, J. M. 157
Brown, S. H. 192
Brown, W. F. 23, 190
Buchthal, F. 10, 15
Bui, B. H. 112-114, 174, 182
Bulgheroni, P. 173
Burden, A. M. 173
Burke, D. 188
Burke, R. E. 13
Buskirk, E. R. 170

C

Cafarelli, E. 64
Cahan, L. D. 170
Calder, K. 66, 115, 116
Caldwell, G. E. 125
Callaghan, J. P. 149
Callaghan, M. J. 161
Campanini, I. 180
Carp, J. S. 189
Carroll, W. M. 190
Cassar, G. 157
Cavallari, P. 189
Chaffin, D. B. 158
Chang, W. N. 183

Chau, T. 174
Chen, R. 190
Christie, A. 13
Christie, A. D. 188
Chroni, E. 190
Clancy, E. A. 73, 106, 162
Cocatre-Zilgien, J. H. 182
Cooke, J. D. 192
Cooper, R. 58-59
Cotrufo, R. 189
Cowan, S. M. 174
Cracco, R. Q. 191
Craik, R. L. 170
Cram, J. R. 71
Crayton, J. W. 188
Crone, C. 188
Cruz Martinez, A. 8
Cupido, C. M. 186
Currier, D. P. 157

D

Darling, W. G. 146
Daube, J. R. 62-64
Day, B. L. 189
De la Barrera, E. J. 15
Delcomyn, F. 182
De Luca, C. J. 62, 117, 125, 137-138, 157
Desmedt, J. E. 188
de Vree, F. 2
deVries, H. A. 141, 156, 158, 162, 189
DiFabio, R. P. 113
Dimitrov, G. V. 15, 84, 137, 220
Dimitrova, N. A. 15, 71, 84, 126, 137, 220
Doud, J. R. 164
Dowling, J. J. 151, 154
Drake, J. D. M. 149
Dubo, H. I. 174, 177
Dubowitz, V. 10
Duchateau, J. 157
Duclay, J. 189
Dumitru, D. 26, 61, 219
Dwyer, D. 2

E

Ebenbichler, G. 160
Ebenbichler, G. R. 166
Eberstein, A. 163
Edstrom, L. 10
Edwards, R. G. 157
Eisen, A. 190
Eke-Okoro, S. T. 189
Elfving, B. 70, 166
Ellrich, J. 188-189
English, A. W. 3, 64

Erzen, I. 2
Espiritu, M. G. 190
Etnyre, B. R. 189

F

Farina, D. 6, 61, 126, 138-139, 166, 220
Feinstein, B. 10, 15
Fiorito, A. 89, 123
Fisher, M. A. 189-190
Floeter, M. K. 188, 190
Forsman, M. 64
Freund, H. J. 12
Frigon, A. 189
Fuglevand, A. J. 70, 160, 164, 204
Fugl-Meyer, A. R. 160
Fuglsang-Frederiksen, A. 158
Funk, D. A. 64

G

Gabriel, D. A. 63, 118, 138, 146, 165, 192
Gamet, D. 160
Gandevia, S. C. 166, 191
Gans, C. 2, 26, 57
Gantchev, N. 7
Garland, S. J. 13
Garzaniti, N. 160, 163
Gates, H. J. 10
Gath, I. 10
Geddes, L. A. 58, 60, 204
Gerdle, B. 157-158, 160
Gerilovsky, L. 8
Gielen, F. L. H. 65
Gill, N. W. III 190
Giroux, B. 170
Glass, G. V. 119-120
Godaux, E. 188
Gondran, C. 143
Gottlieb, G. L. 112, 221
Goubel, F. 158
Grabiner, M. D. 171
Granata, K. P. 180
Green, N. 146
Gregor, R. J. 158
Griffin, L. 13
Griffin, P. 180
Gruener, R. 8
Guissard, N. 189

H

Hagg, G. M. 165
Håkansson, C. 7
Hallett, M. 191
Hammelsbeck, M. 5
Hannaford, B. 162

Hayashi, K. 5
Hayes, K. C. 189
He, W. 165
Henneman, E. 12
Hermens, H. J. 71
Heron, M. I. 2
Herschler, C. 174
Heus, R. 15, 162
Hicks, A. 186
Hines, A. E. 185
Hinrichs, R. N. 139
Hodges, P. W. 112-114, 174, 182
Hof, A. L. 162, 177
Hoffer, M. M. 170
Hoffmann, P. 187
Hogan, N. 106
Holewijn, M. 15, 162
Holtermann, A. 166
Homma, S. 189
Hong, C. Z. 8
Hopf, H. C. 7
Hopkins, J. T. 188
Hopkins, K. D. 119-120
Hugon, M. 188-189
Huigen, E. 59, 143
Hultborn, H. 189
Hunter, I. W. 123-124

I

Ikegawa, S. 166
Inbar, G. F. 15, 164
Inghilleri, M. 190
Inman, V. T. 158
Ishida, A. 15
Ishikawa, K. 188
Ivanenko, Y. P. 174
Ives, J. C. 112, 192

J

Jabre, J. F. 188
Jacobson, W. J. 116, 173
Jarcho, L. W. 8
Jensen, B. R. 161
Johnson, E. W. 189
Johnson, S. W. 61
Jonas, D. 58
Jørgensen, K. 15, 160, 164-165
Juel, C. 7-8

K

Kadaba, M. P. 170, 174, 179
Kadefors, R. 110
Kamen, G. 2, 12-13, 62, 70, 165
Kamibayashi, L. K. 3

Kano, M. 189
Kaplanis, P. A. 107, 118
Karlsson, J. S. 139, 141
Karlsson, S. 158
Kato, M. 12
Katz, B. 215
Kaufman, K. R. 64
Kawazoe, Y. 156
Keenan, K. G. 106, 117
Keir, P. J. 61, 125
Kilbom, A. 165
Kimura, J. 15, 191
King, J. C. 61
King, S. 188
Klein, A. B. 162
Kleinpenning, P. H. 66
Kleissen, R. F. 174
Knaflitz, M. 141, 166, 185
Knight, C. A. 2, 70
Knoll, Z. 170
Knowlton, G. C. 156
Koceja, D. M. 189
Koh, T. J. 171
Kohlrausch, A. 7
Kohn, A. F. 188
Komi, P. V. 157, 170
Korner, L. 165
Kornfield, M. J. 186
Kossev, A. 7
Kramer, M. 162
Krause, K. H. 15
Krogh-Lund, C. 160, 164-165
Kroon, G. W. 160
Kugelberg, E. 10
Kujirai, T. 166
Kukulka, C. G. 15, 160, 164

L

Lagerlund, T. D. 66
Lamontagne, M. 170
Landjerit, B. 158
Lang, A. H. 6
Lange, F. 7, 163
Larsson, B. 166
Lateva, Z. C. 6, 8-9, 71, 220
Lawrence, J. H. 157
Laymon, M. 162
Lee, J. B. 192
Lehman, S. 162
Lentz, M. 186
Lepers, R. 187
Lester, D. K. 171
Lewek, M. D. 180
Lexell, J. 2, 10

Li, L. 71, 125, 182
Li, W. 7, 71
Liberson, W. T. 8
Libet, B. 14
Lin, J. Z. 190
Lin, M. I. 166
Lind, A. R. 15, 160
Lindström, L. H. 14, 65, 68, 137, 160, 163
Linnamo, V. 186
Lippold, O. C. J. 156-157
Lippold, O. J. 157
Liveson, J. A. 191
Llewellyn, M. 189
Loeb, G. E. 26, 57
López Terradas, J. M. 8
Loscher, W. N. 161
Lowery, M. 118, 163
Lowery, M. M. 125
Lynn, P. A. 68, 70

M

Ma, D. M. 191
MacFarlane, W. V. 6
MacIsaac, D. 71, 162
MacKinnon, C. D. 192
Maffiuletti, N. A. 187
Magnusson, R. 69, 162
Magnusson, R. I. 65, 137
Malek, M. H. 167
Mambrito, B. 62
Mansson, A. 158
Marmarelis, P. Z. 97, 106, 144
Marmarelis, V. Z. 97, 106, 144
Marqueste, T. 185-186
Martin, A. 189
Martin, B. J. 190
Martin, S. 71
Maruyama, A. 167
Mastaglia, F. L. 190
Masuda, K. 163
Masuda, M. 8
Masuda, T. 8
Mathur, S. 166
Maton, B. 157, 160
Matthijsse, P. C. 162
Mazevet, D. 189
Mazzocchio, R. 189
McDonagh, M. J. 183
McGill, K. C. 6, 9, 220
McIlroy, W. E. 188
McKeon, B. 3
McLeod, J. G. 190
Meares, J. D. 6
Mercuri, B. 190
Merletti, R. 6, 88, 125-126, 138-139, 185, 192

Messina, C. 189
Metral, S. 157
Micera, S. 113-114, 174
Michie, P. T. 189
Millet, G. Y. 186
Mills, K. R. 124
Milner, M. 114, 174
Milner, T. E. 15
Milner-Brown, H. S. 157
Milsum, J. H. 153
Misiaszek, J. E. 189
Misulis, K. E. 58-59
Mitrovic, S. 8
Mogk, J. P. M. 61, 125
Mohr, K. J. 170-171
Mongia, S. K. 188
Mora, I. 188
Morey-Klapsing, G. 174
Mori, S. 15
Morimoto, S. 7-8
Moritani, T. 156, 158, 160
Mortimer, J. T. 163
Moss, R. F. 5
Mrkaić, M. 62
Muller, M. L. 183
Mulroy, S. 174
Muro, M. 158

N

Nadeau, M. 188
Nandedkar, S. D. 62-63, 65
Narusawa, M. 12
Neptune, R. R. 182-183
Newcomer, K. L. 146
Ng, J. K. 166
Nielsen, J. 188
Nielsen, J. F. 186
Nightingale, A. 157
Nikolova, M. 191
Niles, L. 8
Nishizono, H. 8
Nobrega, J. A. 190
Nordander, C. 170
Nourbakhsh, M. R. 15
Nuti, D. 189
Nymark, J. R. 175
Nyquist, H. 97

O

Oatis, C. A. 170
Öberg, P. 60
Ödman, S. 60
Odusote, K. 190
Oh, S. J. 191
Okada, M. 15

Okajima, Y. 63
O'Malley, M. J. 118
Onishi, H. 158
Ounpuu, S. 178

P
Panizza, M. 188
Parker, P. A. 156
Patla, A. E. 173
Patterson, P. E. 156
Peinemann, A. 192
Pensini, M. 190
Pernus, F. 2
Perot, C. 188
Perotto, A. O. 71
Perry, J. 158, 170-171
Perttunen, J. R. 178
Petersén, I. 15
Petrofsky, J. 162
Petrofsky, J. S. 15, 160
Phanachet, I. 12
Pierrot-Deseilligny, E. 189
Piersol, A. G. 97, 106, 137, 140
Podnar, S. 62
Polcyn, A. F. 180
Polgar, J. 2
Potvin, J. R. 141, 192
Prilutsky, B. I. 173

Q
Quanbury, A. O. 174

R
Raadsheer, M. C. 2-3
Rababy, N. 123
Rathmayer, W. 5
Ravier, P. 166
Reber, L. 171
Redfern, M. S. 148, 183
Reid, M. B. 160
Rich, C. 64
Richardson, C. A. 166
Richmond, F. J. 2-4
Robertson, D. G. E. 151, 154
Robinson, K. L. 189
Roeleveld, K. 2, 166
Roman-Liu, D. 165
Rosenfalck, A. 62, 65, 69
Rosenfalck, P. 10
Rossi, A. 189
Rossi-Durand, C. 188
Rothwell, J. C. 192
Roy, A. 13
Roy, S. H. 61, 162

Rubinstein, S. 165
Rutkove, S. B. 15
Rymer, W. Z. 158

S
Sadeghi, H. 178
Sadoyama, T. 7-8
Saitou, K. 8
Sakamoto, K. 7, 71
Sale, D. G. 190, 192
Santello, M. 183
Sbriccoli, P. 141
Scaglioni, G. 187
Schieppati, M. 189
Schulte, E. 71, 163
Schwab, G. H. 175
Scott, R. N. 156
Segal, R. L. 3
Seki, K. 12
Sherrington, C. S. 9
Shiavi, R. 111, 146, 170, 173, 177, 180
Sica, R. E. P. 190
Simons, D. G. 6, 157
Sinderby, C. A. 68, 137
Skinner, S. R. 171
Smith, G. 153
Sohn, Y. H. 190
Sollie, G. 8, 124
Solomonow, M. 125, 138, 170
Stackhouse, C. 180
Stålberg, E. 7-8, 10, 15
Staudenmann, D. 166
Stecko, G. 63
Stegeman, D. F. 6
Stein, R. B. 157
Stephens, J. A. 160, 163
Strommen, J. A. 64
Stuart, D. G. 4
Stulen, F. B. 137-138
Sullivan, J. 189
Sutherland, D. H. 170

T
Tam, H. W. 57
Tang, A. 158
Tanino, Y. 186
Tanji, J. 12
Taylor, A. 160, 163
Tchicaloff, M. 66
Terao, Y. 191
Thorstensson, A. 157, 171
Treede, R. D. 189
Trimble, M. H. 189
Troni, W. 7

Trontelj, J. V. 7
Tsuruike, M. 189
Tucker, K. J. 68
Türker, K. S. 68

U

Ugawa, Y. 191
Upton, A. R. 189

V

Vaahtoranta, K. M. 6
Van Boxtel, A. 161
Vanden Abeele, J. 188
Van Der Hoeven, J. H. 7-8, 163
van Dijk, J. G. 88
Van Dyk, E. J. 117
van Eijden, T. M. 2-3
van Steenberghe, D. 137
van Vugt, J. P. P. 88
Vaughan, V. G. 192
Verrier, M. C. 189
Vestergaard-Poulsen, P. 165
Vint, P. F. 124-125, 139
Voss, E. J. 124-125

W

Wagie, N. C. 188
Walk, D. 190
Wallace, R. K. 189
Wallinga-De Jonge, W. 5
Walmsley, R. P. 171
Walsh, J. M. 164
Walter, C. B. 113-114
Walthard, K. M. 66
Walton, C. 189
Wank, V. 175

Webster, J. G. 57
Wee, A. S. 185
Weeks, O. I. 64
Weresh, M. J. 171
Westad, C. 64
Weytjens, J. L. F. 137
Whelan, P. J. 189
Williams, D. M. 161
Windhorst, U. 3
Winkel, J. 15
Winter, D. A. 72, 111, 125-126, 149, 173, 174, 177--178, 180, 223
Wolf, S. 90-91
Wolpaw, J. R. 189
Woods, J. J. 157
Wootten, M. E. 174
Wray, S. H. 190
Wu, G. 173-174

Y

Yaar, I. 8
Yack, H. J. 177, 180
Yamada, M. 8
Yang, J. F. 173, 189
Yates, S. K. 190
Young, C. C. 171
Yu, B. 150

Z

Zecca, M. 156
Zehr, E. P. 189, 192
Zigmond, M. J. 6
Zipp, P. 71
Zuniga, E. N. 157
Zwarts, M. J. 6-8

Índice por Assunto

A

acoplamento capacitivo 72, 92, *93f*
adaptação de impedância 77
afterwave 6
aliasing 95
amostragem 95, *96f*
ampère
   definição de 32-34.
   volts por 35
amplificador
   à bateria 94
amplificador diferencial 66,72-73, *76f,* 87, 93
amplificadores operacionais 72
   cabeamento 78
   como filtro *anti-aliasing* 79
   corrente de polarização 77-78
   diagramas de Bode 79, *83f, 85f-86f,* 143
   escala de decibéis 80, 81
   filtros. *Ver* filtros
   função de 72
   ganho do 79, 100-101, *102f*
   ganho diferencial 72-74,88
   impedância de entrada 74-78
   queda de voltagem através do 75-76, 78
   resposta de frequência 79-86, *80f*
   ruído gerado pelo 78, 143
   taxa de rejeição de modo comum 72-74
amplificador à bateria 94
amplitude 117, 157, 160
amplitude. *Ver também* amplitude do sinal
   durante contrações fatigantes *159f,* 160
   efeitos de distância sobre 170
   normalização de 173
   onda M 184, 186
   pico a pico 72, 106, 118, 141, 186, *225f*
   raiz quadrada da média 117, 157, 180
amplitude de *spike* média (ASM) 118
amplitude do sinal
   distância intereletrodos e 69
   efeitos sobre a temperatura muscular 15
   pico a pico 72, 106
   usos da 106
amplitude pico a pico (P-P) 72, 106, 118, 141, 186, *225f*
análise conjunta de espectros e amplitudes 166
análise de *cluster* 174
análise de marcha
análise fatorial 174
   descrição 81
   digital 150-154
   espaciais 68
   passa-altas 82-84, *83f,* 167, 193
   passa-baixas 84, *85f, 87f,* 126, 167
   passa-faixa 84, *86f,* 87
   quarta ordem 151
   recursiva 153
   segunda ordem 151
análise *onset-offset* 174-175
apresentação visual de dados 175-177, *177f-178f*
   confiabilidade do sinal durante 179-181

   considerações sobre velocidade da marcha 177
   eletrodos invasivos *vs* de superfície para 170-172
   medidas quantitativas 173-174
   normalização 172-173
   variações passada a passada 178, 180
análise do padrão de interferência (API) 165
análise fatorial 174
análises de frequência 158
ângulo de fase 44
ânodo 28
aplicações ix, 170-196
artefato de estímulo 185-186
artefato de movimento
   corrente de polarização como causa de 78
   descrição de 60
   em estudos de fadiga 167
artefatos
   estímulo 185-186
   movimento. *Ver* artefato de movimento
aterramento
   descrição de 89-90.
   loop de terra *91f,* 92
   segurança 90-92
   sinal 92-94.
aterramento de segurança 90-92
aterramento do sinal 92-94
atividade eletrocardiográfica (ECG) 148-149
atraso eletromecânico (AEM) 99, 124-125

B

bateria 28-31
bíceps braquial 8,69, 116, *118f, 135f-136f*

C

cabeamento 78
cabos blindados 92
cabos coaxiais 92-93
campo gravitacional *21, 21f*
campos elétricos
   acoplamento capacitivo 92, *93f*
   análogos de *21f*
   cálculo de 197-199
   capacitores. *Ver* capacitores
   definição de 19
   diferença de potencial e 34
   força dos 22
   intervalo de 92
   resistores. *Ver* resistores
capacitância
   no circuito CA 48-50
   princípios de 27-31
   reativa 49, 81, 84
capacitância reativa 49, 81, 84
capacitores
   carregamento de, através de um resistor 39-41, 211-213
   como fonte não renovável 41
   definição de 27
   descarga de, através de um resistor 41-42, 213-214

descrição de 207-208
diferença de potencial através 49
em arranjo em série *30f,* 31, 207
em arranjo paralelo *30f,* 31, 207
impedância por 50
voltagem através 48
carga elétrica
descrição de 18-19
fonte de 27
carga. *Ver* carga elétrica
cátodo 28
cauda de potencial 6
células Renshaw 189
cicloestacionariedade 141
circuito
amplificador-músculo como 75
RC. *Ver* circuito RC
resistores em *74f*
circuito equivalente *58f*
circuito RC
definição de 39
fibra muscular como 42, 43, 215-217
gráfico carga-tempo para *40f*
circuito resistor-capacitor. *Veja* circuito RC
circuitos elétricos
bateria como exemplo de 28-31
capacitância 27-31
conceitos básicos de 27-43
diagrama esquemático dos *36f*
elementos de *29f*
resistência 33-36
codificação de taxa 12
coeficiente de confiabilidade intraclasse 112
coeficiente de correlação 120-122
coeficiente de determinação 125
coeficientes de Fourier 128, 225-228
Comissão Eletrotécnica Internacional 90
compartimentação 3, *3f*
compartimentação do compartimento neuromuscular 3
compensação por atraso 45
concentração de potássio extracelular 165
concentração isométrica máxima 173
condução de volume 23
condutância 35
condutividade 34
configuração monopolar de eletrodos 59,65-66
conservação de energia 41
constante de Boltzmann 143
constante de comprimento 215
contração voluntária máxima (CVM) 110, 162
contrações dinâmicas 71, 162
contrações estáticas 71
contrações fatigantes
amplitude durante *159f,* 160
análise de frequência espectral para 161
análise EMG durante 159-163
efeitos na extensão muscular 164
contrações isométricas 156-157,173
contrações não isométricas 157, 166
contrações submáximas 160, 165
coordenadas polares 177
correlação circular 123
correlação intraclasse (CIC) 166
corrente alternada (CA)
capacitância em 48-50
circuito

descrição da
frequência de corte para 51-53
fundamentos de 43-53
impedância em *51f*
corrente contínua (CC) 43
corrente de fuga 90-91, 91t
corrente de polarização 77-78
corrente efetiva 45-47
corrente elétrica 32-33
cossenos 127
criticamente amortecido 151, *152f*

D

decibéis 80,81
demodulação
detecção de envelope linear 107-111, *110f*
sinal de rádio 107-108
demodulação de sinal rádio 107-108
densidade de corrente 33-34
densidade espectral de potência
descrição de 135-137
medidas discretas obtidas de 137-139
descargas duplas 13
deslocamento 32
desvio padrão (DP) 119
detecção de envelope linear
amplitude obtida de 173
descrição de 107-111, *110f*
mensuração 111-117
resposta EMG durante movimento rápido analisada com *194f-195f*
diafonia 61,69,125-126
diagramas de Bode 79, *83f, 85f-86f,* 144
diferença de potencial
através do capacitor 49
cálculo de 201-205
campo elétrico e 34
densidade de corrente e 34
resistores 38
dipolo
definição de 23, 197
espaçamento de 68-69
líder 219
seguidor 219
dipolo líder 219
dipolo seguidor 219
dispersão temporal 71
distância intereletrodos (DIE) x, 67-69, 158
dreno de corrente (*current sink*) 26

E

efeito de filtro passa-baixas 15
eletricidade 18-27
eletrodo
área de detecção 70
arranjos 87-89
arranjos lineares 89
bipolar. *Ver* gravações bipolares
circuito equivalente para *58f*
colocação de 70-71
configurações de gravação
definição de 65
diferencial duplo 87-88, 125
filtragem de tecido 65, 72
impedância de entrada do 74-77

interface eletrolítica com 57-58
interface metal-eletrólito 57, 59
invasivo. *veja* eletrodos invasivos
monopolares 59, 66
número mínimo de 22
posicionamento da zona de inervação do 70-71
potencial de meia-célula 59
queda de voltagem dependente de frequência induzida pelo 58
subdural 166
superfície. *veja* eletrodos de superfície
tipos de 56, 59-65
volume de detecção para 70
eletrodo duplo diferencial 87-88, 125
eletrodo flutuante 60
eletrodo G1 66
eletrodo G2 66
eletrodo quadrifilar 62
eletrodos ativos 61
eletrodos concêntricos 62
eletrodos de fio 61,63-64, *64f,* 170-171
eletrodos de fio fino 63
eletrodos de prata-cloreto de prata 59,77, *144f*
eletrodos de superfície
 análise de marcha uso 170-172
 ativos 61
 construção de 60, *60f*
 descrição dos 56-57
 efeitos da distância intereletrodos sobre 69-70
 eletrodo de agulha vs 63
 flutuantes 60
 ilustração de *57f*
 passivos 60
 revestimento de prata-cloreto de prata sobre 59,77, *144f*
 suscetibilidade do artefato do movimento 60
 vantagens de 61
 volume de detecção dos 70
 zona de inervação e 167
eletrodos invasivos
 agulha *62f,* 62-63
 concêntricos 62
 descrição dos 56, 58, 61
 fio 61,63-64, *64f,* 170-171
 quadrifilar 62
eletrodos invasivos 61,62-63
eletrodos passivos 60
eletrodos subdurais 166
eletromiografia de superfície (EMGs)
 curva de distribuição da frequência de *106f*
 descrição de 220
 filtragem passa-altas de 82, 84
eletromiografia integrada (EMGI) 112, 183
energia elétrica 36-39
energia elétrica 37
energia potencial elétrica 18, 20-22
entrada (*input*) não inversora 72, *73f*
entrada inversora 72, *73f*
erro de quantização (EQ) 100
escores-z 119-120, *121f*
espectro de frequência 128-129,133-135, *135f, 161f*
espectro de potência 129-131
estacionariedade 140-141
estimulação magnética 186,189
estimulação magnética transcraniana (EMT) xi, 166, 191-192
extensor radial longo do carpo 3

F
facilitação neuromuscular proprioceptiva 189
fadiga
 alterações de frequência espectral durante 164-165
 artefato de movimento 167
 descrição 8
 ondas M durante 163 164f
 relatórios técnicos 165-166
faixa de passagem 82
fenômeno de Gibbs 133, 228
fibra(s) muscular(es)
 agrupamento de 10
 características arquitetônicas da 2-3, *4f*
 como circuito resistor-capacitor 42, *43f,* 215-217
 contração lenta 5, 7, 10
 contração rápida 2, 5, 7, 10
 diâmetro da 7
 extensão de 2, *2f,* 7, 14-15
 fisiologia da 5-8
 membrana da 215-216
 organização da 10
 potenciais de repouso da membrana 5
 resistência axial da 215
 tipos de 2, 5, 7, 10
fibras de contração lenta 5, 7, 10
fibras de contração rápida 2, 5, 7, 10
filtragem de tecido 15, 65, 72
filtragem digital 149-154
filtro de Bessel 83, 153
filtro de Butterworth 83, 151, 153-154
filtro de entalhe (*notch*) 143
filtro de segunda ordem 151
filtro espacial 68
filtro passa-altas 82-84, *83f,* 167, 193
filtro passa-baixas 65, 84, *85f, 87f,* 126, 167, 174
filtro passa-faixa 84, *86f,* 87
filtros
 anti-aliasing 79, 98
 autorregressivos 153
 Bessel 83, 153
 Butterworth 83, 151, 153-154
 comb 68
 de entalhe (*notch*) 143
filtros analógicos 47, 81
filtros *anti-aliasing*
 amplificador como 78
 definição de 98
filtros autorregressivos 153
filtro comb 68
filtros de quarta ordem 151
filtros recursivos 153
flexor radial do carpo 3, 188
fonte de corrente 26
força
 elétrica 19-21
 muscular. *Ver* força muscular
força elétrica 22
força eletromotriz 36, 45, 217
força muscular
 classificação de 12, *13f*
 descrição da xi
 frequência espectral e 158
 magnitude EMG e 156-158
 técnicas de modulação 12-14
forma de onda QRS 149
formato Gaussiano 107

frequência (f)
    espectral. *Ver* frequência espectral
    potência média 137, 158, 160, 161
    série de Fourier 126-128
    spike média 138
frequência de canto 82
frequência de corte
    definição de 81
    para circuito CA 51-53
    passa-baixas 125, 149
frequência de Nyquist 96, 97-98, 129, 134
frequência de potência mediana (FPMd) 137, 160-161
frequência de retraimento 96
frequência de *spike* média (FSM) 138
frequência espectral
    características da 160-163
    descrição da 158
    mudanças relacionadas à fadiga 164-165
frequência de potência média (FPM) 137, 158, 160-165
frequência mediana instantânea 166
frequências de corte passa-baixas 125, 149
fuga de frequência 133
função de correlação cruzada
    atraso eletromecânico 124-125
    cálculo de 121-123, 223
    definição de 119
    diafonia 125-126
    informações de 119-121
    não normalizada 223
    valor máximo de 124*f*
função de ponderação de janela 133

G

ganho (G) 79, 101-102, *102f*
ganho de modo comum 74
ganho diferencial 72-74, 88
gastrocnêmio 10, 156
gordura subcutânea 125
gravações bipolares
    descrição das 59, 62
    distância intereletrodos 67-69
    filtro comb 69
    filtro espacial 68
    seletividade 69-70

I

identidade de Euler 132
impedância (Z) 50-51, *51f*
    de entrada 74-78
impedância de entrada 74-78
impulso antidrômico 187
impulso da unidade motora 111
indução eletrostática de energia de linha de força 73
inibição intracortical 166
instrumentação
    amplificador. *Ver* amplificador
    aterramento de segurança da 90-92
    corrente de fuga por meio da 90
    descrição da viii
    eletrodos. *Ver* eletrodos
integração trapezoidal 221
interface de computador
    amostragem 95, *96f*
    descrição de 95
    multiplexação 99
    quantização 99-100
    resolução horizontal 95-98
    resolução vertical 101-103
interface eletrodo-eletrólito 57-58, 143
interface metal-eletrólito 57, 59
interferência capacitiva 93
interpolação do *twitch* 166
isquiotibiais 2

J

janela de dados
    comprimento da 139-141
    definição de 117
    localização da 139, 141
janela móvel 153
joule 20
junções neuromusculares 8

L

lei das correntes de Kirchhoff x, *74f*, 74-75
lei de coulomb 19
lei de Ohm 35, 50-51
limiar de detecção 182-183
linha de observação afastada 24-25
linha de observação próxima 25-26
linha equipotencial 204-205
loop de terra *91f*, 91

M

Macro-EMG 2
média do sinal (*signal averaging*) 144-146
média móvel (*moving average*) 108-110
medida de inclinação (*slope*) 221-222
mensuração de área 221-222
Método Bartlett 136
Método Daniell 137
método de inflexão inversa 153
método dinâmico de pico 173
método duplo limiar 113
microampères 32
microvolts 22
miliampères 32
milivolts 22
momento dipolar 204
motoneurônio 9
movimentos balísticos 192-193, *194f-195f*
multiplexação 99
multiplexador de 99
músculo
    características anatômicos do 2-4
    compartimentação do 3, *3f*
    comprimento do 14, 164
    fadiga do 7

N

nanocoulombs 22
normalização, amplitude 172

O

ohm-metros 35
onda terminal (*terminal wave*) 6
onda F 190
onda M 27, 163, *164f*, 184-187, 190
onda V 189

P

padrão de covariância 120
padrão de rajada trifásico 193, *194f*
passa-banda 82
passagem por zero 138, 161, 165
perdas i^2R 37
período (*epoch*) 117, 139-141
período refratário 5
periodograma de Welch 137
permeabilidade do sódio 5
pico 165
pico de voltagem de 44-45.
placas de conversão analógico-digital (A/D) 99, *100t*, 101, *102f*, 124, 146
placas motoras terminais 66
ponte de sal 70
ponte eletrolítica 60, 70, *171f*
potássio 165
potência 37
potenciais conduzidos por volume 23
potenciais de ação
    efeitos da temperatura muscular sobre 15
    efeitos de comprimento da fibra muscular 15
    fibra muscular. *Ver* potenciais de ação da fibra muscular
    muscular composto 27, 66, 163
    reunido 27
    unidade motora. *Ver* potenciais de ação de unidade motora
    velocidade de condução de 217
potenciais de ação da fibra muscular (PAFM)
    condução de volume dos 23-24
    correntes extracelulares geradas por 56
    descrição dos 5-6, 14
    efeitos da distância intereletrodos sobre *67f*
    efeitos de dispersão sobre 123
    eventos eletroquímicos envolvidos em *26f*
    fases de despolarização e repolarização dos 23
    propagação de 27, 70, 124
    representação de 219-220
    representação tripolo de 26-27
potenciais de ação de unidade motora
    componente de não propagação 126
    condução de volume do 23
    descrição de 10-12, *11f*, 14
    efeitos sobre dispersão temporal em 71
    eletrodos para detecção
        agulha 62
        fio fino 63-64
    onda completa retificada 111
potencial de ação reunido 27
potenciais de repouso da membrana 5
potenciais de placa terminal em miniatura (PPTM) 6
potenciais evocados
    descrição de 68, 72, 184
    motores 192
    onda F 190
    onda M 184-187
    ondas V 189
    reflexo H 187-190
    tipos de 191-192
    velocidade de condução nervosa periférica 191, *191f*
potenciais motores evocados 192
potencial de ação muscular composto (PAMC) 27, 66, 163
potencial de meia-célula 59
potencial elétrico 201-205
princípio de tamanho de Henneman 12
processamento de sinal xi
produtos cruzados 120-121
publicações ix

Q

quantização 99-100
queda de voltagem 75-76, 78

R

r^2. *Ver* coeficiente de determinação
radiação eletromagnética 72
    amplitude da raiz quadrada da média (RQM) 117, 157, 160
    amplitude de voltagem 81
    corrente 47
    voltagem 47
"ramos" 11
razão entre variâncias 114, 116
reatância capacitiva 51
reatância de resistência 51
receptores sensoriais 4
recrutamento 12
redução da carga 75
reflexo de Hoffman. *Ver* reflexo H
Reflexo H 187-190
rejeita-faixa 82
relação de Ohm 75
relação sinal-ruído (RSR) 142, 144-145
resistência 33-36, 38, 78
resistividade 34, 215
resistores
    capacitor e
    carga 39-41, 211-213
    descarga 41-42, 213-214
    descrição de 208-209
    diferença de potencial para 38
    em arranjo em série *38f*, 38-39
    em arranjo paralelo *38f*, 38-39
    impedância por 50
    no circuito elétrico *36f*, *74f*
    tipos de 37
resolução de frequência 134
resolução horizontal 95-98
resolução vertical 100-102
resposta de frequência 79-87, *80f*
resposta ortodrômica 187
resposta reflexa 146
retículo sarcoplasmático 5
retificação de onda completa 108
ruído
    amplificador 78, 143
    descrição do ix
    elétrico 92
    eletrodo 143
    fontes de 141-142
    Gaussiano 144
    inerente 141-143, *142f*
    interferência 141, 142-144
    magnético 93
    relação sinal-ruído 142, 144-145
ruído $1/f$ 143
ruído de eletrodo 143

ruído de interferência *142f,* 142-144
ruído de Johnson 143
ruído de linha de força 73
ruído elétrico 92
ruído Gaussiano 144
ruído inerente 141-143, *142f*
ruído magnético 93
ruído térmico 143

S
sarcolema 5
seletividade 69-70
senos 127
série de Fourier 126-128, 131
sinal
   amostragem do 95, *96f*
   amplitude modulada *107f-108f*
   aperiódico 131
   corte de 102
   demodulação de 110-111
   detecção de envelope linear
      descrição da 107-111, *110f*
      mensuração 111-117
   determinístico 106
   durante contrações dinâmicas 162
   efeitos da fadiga sobre 159-160
   estacionariedade do 137, 141
   estocástico 106
   função de correlação cruzada. *Ver* função de correlação cruzada
   largura de banda de 129
   natureza do 106-107
   passa-faixa 117-118, *147f-148f*
   potência média do 129-131
   quantização do 99-100
sinal aperiódico 131
sinal de corrente alternada (CA)
   descrição do 44-45
   potência média de 81
sinal de modo comum 59
sinal de ruído 110
sinal determinístico 106
sinal estocástico 106
sinal passa-faixa 117-118, *147f-148f*
sinal portador 107
sincronização 13
sinusoides 44, *45f*
sistema de aquisição de dados analógico-digital (A/D) *56f*
Sistema Internacional de Unidades (SI)
   descrição do 22
   para resistência 35
   para resistividade 35
sistema tubular transverso 5-6
solear 188
spike 165
subamortecido 151, *152f*

subtração do espectro de ruído da linha de base 146
superamortecido 151, *152f*

T
taxa de aumento no ganho (*roll rate*) 82
taxa de descarga 12
taxa de disparo 12
taxa de rejeição de modo comum (TRMC) 73-74
telemetria 174
temperatura
   potenciais de ação afetados por 15
   velocidade de condução fibra muscular afetada pela 7
temperatura muscular 15
tempo de ativação 182-184
terra 65, 90
tibial anterior 3
trabalho 20-22
trabalho negativo 21, 36
transdução de sinal 56
transformada de Fourier (TF) 131-133
transformada de Fourier tempo reduzido 162
transformada discreta de Fourier (TDF) 133
transformada rápida de Fourier (TRF) 133, 162
tripolo 26-27

U
unidade de coulomb *18f,* 18-19
unidade motora (UM)
   ativação de 12, 13-14
   organização da 10
   recrutamento da 12
   recursos da 9-11
   sincronização da 13, 165
unidade somadora 72, *73f*

V
valor médio retificado (VMR) 117, 160
variáveis fisiológicas 14-15
variável de frequência com base em domínio do tempo 165-166
vasto lateral *140f*
vasto medial oblíquo 174
velocidade de condução (VC) 6-8, *7f,* 123-124
velocidade de condução da fibra muscular (VCFM) 6-8, 71, 123-124, 163
velocidade de condução nervosa periférica 191, *191f*
velocidade de condução nervosa motora *191f*
velocidade de deslizamento 32
volt 20, 22
voltagem efetiva 45-47
volts por ampère 35
volume de detecção de eletrodos 70

Z
zona de inervação 8, *9f,* 10, 166

Sobre os Autores

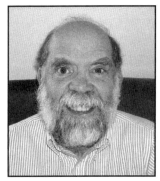

Gary Kamen, PhD, é professor do departamento de cinesiologia na Universidade de Massachusetts, em Amherst. Tem 30 anos de experiência no campo da cinesiologia, incluindo investigação em eletromiografia básica, fisiologia neuromuscular, controle motor, neurociência do exercício, fisiologia da unidade motora e numerosas aplicações eletromiográficas. Por meio de suas investigações, demonstrou a importância da taxa de disparo da unidade motora para a produção de força máxima em adultos mais velhos, provando, assim, a importância de ativação neural para a força muscular.

Kamen publicou mais de 75 artigos no campo da eletromiografia, das técnicas de registro da unidade motora, do controle motor e de outros conceitos relacionados a este livro. Também publicou um dos primeiros textos em ciência do exercício. É membro do *American College of Sports Medicine* e da *American Association for Kinesiology and Physical Education*, bem como de diversas organizações, incluindo a *Society for Neuroscience*, a *International Society for Electrophysiology and Kinesiology* e a *International Society of Biomechanics*.

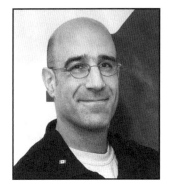

David A. Gabriel, PhD, é professor do departamento de educação física e cinesiologia da Universidade de Brock em St. Catharines, Ontário. Tem 20 anos de experiência na condução de pesquisas relacionadas à cinesiologia, à reabilitação e à neurofisiologia. Isso inclui técnicas eletromiográficas de superfície e invasivas, bem como a modelagem e a simulação computacional do sinal EMG. Desta investigação foi capaz de resolver problemas difíceis na coleta de dados, na redução, na análise e na interpretação EMG.

Gabriel publicou uma série de artigos sobre um novo método de processamento de sinal para documentar as mudanças sutis no sinal EMG de superfície e sobre como essas alterações podem estar relacionadas a padrões de disparo da unidade motora. Seu estudo também é amplamente divulgado em outras áreas, incluindo confiabilidade do sinal EMG de superfície para estudos cinesiológicos e clínicos e modelagem e simulação do sinal EMG de superfície.

Gabriel é editor associado do *Journal of NeuroEngineering and Rehabilitation,* membro do conselho editorial do *Journal of Electromiography and Kinesiology*, vice-presidente e presidente eleito da *International Society of Electrophysiology and Kinesiology* e membro do *American College of Sports Medicine* e do *Institute of Electrical and Electronics Engineers*.

Sobre o Livro
Formato: 21 x 28 cm
Mancha: 16,3 x 23,2 cm
Papel: Offset 90 g
Nº páginas: 266
Tiragem: 2.000 exemplares
1ª edição: 2015

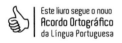

Equipe de Realização
Assistência editorial
Liris Tribuzzi

Assessoria editorial
Maria Apparecida F. M. Bussolotti

Edição de texto
Gerson Silva (Supervisão de revisão)
Elise Garcia (Preparação do original e copidesque)
Simone Oliveira e Gabriela Teixeira (Revisão)

Editoração eletrônica
Vanessa Dal (Capa e diagramação)
Ricardo Howards (Ilustrações de miolo)
Douglas Docelino (Ilustração de capa)

Impressão
Edelbra Gráfica